芳香

AROMATICA

A Clinical Guide to Essential Oil Therapeutics

藥典

精油療法的臨床指南

Peter Holmes L.Ac., M.H.
彼得・荷姆斯————著

原文嘉 審定　　世茂出版
唐弘馨、黃小峰 譯

目錄

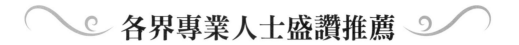

各界專業人士盛讚推薦

這是一部對精油療法具有傑出貢獻的著作。荷姆斯以多年的經驗為基礎，與大家分享了他對精油治療和臨床應用的深刻見解，將活力論與對抗療法的範式，無縫地編織在一起。不管個人執業者的方法和哲學傾向如何，這都是一項寶貴的資源。《芳香藥典》是近年來出現在精油療法中最有意義的書籍，注定會成為這個領域中的「經典」。

～～珍妮弗・皮斯・萊茵德（*Jennifer Peace Rhind*），《精油 *Essential Oils*》的作者

《芳香藥典》是一部歷經精心研究創作而成的學術著作，它從一種廣泛的臨床視角，介紹了精油的應用，其中含括了一些不尋常精油的精確數據，如摩洛哥藍艾菊。同時也概述了選擇優質精油，以確保其治療效果的至關重要性。總之，這部書為目前可用的文獻資源，作出了非常有價值的、原創性的貢獻。

～～茉莉亞・勞利斯（*Julia Lawless*），Aqua Oleum 品牌的擁有者，《精油百科全書》和《精油源資料全書》的作者

彼得與我們分享了他在運用中醫藥的術語和原理上的偉大天賦。他從超越傳統中藥的角度探索草藥，使其簡明易懂，便於臨床應用。這對初學者和擁有豐富經驗的臨床醫生來講，都是一場真正的盛宴。這部書確保了彼得的大師地位，他將兼容並蓄的分類系統，編織到了現代臨床應用的結構之中。

～～查爾斯・列弗（*Charles Lev*），俄勒岡醫科大學家庭醫學的教員以及美國自然醫學院臨床導師（節錄自本書推薦序）

彼得・荷姆斯又一次成功了。他以慣用的風格，創作了一部關於精油臨床應

用的有用著作。在這部醫學文獻中，他並沒有專注於記錄每件事，而是關注了這些油的所有實用性方面，以及相關的科學及歷史，來幫助我們瞭解相應的背景。

～～艾瑞克・雅奈爾（*Eric Yarnell*），華盛頓州肯莫爾巴斯蒂爾大學植物醫學系副教授

正是這種闡述所展現出的兼容並蓄、完整統一的特點，使《芳香藥典》成為關於精油能量療法和對症治療之可靠客觀訊息不可缺少的來源。事實上，這些關於官能的討論，雄辯且清晰，對精油的起源、效能和精微的嗅覺體驗鑒賞深刻，所有這些元素，都為這部作品注入了卓越的工藝。

～～蓋布里爾・莫傑（*Gabriel Mojay LicAc*），FIFPA 認證講師，國際專業芳香治療師聯合會（IFPA）聯合創始主席（節錄自本書推薦序）

推薦序一

　　大約 25 年前，一本重要的書進入了我當時為數不多的草藥書籍庫。那本書是彼得・荷姆斯的《西方草藥能量學 *The Energetics of Western Herbs*》。這部首次從傳統的中醫生命力視角研究藥用植物的兩卷大書，立刻成為我進行專業研究的寶貴指南。我遵循書中記載，基於同地域的身心診斷原則來工作。第一次讀到這本書的感覺，就好像是遇到了一個講著同樣方言的人——他可以擴展和完善我的治療詞彙。更重要的是，這本書包含了對幾種芳香提取物的討論，雖然討論的範圍是自然物質，且僅暗示了現在以芳香藥典形式出現的東西，它依然提升了我對精油的理解及臨床應用。

　　自那以後的 25 年裡，精油的整體普及和治療用途，呈現出指數級增長。在此期間，彼得・荷姆斯作為一名執業治療師、學者、教育工作者和進口供應商，繼續探索和研究植物芳香化合物，及其不同的臨床應用。因此，他為精油世界帶來了一個獨特的多方面洞察，一個被它們的實證歷史和藥物動力學的複雜知識所滲透的洞察。

　　我第一次見到彼得是在 1997 年，在英國華威大學的滴莎蘭德研究所 97' 芳香研討會（Tisserand Institute 's Aroma 97' conference）上。正是在這次會議上，他發表了一篇關於香氣能量學核心概念的開創性論文，指出精油的香氣是其主要的有效品質……正如一種草藥的味道特性，表明了它對身心的普遍影響。因此，正如東西方傳統草藥綱要，首先提及的是一種藥草的甜味、苦味，和／或刺激等，並由此提供其關於基本功效的訊息，以同樣的方式，彼得強調了理解和詮釋一種精油有效香氣品質的重要性。

　　當然，精油的香氣能量學只是劃分和闡明其屬性的起點。《芳香藥典》超越《西方草藥的能量學》，甚至超越了彼得詳盡介紹中草藥的書《玉石療法 *Jade Remedies*》，在於它聚焦了單個芳香屬性的純粹寬度。最重要的是，這些周詳的

細節是相互交織、相互關聯的，因此，精油的心理感覺的、歷史的、生理的和心理的功能及屬性，會以一種整體闡釋的方式呈現出來——使治療師能夠準確地解決患者病情的「根」和「枝」。

正是這種闡述所展現出的兼容並蓄、完整統一的特點，以及得到歷史悠久中醫原理的支持，使《芳香藥典》成為關於精油能量療法和對症治療之可靠客觀資訊不可缺少的來源。事實上，這些關於官能的討論，雄辯且清晰，對精油的起源、效能和精微的嗅覺體驗鑒賞深刻，所有這些元素，都為這部作品注入了卓越的工藝。正如蒸餾器的工作，植物的精華是它們激情的產物，是它們使命感的完美煉製。

蓋布里爾·莫傑（Gabriel Mojay LicAc），FIFPA 認證講師 2015 年 11 月

推薦序二

我躺在治療台上，閉著眼睛，一款精油出現在我的鼻子前面。它輕輕地來回移動，就這樣，我的兩只鼻孔，以及我大腦的兩個半球，都被它的精質所充滿，我的呼吸加深了。我的嗅覺神經，身體中唯一暴露在外界的神經末梢，在按摩中甦醒，嗡鳴於該精油眾多化合物的分子信號中。這些獨特的植物呢喃，將川流不息的神經脈衝波，擴散到我中腦最深的內庭處。植物的本質和我意識本質融為一體。當植物香氣的純粹精華在我體內產生共鳴時，我被和諧與無垠填滿了，這是其他感官所無法喚起的體驗。就這樣，糾纏我一週七天的萬千惱事，如陽光下的浮雲般，消失殆盡。

作為一名臨床醫生和臨床導師，多年來我一直在教授針灸和精油療法，我見過成千上萬個案，臉上洋溢著自我恢復的光芒。我們對氣味的感覺可以到達深層。吸入精油的香味，並直接塗抹在身體上，在技術上可能很簡單，但對於那些尋求治癒身體、心靈和精神失衡的人來說，卻具有變革性的意義。在純植物精華的香氣面前，開放、重構身體動覺，並重新定位到一個新的視角，都有了可能。通過嗅覺與中腦的直接連接，可以打開記憶和情感的內庭；同時，也將激起對當下的深刻認知。精油療法擁有一種所有體驗者公認的變革性能力。

我們的星球被一個神奇的芳香植物寶庫填滿了——一個全球性的芳香洗禮。數世紀以來，這種源自香料和草藥的無盡魅力，激發了文化、醫學，以及人類的洲際貿易，在香料和絲綢之路上的最早萌芽，最終演變成了今天巨大的全球性市場。隨著這些植物在遠離其起源的海岸生根，偉大文明傳統的醫學智慧，已在世界各地的草藥師、醫師和治療師的集體精神中建立了聯繫，他們對這些療法給予了支持。

在《芳香藥典》一書中，草藥醫師彼得·荷姆斯用旅行者的第一手認知，講述了這段漫長的傳奇旅程，追蹤這些植物精油的線索，到其精神、地理文化及

治療的深度。從摩洛哥，橫跨地中海地區，直到馬斯卡林群島。彼得多次朝聖，與這些工廠，以及今天仍然沿用傳統方法蒸餾手工精油的生產商建立關係。就像農貿市場上買家的洞察力一樣，彼得的文字證明了他對種植實踐、植物品質、加工和蒸餾方法的工藝和歷史問題的理解。彼得搜尋全球的生產與貿易，尋找真實的、可持續的小規模手工生產者。

這本書的獨特，來自於它對理解精油治療眾多不同應用方法的整合。彼得向我們介紹了，從最早記載芳香植物藥用能力的文化，和土地方面理解的視角，並從最早使用它們的傳統醫療系統角度，解釋了這些油。為此，他援引中國、希臘和阿育吠陀醫學的傳統診斷範式，呼籲用草藥的不同語言進行分類。然後，他透過每種油所含化合物的生化實況，以及它們在體內運行的路徑，對提出的策略做進一步的闡述，他還闡明了每種油的生理和心理功能。根據對傳統芳香療法的研究，以及幾十年的個人臨床經驗，彼得透過多個透鏡，探索精油的作用和分類，讓我們更清楚地看到我們研究的對象，更少地關注透鏡本身，從而獲得一種更統一的視覺呈現。其結果是，在依據協同和互補的組合作用，匹配個人疾病症狀，用精油治療一系列精神和身體疾病時，可以得到明確的、啟發性的策略。

正是借助於中醫的分類系統，這部書讓我們可以觸及到使用書中提到的 70 餘種精油，影響特定器官系統疾病療癒的最獨到見解。他以一種優雅而知性的大膽，成功地將傳統中藥的功能和適應症，準確地應用在中國藥典以外的精油上。這部書延伸了彼得上一部《西方草藥能量學》兩卷本的話題，他從中草藥分類的角度，詳細介紹了許多臨床上最常用的西方草藥屬性和功效。《芳香藥典》首次將這一豐富有趣的話題，發展為一個精油治療界關於臨床應用的即時討論。彼得再次與我們分享了他在運用中醫藥的術語和原理上的偉大天賦。他從超越傳統中藥的角度探索草藥，使其簡明易懂，便於臨床應用。這對初學者和具有豐富經驗的臨床醫生來講，都是一場真正的盛宴。這部書確保了彼得的大師地位，他將兼容並蓄的分類系統，編織到了現代臨床應用的結構之中。

《芳香藥典》的出版，標誌著一個複雜的成就水平。隨著我們使用中醫藥知

識能力的不斷增長，我們可以將其拓展應用到關於草藥屬性的更大話題。在此過程中，這部書會對拓展及深化當前芳療理論與實踐，做出寶貴的貢獻。如同承載文明歷史的文化使者，它們的文化隨著香氣而進化，芳香植物揭示了人類經驗中最親密、最深刻的方面──醫學、宗教儀式、烹飪，甚至於自我意識。藉由《芳香藥典》，彼得‧荷姆斯邀請我們進一步加深與地球上最迷人、最療癒的芳香植物之間的關係。

查爾斯‧羅特希爾‧列弗（Charles Rothschild Lev, LAc），波特蘭俄勒岡，2015 年

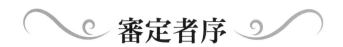

審定者序

香氣的覺知之路

我想每一本經典芳療著作的出版時間點，都有它時空背景下所被賦予的意義。

寫這篇推薦序的前兩天，我正好參加完一場線上的國際臨床芳療研討會。在這場研討會的最終環節，主辦單位舉行了一場關於國際芳療教育的圓桌討論會。來自各國芳療教育界的朋友們齊聚線上，討論當今的芳療師是否應該要有一個全球統一的培訓標準。

其中一位老師提到了一個重點。

「我覺得我們應該好好重新思考一下『芳療師』的定義，太多人搞不清楚芳療師這三個字究竟代表什麼。」

之所以會有這樣的討論，是因為近幾年全球的芳療市場出現了很大的變化。精油可不可以口服、能不能直接塗抹、用油時的劑量究竟應該是多少等等，各種說法不一，消費者越聽越迷糊，讓許多芳療師們意識到，這是一個必須面對的問題。

需要怎樣的條件，才能成為一名「治療師」？是只要知道怎麼做諮詢、會調油就可以勝任嗎？如果不只如此，那麼一名「治療師」，需要具備哪些特質與技能，才能稱得上是「治療師」？

專門做門市商品銷售的人，和真正花時間在做諮詢、配方，甚至加上身體工作（例如按摩、撫觸、靈氣等……）的人，所受的芳療教育程度，會是一樣的嗎？他們都被稱作「芳療師」嗎？時至今日，芳療教育的重新規劃與資質的劃分，似乎已是當務之急。

再來，談到消費者最關切的「精油品質」，這是每一位踏進芳療領域的人最

關切的事。每個人都想要買到「好品質」的精油，甚至有了「好品質」精油，還嚮往「更高品質」的精油。但是，精油的品質定義是什麼？這一點，其實我們從未擁有過真正清晰的答案。

從現代芳療的發展起點來看，芮內·蓋特弗塞先生在實驗室裡燒傷手臂後，一頭栽進精油對人體療效的研究開始，那時在歐洲，香水工業還是精油最大的消耗群體。而他手邊能找到的「精油品質」參考值，主要是符合調香應用層面的需求。直到第二次世界大戰之後，才開始有了更多針對醫療應用方面的分析數據。我們能從一支真正薰衣草精油中，看見殺菌消毒、安撫鎮靜的成份，以及它們之間的相對佔比。這讓近代的芳香療法，在精油品質上有了一個臨床應用的依據。即便如此，現今對於精油品質的分析數據標準，主要還是來自於食品與香料行業，以及香氛化妝品行業所制定的為大宗。

我們都說，芳香療法與精油是「療癒身、心、靈」的好方法。針對「身」的部分，我們已經有了可供判斷精油品質的依據，但是我們是否思考過精油針對心靈、能量層面的品質？許多市面上的品牌都在宣稱「治療級」的精油，「治療級」的標準是什麼？似乎沒人說得清楚。

當 Peter 老師講到「治療」這件事的時候，天上彷彿是開了一個大洞。他會有說不完的話跑出來，這也是我認為這本「芳香藥典」的精義。在他的文字裡，你會看見他談到精油品質的時候，特別地語重心長。

如果我們相信精油是具有身心療癒力的元素，那麼對於精油的品質，我們該關切的，不該只停留在氣相層析與質譜分析報告的數字，因為這些只是「純度」的某種證明，並不代表整支精油的品質表現。Peter 老師對於「適用於臨床的精油」品質，賦予了 bioactive 這個詞，即「賦予生物活性」的精油，並且用了整個第三章節，娓娓道來有關精油生物活性的定義，與應考量的各個層面。

一支精油為什麼會從古希臘時代的「藥用」，到了十九世紀變成單純的「香氛原料」，再到了二十世紀後，「又」重拾原有的藥用價值，並透過科學實證證明，它們本來就具備各種身心療癒的功效——從「古典芳香藥典」晉升到「新芳

香藥典」。這其中的過程與差異，Peter 老師用鉅細靡遺的文史資料，補足了對於芳香療法歷史演變過程中，曾經伸出的枝葉與開出的花朵，也讓我們更清楚看見植物的芳香物質，包括萃取工法、精油／純露的種類、應用範圍，在整個歷史與文化上的沿革軌跡。

在學習芳療的路上，我們都是從單純抱持著一股喜歡接觸精油，想了解它們。所以我們有了個起點，然後上課學習、買油調油，沈浸在芳香瀰漫的時光裡。而當我們對於精油的世界有了一個概括的了解後（通常也是取得芳療師證照後），接下來，才是真正踏上芳療「覺知之路」的開始，實踐知行合一的旅程。於是我們再去了解萃取工法、認識植物生長過程與氣候環境，走訪原產地去了解種植，以及對土地友善的農耕方式。而這些，都是一張芳療師證照以外的東西。

對於「芳療」，對於「精油」，如果仍是停留在找配方、看成份來斷定精油品質，稱之為「治療」的話，那麼我們還未曾進入那覺知的領域。「芳香藥典」這本書的內容，如果光看目錄標題，可能會覺得它跟一般大部頭的芳療書差不多。但對我而言，「芳香藥典」這本書裡的字字句句，時不時總會讓我回想起自己當初踏上芳療之路的初衷，也帶領我再次確認自己在這條路上，走到目前為止的各種想法。假如你細細品讀 Peter 老師的文字，你會從中發現許多未曾出現的亮光。那種亮光，我想正是一種「覺知」上的獲得。

而這條覺知之路能帶我們到哪？

我想每一個人的目的地其實都不太一樣，但我們總是會在覺知出現的那一刻，明白自己的歸宿在哪裏。

原文嘉

資深芳療教育專家

質覺自然文化學院院長

致謝

　　我要感謝所有以某種方式幫助我理解精油的人。首先，我感謝亨利·韋爾迪埃，巴黎藥劑師、西式草藥醫生，感謝他在 1981 年為我打開了精油臨床應用的大門。沒有他仁慈的鼓勵，以及對每款相關精油臨床與技術訊息的無私分享，這本書不會存在。

　　幾年後，每當我因為需要，開始為自己尋找精油的來源時，舊金山的尤金尼婭·梅里瑟拉托斯，都會即時提供我精油商業方面的資訊，特別是她們在世界各地的手工生產。對這位內行人士的觀點，以及從她不斷尋找純油的經歷中學習的機會，我永遠心存感激。我也非常感謝克里斯汀·馬爾科姆，聖達菲的天然調香師，是她把我引入了淨萃的精制世界。鼻子永遠不會忘記它與美味的第一次接觸，如甜橙花淨油、茉莉花淨油，以及其它許多美好的淨油。我還要感謝克里斯托弗·麥克馬洪，感謝他在伯克利與我分享印度的迷人香氣及其摻混陷阱。

　　我也要感謝在西方草藥學和中醫學方面的指導老師和導師，他們為我提供了可以用於精油臨床應用的基本方法論。我還要感謝丹尼爾·潘威爾和瑞安儂·路易斯，感謝他們關於精油臨床應用的精彩演講。在寫這部書的過程中，我感覺到與許多過去和現在促進整體臨床診斷發展的前驅者們，有了一種強烈的親近感，特別是瑪格麗特·摩利、尚·瓦涅、菲利普·梅赫比奧，以及蘇珊娜·費捨-里齊。他們的開創深刻地影響了我精油治療的運用方法。

　　另外，我還要衷心感謝我所有的學生，特別是在波特蘭、聖地亞哥和紐約的學生，多年來他們透過提題和關注持續支持著這部作品，也間接地成為我的老師。

　　這些年來，我有機會拜訪了許多手工蒸餾萃取師，他們也對這部書做出了非常有價值的貢獻，特別是這些來自摩洛哥、埃及、保加利亞、黑塞哥維那、意大利、英國、泰國、留尼汪、科摩羅的恩茲瓦尼，和馬達加斯加努西貝的萃取師。

親身實況瞭解精油是如何產生的，真的讓人大開眼界；看到精油生產背後那些認真的面孔，既讓人感到慚愧又深受啟發。

　　我的編輯兼同事安妮・德・考特尼，不僅巧妙地刪減了冗餘內容，並提出了很有見地的修改建議，極大地增強了文章的表現力，我對她大師級別的文字技巧深表感激。

　　最後卻尤其重要的是，我非常感激我的女兒卡米爾，對我寫作工作的理解，它佔用了太多原本該屬於我們的相處時間。

前言

　　那是 80 年代初，在巴黎的一個涼爽春日，我來自芝加哥的朋友吉娜，決定帶我去克里希廣場附近的維迪爾藥房（Verdier pharmacy）。「這是一種美麗的天然藥房，而且它們還有賣精油！」她興奮地說道，她知道我會喜歡的。我剛在歐洲針灸學院結束了又一個漫長的週末研討會，於是我想：「為什麼不呢？」那次拜訪改變了我的人生。這是一家草藥房，和世界各地唐人街中國醫生經營的藥房很像，瀰漫著由數百種草藥混合而成的那種複雜香氣。這裡的主要區別是，克里希的藥房實際上充滿著質純的香萃取物、精油和純露。

　　在見到亨利・維迪爾（Henri Verdier）和他優雅的妻子伊麗莎白之後，我愛上了精油，它們多不勝數的治療用途，當然，還有它們豐富多變的香氣。亨利來自普羅旺斯的一個古老的家族精油蒸餾廠，他向我講述了關於精油的事實和故事，以及它們諸多的用途，還有縈繞著它們的諸多誤解。在接下來的幾個月裡，他向我介紹了法國使用精油的傳統，在這種傳統中，精油只是簡單地被視為一種草藥製劑，與酊劑、浸劑、煎劑等一起使用。亨利自己也為他的病人開了各種各樣的草藥製劑處方，並經常在病人的特製酊劑裡加入幾滴精油。確切來講，這便是我在草藥實踐中加入精油最初的啟發。我直覺認為，自己在草藥方面的培訓已經完成了。當時我並不知道，精油和純露等芳香萃取物，實際上一直是西方傳統草藥中其中一部分。

　　對這些強大的芳香植物萃取物的好奇心，從未離開過我。這部書本質上是我結合自己的經驗和研究，對精油及其臨床應用所做的探索。我的研究探索分為兩個方向：歷史的時間維度和地理的空間維度。我的臨床實踐會一直持續下去，它會作為將這些知識帶入當前治療環境的一條管道。因此，根本上來說，本文會為精油在治療環境中的應用提供臨床參考。

　　在我第一次開始研究精油的臨床應用後不久，我也同時開始了西方草藥歷

史，及其在希臘傳統醫學（被稱為 tibb yunani 或 Tibb Unani）中深厚淵源的研究。我的探索帶著我從希臘、羅馬和亞歷山大時期最早的醫學典籍，到中世紀時期巴格達，以及安達盧斯哥多華的阿拉伯和猶太典籍；從文藝復興時期，直到 19 世紀的歐洲典籍，最後再到 19 世紀和 20 世紀的北美書籍。這些探索的動機，是我想要證實一個深切的猜測，即西方草藥的起源是充滿生命力的，它根植於中醫學和阿育吠陀醫學所共享的能量醫學概念。我的猜測得到了證實，甚至超出了我的想像。一路上，我發現竟然有這麼多令人欽佩的前輩們，這讓我深受鼓舞，尤其是簡潔、深入介紹藥物學的伊本·拜塔爾和伊本·西娜；留下關於自然療法能量屬性傑出著作的克勞迪奧斯·蓋倫；介紹家庭藥草種植的約翰·傑勒德、沃爾特·里夫和皮埃蘭德·馬蒂奧利，以及在北美和英國寫出更多分析兼容重要性，和草藥醫學教科書的執業治療師們，如約翰·金、芬利·埃林伍德、約翰·法伊夫、T.J. 萊爾和 A.W.，以及 L.R. 普里斯特。

然而，我的最終目標仍然是追蹤和闡明西方的能量醫學，因為它在美國和英國是以蓋倫草藥學、煉金術醫學，甚至是草藥醫學或折衷草藥醫學的形式實現的。在一個科學化約論盛行的時代，我覺得必須在西方醫學與中醫學、阿育吠陀醫學，以及希臘醫學的活力論之間建立起連接，讓它再次得以呈現在世人面前。在這個連接中，我認為承認歐洲所實行的傳統希臘－蓋倫醫學，與中東和整個亞洲所實行的另一表現形式——尤納尼醫學的無縫統一，也同樣重要；「Unani Tibb」的字面意思是「希臘醫學」。最初的結果是讓西藥直接回到了能量醫學的舞台上，這是一個我認為它從一開始就不應該離開的舞台。此次活力論草藥醫學的重新整合，就體現在《西方草藥能量學》中。

作為一名結合中西方草藥醫學的執業治療師，我的研究不僅關注希臘傳統醫學理論流傳至今的千變萬化，也關注一路上草藥房內的實際運作。執業者醫師創造了什麼類型的草藥製劑？不論他們是臨床草藥師、大學博士、女藥師還是煉金術士。這些草藥製劑是如何提取的？他們用了什麼草藥療法，以及其他類型的療法？在我閱讀這些歷史源文獻的過程中，我逐漸清晰地了解到，在 20 世紀被制

藥工業所取代之前，草藥學曾是一種發展非常完善的治療形式。正如過去一般，它以希臘傳統醫學為基礎，發展出了非常具體的芳香藥典理論和實踐，它們有自己的針對單一草藥處理和開處方的規則，有草藥配方和一系列其他製劑。因此，證據已經很顯明，所有種類的「芳香水」，包括精油，實際上從最早期開始，就是一種重要的製劑，這是我調查的第二個結果。它為本書奠定了基礎，特別是為我理解更大背景下精油的醫學應用，奠定了基礎。

與此同時，我對過去兩千年來西方執業治療師描述草藥療法和配方的語言文字類型非常好奇，這些語言闡釋了生機。那些屬性和臨床功效是如何被描述的？它們治療的是什麼病症？在這裡，我再一次驚喜地發現，治療方法總是用充滿活力的醫學術語來描述，這就又回到了傳統的希臘醫學。直到 18 世紀，單一的草藥、配方、芳香水以及精油的描述，都是借助於它們的動態或味道、香氣、溫度（變暖或變涼）和濕度（變乾或變濕）的有效品質，以及它們在器官和津液，或體液中的具體作為。由於這些描述與中草藥中使用的描述非常相似，因此我能夠輕鬆地根據一套醫學能量體系，對我使用的西方草藥和精油進行分類。經過多年的品鑑和臨床實踐，這些描述形成了我從能量醫學活力論角度理解精油的基礎。

然而，當我開始把精油和酊劑、煎劑等，一起整合在我的草藥學實踐中時，我感覺到少了些什麼。儘管被描述為表示活力的語言，但我意識到草藥學家還沒有完全發展出一套體系，能夠將芳香療法的香氣品質與其藥用功效連結起來，就像中醫那樣，可以系統性地描述草藥的味道品質，以確定其具體的治療用途。唯一試圖在草藥香氣和功能之間建立系統連結的，似乎只有約翰‧弗洛耶在 1690年所著的《Pharmaco-Basanos》，他使用了當時煉金術的原始科學模型，即使這本書的重點是放在生藥學上，而非藥理學上。這種草藥香氣與治療功能之間連接的缺失，是我嘗試在中醫中使用精油的一個嚴重障礙。

此外，在閱讀了無數藥典後，我了解芳香萃取物也是香水的最初來源。事實上，在大多數傳統文化中，無論是個人薰香、宗教儀式或祭典，都能找到源自於

植物、礦物和動物的重要香料。對古代文化芳香傳統的有趣探索，可以在各種文獻中找到詳細的記載，如羅維斯蒂的《*Auf der Suche nach den Verlorenen Duften 尋找迷失的香氣，1995*》，以及福爾的《*Parfums et aromates de l 'antiquité 古老的香水與香料，1987*》。在西方草藥傳統消亡的同時，天然香料的傳統也被 19 世紀末發展起來的化學工業斬斷了。在碳化學孵化出合成香氛之前，僅僅是芳香萃取物，就已經成為香水的主體結構。它們促使煉金術士、草藥師和藥劑師，進行了無數芳香植物的萃取，如薰衣草、佛手柑、迷迭香、快樂鼠尾草、玫瑰、橙和茉莉，用於製作芳香的花水、精油，以及以酒精為基底的酊劑和長生不老藥。數千年來，這些芳香製劑大多優雅地承擔著醫藥和香料雙重功用的責任。

本書中描述的大部分芳香物質，在作為一種香水和一種治療之間，以及作為呼吸嗅覺靈感的來源，和身體內部治療的來源之間，有一種微妙的平衡。此外，介於它們作為香水的角色，以及刺激大腦邊緣系統和肽反應的作用，芳香製劑又開闢了第三條治癒途徑——對精神和靈魂的影響。當採用有意識地直接吸入時，芳香油就變成真正的心理療法。這是真正的芳香療法。

《芳香藥典》是我將精油明確定義作為生理療方和作為心理療方的一個嘗試：在生理疾病情況下，作為內服藥和外用藥方使用，而在精神和情緒疾病情況下，作為嗅聞藥方使用。我相信，目前環繞在精油治療潛能的困惑，大部分源自於其預期作用的含糊不清，以及將其生理和心理治療的作用混淆不明。反過來說，這就是對精油被吸收的各種途徑，以及對它們發揮藥理作用的機制不夠瞭解所致。事實上，在 20 世紀中期，精油在法國的醫學使用，被其領先的執業治療師冠名為「芳香療法」，其實只會更增強這些困惑。我認為，如果要解決當今精油治療實踐中固有的矛盾和困惑，就有必要對精油的預期用途、吸收途徑和運用方式，進行基本的區分和定義。

然而，在我嘗試從能量醫學的角度，來理解精油對精神的影響時，卻遇到了一個大問題：儘管我在歐洲各地的圖書館做了多年的研究，但幾乎沒有發現關於精油對精神或情緒影響的記錄。西方的執業治療師，幾乎沒有寫過任何將芳香物

質的特性與其心理－情緒效應連結起來的文稿。芳香療方法的味道和香氣品質，總是與他們對生理病症的潛在功效連結在一起，而非心理的。顯然，無論是守護健康的需要，還是時代的意識形態，都沒有出現一個不同的需求。我終於明白，芳香物質對心理維度的功效，在很大程度上仍屬於尚未探索的領域。

當我開始將精油融入我的針灸療法時，這種將精油香氣與其精神－情感方面功效連結起來的系統缺失，成為一個棘手的問題。當我的重點是治療一種病症的「神」（心理）層面時，我經常會用精油代替針刺穴位。當我主要憑藉感覺和直覺，或盲目地根據它們已知的生理功效認識來選擇精油時，我不再感到心安理得。而且，我會直接避免使用佛手柑、天竺葵和依蘭等，這些沒有真正藥用歷史的精油。

此後，我意識到，我們需要的是一種單從香氣來理解精油的本性和功能的基本方法，而不是它們的嘗味，甚至顏色（在某些情況下，顏色是有幫助的）。為此，我需要完全熟悉香氣的語言，我開始如飢似渴地閱讀各種參考書，比如阿坎德（Arctander）的優秀著作《*Flavor Material of Natural Origin 天然香水與香料，1960*》。不久，我就發現，大多數香水師，都在一個大約擁有 24 種基本香氣類別的詞彙表中游移不定，其中每一種又細分為多種（有時是無數種）子類別。我很快意識到，實際上也可以將它們簡化成幾個基本的香氣類型。這些年來，我的香氣能量學系統逐漸成形。它凝聚了我多年來對不同類型精油香氣的實驗，也完善了我對香氣如何影響思想、情感和情緒的理解。這是一個由邏輯和直覺供養的反覆試驗過程。多年來，我一直運用並傳授這種基於能量原則的臨床模式精油療法，我對它在處理精神－情緒問題方面的高度價值，依然深信無疑。這種經驗模型的香氣藥理學，對於治療很多生理疾病來講，也是有意義的，特別是今天見到的越來越多多重因素綜合症狀，如經前症候群（PMS）、多囊卵巢症候群（PCOS）、注意力缺陷障礙（ADD）、纖維肌痛症（FM）、慢性疲勞症候群（CFS），以及各種老年癡呆疾病。我提出精油的香氣品質，不僅是理解它在能量學或中醫中作用的關鍵，對於精神和情感的影響方面，也很重要。

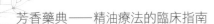

　　除了區分精油的生理用途和心理用途外，《芳香藥典》也是我明確區分同一種植物精油與其酊劑或水製劑的嘗試。當用作生理療法時，我們不能假定精油的屬性和作用與酊劑或湯劑相同。精油是一種特殊的萃取物，是結合蒸汽、高溫與壓力的煉金術產物，與植物自身富含的原始油脂並非一摸一樣。在過去，有太多關於精油的假設，是基於植物作為酊劑的用途而做出的。本書作為一部臨床參考文獻，會將精油視為一種獨特且完全成熟的治療方法，無論是執業中單獨使用，或是與其他製劑配合使用，就如同它們在法國草藥學的傳統中那樣。

　　從實際角度思考，成功的精油施用，最終取決於它們作為執業治療師工具的品質，以及它們被安全、合理及負責任地使用。關於精油的品質和安全問題，現今依然是熱門話題。當用作生理療法時，針對要治療的疾病，使用正確的精油製劑形式、運用方法和特定的劑量，顯然是很重要的。然而，更為根本的是，作為執業治療師，我們需要確保使用高生物活性的精油；我們需要確定芳香工具將幫助我們最大程度地執行治療方案，這表示，需要根據臨床標準創建一套新的品質準則。這就很容易落入向提供香水和食品香精的大型化工香料公司，或其他商業企業借鑒標準的陷阱中。這就意味著，不去依賴任何類型的標籤，或者僅僅只是關注純度。在第三章中，我針對只關注在充分生物活性下，以及最大的治療效果的基礎上，提出了一套準則，作為確定精油品質的指南。

　　從藥理學角度瞭解精油的安全使用，對其臨床應用的成功也至關重要，現在我們已經有了這方面的優秀指南。然而，同樣重要的是，從治療的角度安全地使用精油。這個前提是，治療學的法律知識尚未完全融入到這一舞台。從根本上講，開精油處方不只是為了緩解症狀或治療特定的疾病，而是要處理整體的潛在疾病，也就是所謂的「體質」（terrain）。但話說回來，這也必須要有奠基於功能性活力論醫學，或能量醫學的臨床知識，無論是傳統西醫、中醫還是阿育吠陀醫學方面的。第四章為精油安全的綜合方法奠定了基礎，就像「六原辨症」，不僅對處方的安全，也對處方的真正效用產生了直接的影響。

　　所有的不平衡和疾病，都始於個體定義不正常的、無法接受的跡象和症狀。

作為執業治療師，我們會透過特殊的視角觀察這些症狀。然後，我們繼續根據我們特殊的臨床方法來解讀它們。對某些人來說，這些症狀在我們的腦海中被定義為一種公認的失調或疾病的表現——然後診斷就是這種「失調」。對另一些人來說，他們會造成一種真實的綜合症狀或不和諧的狀態，而這就指向了綜合症狀的診斷。同樣，在某些情況下，由於各種原因，症狀可能只是需要緩解。在另一些情況下，整個症候群，無論是失調症還是綜合症狀，都需要加以處理。此外，在某些情況下，要從呈現症狀的地方入手治療，而在另一些情況下，很明顯要從精神－情緒方面開始治療。

我們生活在一個全息的宇宙中。解析、診斷和治療方法種類繁多，又各不相同。當使用草藥、精油或其他自然療法時，並沒有一個單一的、最終極的方法。正是由於這個簡單的原因，我決定奉上三個主要的透鏡——心理的、生理的和中國能量醫學的透鏡，透過它們，可以看到精油的臨床應用。

每個透鏡都有自己的合理性、適用性和有效性。它們根據各自的內在邏輯和治療結果，用各自獨立的語言，述說各自的臨床實證。現在，我們需要把這些透鏡排成一排，一個挨著一個，這樣我們就可以更容易地瞭解它們內在的可能性。心理透鏡，讓我們可以用精油來觸及導致大多數疾病形成和固化的思想、情感和精神問題的核心——或許這就是精油最珍貴的饋贈。生理透鏡，讓我們可以將精油作為強有力的治療方式，直接作用於內分泌、器官和組織功能，以緩解症狀、處理特定的疾病。中醫透鏡，賦予了我們將精油作為能量調節器的能力，讓我們可以透過它，對不和諧能量綜合症狀的統一描述，以一個單一的手勢，去挖出身體和靈魂的問題。

我最深切的希望就是，在選擇用精油治療時，執業治療師可以受到啟發，拿掉那個他們覺得最流暢和安全的透鏡，去嘗試用另一個透鏡。這樣做的好處和臨床結果，遠遠超出了在陌生領域穿行時最初的不適。我相信，我們生活在一個歷史時代，我們再也不能通過一個單一的透鏡，像看隧道一樣，持續窺視。守護健康的需求太大、太多樣化，而集體意識的發展衝動又太迫切，我們不能忽視當前

的這個機會，學會從多視角看問題的方式。這部《芳香藥典》會作為一種有效的臨床工具，幫你發展更廣闊的視角，為理解現今疾病的廣度和深度，賦予最大的潛能。

1

芳香藥典的根源

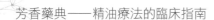

　　一種包含了精油與純露的整套植物「芳香藥典」（Materia Aromatica）的概念正在成形，深植於傳統的希臘醫學芳香草藥療法在我們的眼前重生，從傳承的角度來看，這個現象至關重要。在芳香療法方興未艾的浪潮下，這項傳統正以各種形式重塑自己，延伸包括到了香水、衛生、預防保健及居家照護等領域。在輔助醫療的範疇裡，這種延伸造就了一種創新、強大的「芳香藥草之典籍」，簡稱為「芳香藥典」。

　　雖然這項發展本身的動機，絕大部分是在無意識下進行，但是為了追求治療目的而去探索更新、更優質處方的念頭，一直都放在西方專業治療師的心上。當運用精油來治療時，人們對於新的醫學突破總有更高的期待，尤其是當今，芳香藥典的發展毫無疑問地，有機會為現今醫療照護帶來巨大的影響。並且，不論將其應用在哪一種醫學框架中，似乎都能成立。精油為這兩種醫學觀提供了新的治療選擇：奠基於傳統活力論（Vitalism）的西方草藥醫學、中醫及阿育吠陀醫學，以及奠基於分析科學的對抗性西方醫學。我們將在第五章探討此兩大醫學領域治療應用的近期發展趨勢。

　　這個過程的源頭，可追溯至十九世紀中期，歐洲藥劑師們第一次發現精油抗微生物特性的時代。三百年前的十六世紀後半，也可見到大量芳香精油與其水相溶液（後來稱之為純露）生產、普及與醫療的應用。我們能看見，現代精油的各種地理與歷史來源結合在一起時，是如何呈現出種類多元而範圍廣大的植物性芳香產物。我們也可以說是親眼見證芳香藥草的舊有知識正在轉型至更加新穎，且與當今身心症的本質，以及某種正在成形、更高維且整體全面的意識形態這兩種觀點一致的應用方法。

草藥醫學還是精油療法

　　在輔助醫療實務的領域，這些治療藥方可以被總結為「芳香藥典」。從這

個觀點，我們有兩種截然不同的觀察角度。首先，可視為西方草藥醫學領域中藥草的延伸，也就是萃取蒸餾植物所得的香氣部分——精油與純露。有著明顯香氣的植物，例如唇形科的香草，包括薰衣草、鼠尾草、百里香、迷迭香、馬鬱蘭、歐薄荷等，長期在歐洲草藥療法與醫學中佔有重要的一席之地。早從十三世紀開始，治療師就持續開發出這些香草在呼吸系統、消化系統、生殖系統的刺激提振與抗痙攣效果的廣泛應用了。相較於一般植物，蓋倫醫學（古希臘醫學在當時的名稱）中的傳統藥劑師，會從更多芳香植物中萃取出治療物質。這只是因為除了一般藥用植物中常見的水溶性與酒溶性成份之外，芳香植物還能產出精油與純露。在這種情境中，精油與純露也就只是藥草植物的揮發性物質中特定的產物而已。

不論在流行的藥草典籍、西方藥典或藥劑的說明書中，重要的藥草醫學章節，都會包含單方藥草的各種藥劑形式與用途。在草本醫藥的專論中，通常將精油及純露視為與浸泡物、熬煮藥汁、酊劑、藥酒，或者與其他藥品類型截然不同的劑型。除此之外，藥典也常舉出以複合式精油及純露配方，進行各種內服外用治療的例子。Walther H. Ryff（1573）、Adam Lonicer（1578）、Johann Von Bergzabern（Tabernaemontanus 1588）、William Salmon（1696）、John Quincy（1722）及 Antoine Jourdan（1828）等人的完整草本文獻，就是很好的例子。即使是遭遇到順勢療法的興起與製藥業的猛攻，精油療法仍然出現在較近代的藥草典籍中，如 1898 年 John King 的《藥方書 Dispensatory》、1919 年 Finley Ellingwood 的《美國藥典 American Materia Medica》及 1922 年 Harvey Felter 的《折衷藥典 Eclectic Materia Medica》。此外，不同國家如英國、法國、德國與奧地利的官方藥典，都在自然療法的章節保留了精油的部分。從這個角度來檢視，如今我們正目睹的芳香療法，在治療領域的急速擴張，事實上，是西方草藥醫學中，長期穩定發展且持續重生的傳統。

另一方面，「芳香藥典」自己也可被視為一種獨立存在的藥典，直接應用在我們稱之為「精油療法」這個剛萌芽的新興治療方式中——包括在臨床情境下以

任何方式運用精油進行的治療。不論是在傳統的或現代的、活力論或科學性的醫學觀下；不論是哪種執行方式，如吸入法、塗敷法或內服法；也不論治療目標是生理的或心理的。一個全新的治療模式，正嘗試從各種醫療情境的交互與協同作用中興起，則是明顯可見的。

我們建議使用「精油療法（essentail oil therapy）」一詞，代替更常見普遍的「芳香療法（aromatherapy）」，以更精確地闡述這個使用精油的獨特治療系統興起的可能性。「芳香療法」這個詞彙自從二十世紀中，法國藥學家蓋特佛塞（Henri Gatefossé）提出以來，已經變得陳舊且偏離了原本的精確性。蓋特佛塞創造了這個詞彙，來代表「帶有香氣的藥方療法」，他從未有意圖地指向一種圍繞著吸入精油香氣的新興治療模式，他也不曾為精油被宣稱的心理治療性，打下任何基礎。他沒有發表過任何一篇科學論文或書籍，曾提及精油在心理治療上的應用及效果。僅僅是在他的幾個海外信徒努力下，「芳香療法」才真正發展出香氣具有心理效果的意義。但「芳香療法」一詞在今日的法國，仍然指涉在傳統草藥醫療情境下運用精油——意思就是以內服使用，來治療生理狀況。

今天，「芳香療法」這個名詞，有兩個主要的問題。首先，與詞義相反的是，現在的臨床治療不會只單靠吸入精油香氣；其次，與詞彙所承諾的治療性相反，「芳香療法」長期以來也代表為了追求個人歡愉與氣味氛圍，而使用精油的商業產品。基於這兩個原因，現在正是以精確配方及因此具備真正治療意義的方式，來定義在醫學系統中，應用精油的適當時機。技術上的精確性，對這個系統的完整發展非常重要。目前使用的概念，如「臨床芳療」或「芳香醫療」，即使企圖改善芳香療法的老舊窘境，在語意上，仍無法完全表達現今發展出完整而活躍的應用技術。

從歷史的角度，「芳香藥典」就清楚明白地根源於西方藥草的藥典。除此之外，精油的臨床治療藝術，本身可被詮釋為草藥醫學的一種延伸或更新的型態。「芳香藥典」，可被視為植物圖譜中囊括了具有可治療心理，以及情緒症狀能力的芳香萃取物的延伸。這可以說是草藥醫學本身的自然發展歷程，也可以說是現

代醫療下龐大照護需求的反映。只有時間才能告訴我們，正在興起的「芳香藥典」究竟僅僅是草本醫學於現代的一種整體性擴張，還是一個嶄新獨立的、以應用精油及結合其他各種治療技術的嶄新治療系統。為了不對以上任何一個假設帶有預先的偏見眼光，此刻最好保持對這兩者開放的心態。

新「芳香藥典」的本質

蘊藏在逐漸崛起的精油與純露的芳香藥典中，受到注目的特質是什麼呢？首先，香氣讓精油具備治療性，而不再只代表愉悅感或商業價值，它的存在也滿足不同醫療系統治療需求的藝術感及科學性。所以這裡的「香氣」，與香水產業及純然美學概念的精油調香完全不同，後兩者常被歸類為享樂主義的內容。基於此，它包含了使用精油進行香氣治療，而非只是進行品味芬芳的饗宴，並聚焦於已被各治療師所嘗試驗證過，對特定生理狀況有抗發炎、抗痙攣、抗感染等療效的精油。套用功能性醫學的語言，這些精油在緊張或虛弱的生理情境下，能展現提振或放鬆、恢復或鎮靜、溫暖或冷卻等等特質。某些精油對於心理或情緒狀態格外有效，尤其是以嗅聞而非內服的方式吸收香氣時。因此，治療系的芳香藥典傾向不納入那些香水業所鍾愛的感官類精油們，尤其是茉莉、晚香玉、黃玉蘭、快樂鼠尾草、玫瑰與桂花等溶劑萃取的原精，治療師通常也會因為溶劑的潛在毒性，而拒絕使用原精。

這解釋了為何 1950 年代法國草藥醫師尚・瓦涅（Jean Valnet），開始在他的治療療程中，加入了他已經很熟悉的草藥配方中常見的精油，對他來說，這顯然就是很合適的起點。跟四百年前他的前輩們一樣，瓦涅觀察了同種植物中不同型態的香氣物質，例如水劑（萃取液或水煎藥）、酊劑和精油之間有趣的相似性與相異性。自唇形科植物家族萃取的精油，構成了瓦涅香氣藥房的骨幹，它們的地位一直維持至今，藥房中也陸續出現其他西方漫長蒸餾史中特殊的萃取植物，如

杜松、蘇格蘭松及西伯利亞冷杉。

美學性或享受性的精油運用，並不會排除其治療性，在某些現存極具創意的配方中，明確可見精油配方在「治療」與「美感」達到的雙重目標。這些帶著香氣的療癒配方，可被視為一種芳香創意的完整表現形式，與我們持續追求的整體治療觀前後連動著。不論如何，新「芳香藥典」的本質是治療導向的，以生理、心理、靈性的整合觀點，去治療身心症狀。

最後，我們主張的是——在人類文化發展的關鍵時刻，精油會成為維持健康越漸普及的選項，不論是解除個人的身心困頓，還是陪伴我們找到生存與生活的突破點。精油已被證實，可經由各個生理吸收途徑與心理刺激方式，產生種種令人驚豔、繁複的交互作用，展現出調整個人身心的強大能力。

不論是傳統式的或實驗性的、獨斷的或折衷的，比起當今其他被持續探索中的治療模式，精油療法在更多面向中都展現出令人驚奇的應用性。以下的事實本身就是個驚奇——一支精油可以同時在生理層面處理感染及發炎症狀，並在精神層面降低分心問題，也能在心理層面改善負面情緒及減少情感衝突。目前，精油展現的多元應用性，清楚展示了多重途徑的療癒能力。除此之外，精油更具現了療癒的整體性本質，以及協助個人與群體必須面對的後現代發展轉型需求，尤其是在西方現今的社會情境下，後續的章節將繼續檢視這些治療應用面。

新芳香藥典的第二個特徵，在於它是「具高度生物活性的真實純正精油」，而非經過化工合成或標準化處理，只是在食品飲料或醫藥產業中，添加風味或香水調香素材的物品。要完整展現療癒能力，且不僅僅是調味或調香的材料，精油的原生植物生物資訊、生產製造及運輸銷售過程，都必須公正無欺，才能展現可能的療癒效果。新芳香藥典的本質，便是試圖要脫離以上這些產業的商業思考情境，創造出自身在各種必要治療中的工具性角色。

第三，新芳香藥典的本質就是折衷性的、多樣化的。相對於希臘、中國或阿育吠陀傳統醫學應用的醫療物質，現代精油起源於多元的不同地理及歷史背景。興起中的新芳香藥典，包含了世界各個文化與各種層面，如日常生活、料理等應

用的精油與純露,而非僅繼承自單一的文化傳統。

　　更精確地說,新芳香藥典的折衷本質,也可被視為與其主要根源──西方草本醫學物質完全符合。典型的西方草本醫學從十四世紀歐洲商業霸權崛起後,就持續不斷地吸收海外各種植物療癒智慧。在過去,這是指加勒比海的辣椒(Chili pepper)、祕魯的金雞納樹皮(Cinchona bark)與古柯鹼葉(Coca leaf)、巴西的吐根(Ipecac)、墨西哥的瀉根(Jalap)、牙買加的菝契(sarsaparilla)、美洲的菸草(Tobacco)、中國的菝葜(China root),以及其它的植物。現在則是指安地斯山系高緯度區的瑪卡根(Maca root)、韓國的高麗蔘(Asian ginseng root)、印度人蔘/睡茄(Ashwagandha root)和中國的當歸(Dang Gui root)、白牡丹根(White peony root)與五味子果(Schisandra berry)及其他植材。新芳香藥典也僅僅是繼承了這個草藥醫學折衷論的古老固有本質。植材來源的多元性,以及成為目前後現代全球公民的治療選擇之一,都反映出具療效性精油的折衷主義之治療觀。

影響現代芳香藥典的因素

　　現代芳香藥典發展數百年來,在幾股歷史之索交錯、影響、形塑之下成為今日的面貌。它的起源可遠溯至歐洲千年以前的煉金術及草藥醫學傳統,它的現代骨幹,則發展自十九世紀德國與法國的有機化學研究,而它的核心部分──調香,則是二十世紀以精油為原料的香水與食品工業快速發展出來的,且其中大多數的原料,在 1950 年代以前,都沒有醫療上的應用紀錄。

　　整體而言,現代精油療法的調香盤,實實在在紮根於傳統西方草藥的醫藥物質上。它的療癒傾向說明自己根深蒂固的三個源頭:首先,是亞歷山大大帝的古典希臘時期與伊斯蘭尤那尼(tibb al-yunani)傳統中的草藥醫學物質;其次,是中古世紀及文藝復興時期,中歐地區的西方煉金術及當時相關的醫事手冊,其中

也第一次記載了具香氣的溶液及油類；第三，自文藝復興時期至今，受歡迎的草藥藥典及處方。超過三分之二現代治療師會用於治療的精油，都源自這三種西方傳統。它們包括來自於溫帶及地中海生物圈香藥草所萃取的精油（詳見第二章）；後來也不僅限於溫帶歐洲的原生植物，這些要到十六世紀後才被廣泛使用，另外也包含了傳承自希臘傳統醫學中的中部及東部地中海區香藥草。

許多形塑現代芳香藥典折衷概念的影響因素，都非常值得探索、品味及喜愛，對這些影響因素的辨識及重新連結，也將給我們帶來更多賦能。精油在幾個世紀間跨越洲際的旅程從未停止，不同文化的治療師，也持續編織著精油的香氣療癒地圖。

西方煉金術、蒸餾學及煉金醫學

就像它的姊妹藝術──中世紀占星學及魔法、煉金術源自十二世紀的歐洲，是埃及人、腓尼基人及早期基督教神秘傳統，共同衍生出的「亞歷山大路線－新柏拉圖主義」理論的混合體。然而，那些精煉與蒸餾各種物質的種種技術，是直接承襲十一、十二世紀時阿拉伯煉金術士──西班牙裔穆斯林安達魯斯（Al Andalus），也可能是西西里島上的穆斯林族群。與希臘傳統醫學一樣，煉金術為煉金醫學提供了很重要的發展基礎，而煉金醫學的發展又回過頭來活化了草藥醫學的實際應用面，煉金術對草本藥方及精油療法的重要影響，過度被誤解及低估了。

表面上，煉金術士從金屬及植物中提煉出精髓物質，目的是為了製造出有高度效果的藥物。但事實上，煉金是一場靈性的旅程或內化的修行，目的是透過對自然物質內在本質探索的純化過程，將人類的知識轉換為神性的智慧。在這個過程中，煉金術士發現了有煉金效果的新金屬、礦物及植物。這些被發掘的新煉金物質，如今都是一般常識了，但在當時，皆被冠以治病萬靈丹或延壽仙丹的美名。不過，他們與中國煉金術士不同，西方煉金術士從來不敢僭越去提煉長生不老藥，因為他們認為，這是凡人的驕傲之罪──居然敢認為人類，而非神，就能

給予永生。

從十三世紀開始，義大利與法國的煉金術士，廣泛地實驗了應對各種疾病、魔法及壽命延長的不同配方與應用方式。只要談到植物，他們萃取的選項就是以木頭生火燒水蒸餾，也就是傳統上將植物材料浸於熱水中的水蒸餾法，這個方法在阿拉伯世界實行了幾百年。為了滿足在植物中萃取精華活性物質的狂熱追求，早期的煉金術士進行了很多植物萃取實驗。除了探索過程中產生的各種「水相」物質，如純露及醋，還有酒類及其衍生的製造物，如蒸餾酒、酊劑及精華。在這些過程中，煉金術士最終發現了那些單獨用熱水蒸餾出精油（而非酒類）的植物，精油蒸餾就此誕生。

煉金術士蒸餾的精油，主要集中於族群廣大的脣形科植物，例如來自法國普羅旺斯地區，極受歡迎的穗花薰衣草及迷迭香。和松樹與松節油一樣，這些都是最早被蒸餾，且隨即就可以大量生產的精油。其他精油很快就從芬芳的菊科家族中誕生，如西洋蓍草、永久花、德國洋甘菊與羅馬洋甘菊。杜松漿果精油也是早期蒸餾的產物之一，但僅僅滿足了部分當時正興起的杜松子酒貿易。十三世紀以降，蓬勃的香料商業貿易由阿拉伯、波斯、印度、印尼及中國商人在中東，甚至遠東地區交易的進口異國昂貴香料蒸餾成精油，最終匯集於熱內亞與威尼斯港。在威尼斯，從中東進口香料的商人被稱為 Aromatarii（香料貿易者的拉丁文），這些人是文藝復興時期藥材商與製藥師的先驅者。寫進當時蒸餾史的精油包括：丁香、豆蔻（香料之王）、肉豆蔻、肉桂、黑胡椒、畢澄茄、檸檬及橙類的果皮、檀香木。顯然地，這個時期為見證新「芳香藥典」已打下堅實的基礎。

然而，我們應該謹記，從開始蒸餾的最早期到十九世紀，純露是最主要被萃取的芳香物質。它們被認為是最能體現從植物蒸餾出的精華成份，治療及美容效果超越其他植物原料製成品。那些常常漂浮或偶爾沉澱於芳香水（純露）的精油顆粒們，則被認為是次要產物，對某些煉金術士來說，它們甚至只是順帶的副產品。直到十八世紀，芳香水（純露）都是草藥療法或古希臘醫學最廣泛應用的藥物形式，也被記錄在十二世紀的藥典裡，甚至比酒類、酊劑與精油的發明都早，

在希臘醫學之前的蘇美人、巴比倫人、克里特島文明中，也有純露的記載。簡言之，在西方，在浸泡油與煎煮藥之後，水蒸餾法所得的純露，代表了單一形式最常被使用的藥物劑型。純露的產製相對簡單容易，只要有熱水就立刻能產生取悅鼻子的香氣物質，不管是放鬆或醫療目的的內服與外用，也都方便簡易。直到今日，許多東地中海國家的女性，偶爾仍然會以銅鍋蒸餾純露。

西元一世紀，在羅馬執業的知名醫師與煉金術士猶太人馬利亞（Miriam the Jewess），他是從富含精油的植物萃取出芳香水（純露）早期關鍵人物之一。她在希臘晚期的知識創新中樞亞歷山大港，與一群世襲古老巴比倫傳統的女性調香師一起工作，而師承了這項技術。此外，亞歷山大港的水蒸餾術，在西元九世紀就被波斯製藥醫師，如賈比爾（Jabir ibn Hayyan）和拉齊（al-Razi），帶往當時穆斯林世界最閃亮的希臘醫學聖地——巴格達。他們最初的目標，是生產製造同時能滿足醫療、美食與調香需要的萬用品——玫瑰水。他們萃取的玫瑰水，不讓第一道純露回收蒸餾，單獨靜置冷卻後與精油分離。西元九到十二世紀之間，在穆斯林世界工作的阿拉伯醫療者，如西班牙科爾多瓦的 Abulcasis、巴格達與開羅的 Mesue the Younger、伊斯坦堡的 al-Jawbari 及塞維爾及大馬士革的 Ibn al-Baitar，努力在希臘傳統醫學領域中，持續精進水蒸餾技術以獲取更好的純露，並探索更多應用的可能。據說，當時有些蒸餾者也經由蓬勃的絲路貿易途徑，將純露蒸餾技術帶往中亞及中國。

※ 註記：回收蒸餾（Cohobation）直到十六世紀才被發明出來，首次記載於 Joseph Du Chesne 1603 年的著作《De prisonrun philosophorum verae medicinae》中。

蒸餾穀類酒精的技術，可能起源自 1130 年代著名的義大利 Salerno 醫學院。身為歐洲第一所大學，也是與醫學院合一的學校，Salerno 醫學院從來自阿拉伯及猶太醫生，和埃及的亞歷山大港、西班牙安達魯西亞的科爾多瓦，及塞維亞、波斯的巴格達等醫療重鎮的翻譯者身上，習得了傳統希臘醫學。蒸餾酒是無數社會經濟因素共振之下的發現，與之後再度被召喚回的精油蒸餾，所帶來的刺激大大不同，蒸餾酒精的技術成為基本草藥製劑的重要發展基礎，如以蒸餾一到兩次

的酒精，製成的藥酒、酊劑及過濾酒等藥品。這些含酒的藥品都帶有香氣，也就是它們都萃取自富含精油的植物，在黑死病盛行期，它們被用來對抗感染，在當時，感染源被認為來自臭氣而非細菌，將近有兩百年的時間，酒類藥品比精油在感染性疾病管控的應用上，顯得更受到重視。

羅馬帝國滅亡後的僧侶們，也透過酒類蒸餾，得以從當地種植及應用在醫學用途上的許多植物中，萃取高濃度的烈酒與甘露酒。其中某些酒，例如本篤會的甜酒和查特酒，至今仍然很受歡迎；然而其它例如有玫瑰花瓣與糖調味的玫瑰利口酒，則已不復見。此外，酒精協助製造出簡易香水，含有酒精的植物萃取液應用在皮膚上，被認為能讓身體變得清爽舒適。其中最早被發展出的香水是「匈牙利之水」（以匈牙利皇后依莉莎白命名的香水），還有由加爾默羅發明的 Carmes 香水和薰衣草花水。這些兼具香氛與醫療雙重效用的酒類，是功能性與經濟性的完美融合。

根據當時的重要著作《蒸餾智慧之書 Libellus de distillatione philosophica》推論，草本酊劑大約是 1371 年在法國的圖盧茲地區發展出來的。書中特別載明，不像其他的液態型藥劑，如純露、浸泡劑及煎劑等，草本酊劑不經過煮沸的程序。

從十三到十六世紀，重要的煉金術醫師如阿諾德・諾瓦（Arnaud de Villeneuve）、拉蒙・柳利（Raymond Lull）、艾爾伯圖斯・麥格努斯（Albertus Magnus）、讓・德・羅奎塔亞德（Rupecissa）與帕拉塞爾蘇斯（Paracelsus），詳細闡述了各種蒸餾及植物製劑的技術，尤其著重於治療配方藥的製作。這些煉金術醫師利用水蒸餾、酒精浸泡及發酵方法，為所謂的「煉金醫學」打下基礎。他們的「煉金藥方」主要是在廣佈於中歐地區的私人實驗室，或更常見的是在修道院蒸餾室中被創造出來的。相對於將植物材料浸於冷水中的製程，也就是水蒸餾法，這些煉金士的多元例行工作，更加提振了熱蒸氣蒸餾法，不論是泡在熱水中或以外來的蒸氣蒸餾，更促成了萃取植物精質的發展。第一次以熱蒸氣蒸餾法萃取植物精油的確切時間與地點已不可考，但絕對晚於十二世紀時於熱內亞及威尼斯開設的第一間藥局。Claude Dariot 1603 年傑出的《煉金術教科書 La grande *chirurgie de Paracelse*》中，第一次提到熱蒸氣蒸餾技術，但要到 1650 年代，約翰‧格勞勃（Johann Glauber）及 1802 年倫福德伯爵（Rumford），陸續發明了重要精進技術之後，熱蒸氣蒸餾才開始流行。煉金概念的植物蒸餾技術，以及酒精概念的酊劑製作，後來便成為整體煉金醫學與草本醫學的一部分。

以冷凝裝置（或水冷儀）和圓底燒瓶將精油冷卻之後，與蒸餾所得的水溶液分離，是這群創新煉金士的另一項發明。草本醫學家 Conrad Gesner 在 1552 年首次提及這種分離法，得歸功於十三世紀後半的煉金術大師拉蒙‧柳利。直到今天，蒸氣蒸餾與冷凝分離，都是萃取精油的關鍵步驟。隨著真實的人為蒸餾技術不斷精進，越來越多的精油也隨之出現，其中大部分被用來作為治療用途。

為了看得更全面，我們應該記得——儘管隨著煉金術法的草本醫學日益演進，以水或醋製成的傳統藥劑，直到今天仍是治療處方的基石之一；隨著時代改變的，僅僅是使用及受歡迎的程度。四賊香醋（The Four Thieves Vinegar），就是以酒醋及藥草對抗感染與抗菌的經典例子。Rolet 醫師與後來的 Boinet 醫師指出，十三世紀法國奧文尼地區的一位作者，第一次提到四賊香醋的應用，是在 1413 年的黑死病期間。四賊香醋最初版本的配方，是在當時深受黑死病肆虐之苦的馬賽被公布，目前仍有一個複本收藏於老馬賽博物館（Old Marseille Museum）。內容提到四賊香醋的成份，包括不同比例的植物材料：艾草、繡線菊、野馬鬱蘭、鼠尾草、丁香花苞、土木香根及樟樹樹脂，並需在酒醋中浸泡十五天。Boinet 醫師文章的結論是——當要接觸一名瘟疫患者時，時不時就要在雙手、耳朵及鬢角塗抹四賊香醋。這個配方也能趕走跳蚤與其他傳播瘟疫病菌的昆蟲。值得注意的有趣事實是，這個配方裡不含精油，儘管它的效果部份仰賴於艾草、野馬鬱蘭、鼠尾草及丁香的精油分子。此外，1758 年法國藥典《*French Codex*》，為原始配方增加了三種成份——芸香草、薑的塊莖，以及菖浦根，這當中沒有一樣是精油。

早期煉金術士透過結合古希臘醫學及傳統煉金術，為草藥醫學中的各種藥劑奠定了明確基礎，也演變出今日的精油模樣。這些創新一直持續著，即使樣貌完

全改變，但永遠保持著滿滿的活力，未來也可能將帶來其它新的發現。

草藥學及蒸餾

在西元 1400 ～ 1650 年文藝復興時期，歐洲自九世紀以來從西西里島及安達魯斯地區（Al Andalus）繼承的大量阿拉伯文化知識，逐漸變得世俗化與大眾化。逐漸成熟中的大學教育系統及基督教組織，支持醫學、音樂、數學、哲學及天文學等學術領域的發展，靠的都是這些知識。更精確地說，當原始的傳統希臘醫學文獻被重新發現並直接翻譯成法文、德文、英文等各國語言，文藝復興時期見證了一次傳統希臘醫學緊鑼密鼓的回春。塵封已久的「四元素說」、「四體液說」、「四體質說」等老學說，被重新轉換成當代健康照護需求，而衍生出的相關人道主義整體觀，衝擊了當時的醫師、藥草師，及藥劑師執行的醫療衛生實務工作。當時，古希臘醫學的主要分支──草本醫療也正開出新芽，迎接燦爛盛開時代。草本醫療轉向應用本土植物而非舶來品，發展出包括精油在內的大量藥劑形式，在藥劑處方書中，就增加了許多新草本配方的記載。不論治療的專業階級或形式，這些草本醫療執行者，是第一批看到精油治療可能性的先知。

在此情境下，這段時間經歷的是，草本蒸餾及精油治療於現代之前最精良的盛況時期，便也就不足為奇了。這時期也見證了草本藥及蒸餾術脫離了煉金術士及修道院實驗室，轉向更大的生產場域，如藥房與藥材商及醫師與診間，擴大了其版圖。藥商與草藥師越來越常生產芳香純露、精油與酊劑，甚至沒有經驗的一般人，也經常運用閒暇時間來玩票。在他們手中，蒸餾變成一種更主流、更世俗，也更生活化的技術，可以用來生產簡易如純露，到複雜如香水，以及提煉各種植物與礦物藥的玩意。

例如，在新英格蘭的都鐸王朝，蒸餾藥用植物變得非常普及，上流社會宅邸中的靜置室及陽光室裡，出現的大量手稿就是一種證明，這些手稿是用來協助女性完成蒸餾工作的。純露被大量廣泛地應用在烹飪、衛生及個人香氛上，而精油，則僅以少量的滴數計算，用於香水及治療用途。有個著名的例子是：英國國王亨

利八世曾在 1529 年，命令他的個人藥師蒸餾至少二十九種純露。可惜的是，這些純露從未真正派上用場。

義大利及隨之在後的整個歐洲藥局，都特別關注草本藥的製造與發展。他們發展出以水或酒精為基劑的各種品項，且不斷增加產品清單，如純露、煎藥、酊劑、萃取液、精華液及蒸餾所得的精油。其中，純露仍然是最常被蒸餾的芳香水相產品形式。西元 1550 年以後，濃度更高的精油才在產量及應用上有明顯的成長。例如 1592 年，Valerios Cordus 醫師在藥典的重要修訂中，提出六十一種精油，在此之前的文獻所記載的精油則少得多。除了部分種類的精油，自歐洲本土植物萃取，且其純露形式已經廣為人知的精油，也越來越常被蒸餾；包括甜茴香籽、大茴香籽、蒔蘿籽、獨活草籽、歐白芷籽、歐芹籽、芫荽籽、葛縷子籽、羅馬洋甘菊、德國洋甘菊、藍艾菊、艾草、香桃木、香蜂草、綠薄荷、羅勒、歐薄荷、冬季香薄荷、夏季香薄荷、野馬鬱蘭、胡薄荷、橙花（苦橙的花）、檸檬皮與橘子皮。逐漸擴張的東方貿易路線，也有助於越來越多的異國樹脂及植材加入蒸餾的行列，例如沒藥、乳香、欖香脂、白松香、岩玫瑰及阿魏。

草本複方藥如複方酊劑、藥酒、糖漿、錠片、軟膏及其他劑型，也經常應用不同比例的原生植材、純露或精油作為配方，酒類及純露是口服藥中最常被當作基劑的選擇。早期的薰衣草複方酊劑（Tinctura Lavandulae composita），只是在處方藥中加入精油的例子之一。它的成份包括：薰衣草精油、迷迭香精油、肉桂樹皮、丁香花苞、肉荳蔻籽、小葉紫檀（Pterocarpus Santalinus）等植材，全數放入乙醇浸泡數週，它通常被當做溫暖消化系統的提振或驅風劑，加入糖水或直接將其滴在糖塊上服用。這個處方最遲在十八世紀，成為英國與美國藥典裡的正式配方。它有自己悠久的配方血統，源自十五世紀初期的佛羅倫斯藥典，它也是該時期被歷史洪流淹沒的數百本藥典之一，清楚載明傳統藥房如何整合性地運用原生植物藥與精油。

以全精油成份完全展現傳統製藥活性的一個例子是「迷迭香複方軟膏」（Compound Rosemary Ointment）。這個溫暖、提振、抗皮膚刺激性的軟膏，在

油膏基底中加入了迷迭香精油、月桂精油、杜松精油,它一向被用於處理各種支
氣管痰液淤塞,與風濕關節炎等症狀。

草 藥 醫 學 家 如 Ryff、Bergzabern、Mattioli、Lonicer、Schroeder、Gerard、
Culpeper 及 Salmon,為這些特殊草本藥劑型態的純露及精油,紀錄下療效功能
及使用方式,也包括了其他的溶液、煎劑及酊劑。他們啟發性的紀錄,通常被歸
類成「醫學、草藥及蒸餾之書」。這些作者本身也是藥劑師,對藥學更感興趣,
他們進一步整理論述了這些新發明的技術、理論與醫療應用層面的知識。這段期
間,以足夠份量的章節描述蒸餾劑術與醫療應用的重要文獻包括有:

- Saladini 於 1488 年的《*Compendium aromatariorum*》
- Brunschwygk 於 1500 年 大 受 歡 迎 的 巨 作《*Liber de arte distillandi de simplicibus*》
- Cordus 於 1535 年鉅細靡遺的《*Dispensatorium*》
- Ryff 於 1545 年 詳 細 的《*Neu gross destillierbuch wohl gegründeter künstlicher destillation*》
- Gesner 於 1552 年的《*De remediis secretis*》,1562 年,重新翻譯出版的英文版本書名為《*A new booke of destyllatyon of waters*》
- Besson 於 1571 年 的《*Art et moyen parfaict de tirer huyles et eaux de tous les medicaments simples et oléagineux*》
- Lonicer 於 1581 年百科全書式的《*Kräuterbuch*》
- Hieronymus Rubeu 於 1581 年的《*Liber de destillatione*》
- Coolhaes 於 1588 年的《*Van seeckere seer costelycke wateren*》
- Liébaut 於 1593 年包羅萬象的著作《*Quatre livres des secrets de medecine et de la philosophie chimique*》
- Della Porta 於 1609 年的創新之作《*De distillatione libri IX*》

當時煉金士使用的藥劑煉製技術，為十七世紀以後的西方製藥學，奠定了基礎。Dariot、Van Helmont 和 Libavius 在十七世紀初，從晚期煉金士轉型為早期化學家，決心實踐前者致力追求的「以蒸餾精質最有效普及的藥方」為目標。十九世紀初，赫尼曼（Hahnemann）的呼籲基本上也是一致的，只是後來導向順勢療法的結果而大不相同。雖然從植物中蒸餾出精油與純露，僅是許多礦物及金屬藥劑師眾多製藥技術中的一種，但這為藥劑師及醫師開啟了開立香氣處方的可能性。

特定的精油與純露藥方及使用方式，或多或少記錄在以下這些及其後的藥學典籍中：

- 1611 年 Schroeder 的《*Vollständige Chemical-Galenik und nutzreiche Apotheke*》
- 1693 年 Charas 的《*Pharmacopée royale galénique et chimique*》
- 1694 年 Pomet 的《*Histoire générale des drogues*》
- 1749 年 Spielman 的《*Pharmacopoeia universalis*》
- 1761 年 Lémery 的《*Pharmacopée universelle*》
- 19 世紀的《*The Dublin and Edinburgh Pharmacopeias*》

精油、純露及其組成的複方藥，在當時各個歐洲國家的醫療系統有多重要，可以由當時藥典中貢獻給精油的章節篇幅略知一二：

- Coolhaes 於 1588 年的《*Van seeckere seer costelycke wateren*》列出 51 種純露與 17 種精油。
- Cordus 於 1592 年的《*Dispensatorium*》列出 61 種精油。
- Minderer 於 1627 年的《*Pharmacopoea Augustana*》中討論了 13 種精油與純露。
- Culpeper 於 1659 年的《*London Dispensatory*》列出 7 種精油（從植物萃取），即超過 50 種礦物油（化學製造）。
- Salmon 於 1691 年的《*New London Dispensatory*》中明列包含了 37 種精油及超過 200 種簡單蒸餾而得的純露。
- 1713 年的《The *Dispensatorium Brandenburgensis*》列出 224 種蒸餾得出的純露、

精油與礦物質。

- 1744 年的《The *Wiener Dispensatorium*》列出包含 82 種蒸餾精油。
- Lémery 於 1757 年的《*Cours de chymie*》討論了 9 種精油與超過 200 種礦物油的製造與詳細用途。
- Jourdan 於 1828 年的《*Pharmacopée universelle*》列出超過 45 種精油及純露。
- Hoblyn' 於 1855 年的《*Dictionary of Terms Used in Medicine*》列出 28 種精油。
- 1855 年的《The *U.S. Pharmacopeia*》，包含了 23 種精油的專頁。
- Dunglison 於 1874 年的《*Dictionary of Medical Science*》列出 35 種精油，這個數字也是當時美國與英國官方藥典中列載的精油數。
- King and Felter 於 1899 年的《*Eclectic Dispensatory*》列載包含了 46 種精油的資料專頁。

製藥、蒸餾與天然香水

從 1650 年代起，傳統醫療實務中的草本醫學，開始成為時代的落後者。隨著批判性思考的發展及分析性科學的興起，原本支撐了歐洲蓋倫醫學（古希臘醫學）超過一千六百年的希臘整體醫療理論，漸漸失去意義。與此同時，應用傳統純露與較新的煉金醫學藥劑（含精油）的草本醫學，本身也逐漸被認為無法滿足當時的醫療照護需求。過去通過時間考驗的醫療方法，如放血與催吐灌腸法，也因為不分青紅皂白的胡濫套用，而變成失去實際應用價值的技術。醫師與藥師等治療師，轉向奇特的物質、強效的藥草與激進的治療手段。他們在令人眼花撩亂的實驗中掙扎求生，企圖找到更聰明的治療方式，傳統希臘醫療緩慢，卻無可避免地走向分崩離析。

當分析性與科學性的思維方式，跨國越界獲得越來越多的支持響應，藥學家也變得越來越以研究為導向。傳統草本與煉金藥學實務，一方面越來越受到科

學分析的嚴格檢視，另一方面也在工業科技中尋求進步突破。最早從十八世紀開始，純粹的藥學研究，便直接滋養了現代化學與藥學的研究進展。先驅者是那些主動結合實務與研究的藥劑師，例如約翰‧格勞柏（Johann Glauber）等人，這些先驅者中，投身化學及化工領域的人，比投入藥學的多。

這種情況帶來兩個結果。一方面，芳香藥典本身並無進展，不論從精油數量或藥劑師應用精油為處方的情況來說，就像前述的數目中觀察到的，臨床上實際成為處方的精油種類逐漸下降，十六世紀對芳香藥典的狂熱探索已經結束。正因為臨床上應用草本或芳香藥典的支持理論失去合理性，探索精油應用所有可能性的動機也就消失了。製作草藥配方或開立草本處方，就在如同石化般的停滯狀態中枯萎了。

另一方面，藉由創造力十足約翰‧格勞柏的巧手，讓蒸餾裝置在未經過系統性的改造之下，運作地越來越順暢有效率。格勞柏於 1648 年的著作《*Furni novi philosophici*》中提到──在他眾多的創新中，有一個創新，是在蒸餾的水中加入鹽或硫酸鈉以提高沸點。這個技術提升了精油的萃取率，也進一步萃取出硬質樹脂如沒藥、熏陸香及乳香的完整精油成份。他從科學角度闡述了傳統卻少見的引進熱蒸氣進行蒸餾的概念，也刺激了後繼者，如 1802 年的倫福德伯爵，繼續探索精進蒸餾技術。同時，製造啤酒、紅酒、白蘭地與烈酒所需的酒類與穀類蒸餾產業，也在此時爆發倍數級的成長，連帶促使其它蒸餾相關設備也不斷地改良精進。

蒸餾技術的改良，也嘉惠了另一個正在興起的商機──香水，這創造出對香氣材料的龐大需求。從 1680 年代起，精油與酊劑從供給製藥及處方的用途，轉向用於天然香水方面。隨著調香技術與傳統製藥技術漸行漸遠，法國、義大利與荷蘭，出現了從原本的傳統藥房獨立出來，成立的天然香水工作室，這些改變，使得香氣物質的需求也因此提升了產量，法國擁有許多精油與純露，如薰衣草、迷迭香、快樂鼠尾草及茉莉和橙花等珍貴的花類；荷蘭則專精於蒸餾印尼殖民地運來的辛香料精油，如肉荳蔻、荳蔻與黑胡椒。鄂圖曼土耳其帝國及之後保加利

亞，也在此時開展了玫瑰精油的蒸餾版圖，以因應飛快成長的香水市場。與香水市場同步發展的，還有西西里島與卡拉布里亞（Calabria）的柑橘類精油，尤其是珍貴的前調精油——檸檬與佛手柑。現存文獻中，第一次記錄佛手柑精油也在這個時代，出現在一六八二年德國基森（Giessen）一家藥房的產品目錄中。

在身體上運用香氛與分析性科學一樣，都是風行於十八世紀歐洲的一股意識性文化轉型的象徵，「光明時代」（The Age of Lights）見證了第二次啟蒙時期。與第一次在義大利的文藝復興運動相同，它包含了人文主義及現代批判性分析思維的再復興。這是一種過程與精神，即個人從家庭、社群及社會的情境裡，轉向越來越重視自身健康狀態與如何維持健康。因此，1720 年代，在個人衛生與裝扮上，出現的劇烈變化也就不令人意外了。首先引起流行的是沐浴，在法國與英國甚至變得十分普及；身體薰香也成為日常例行事務。十七世紀藥房中的新興精油與純露，終於找到它們的落腳之處，用以塑造個人形象與成為社會象徵。穿戴香氣手套，尤其是噴灑了橙花精油香氣的款式，就是當代社交場合的常見慣例。

接下來，各種多樣複雜的香水，便如雨後春筍般大量出現。法國國王路易十五世的凡爾賽宮，就以「香水宮殿」之名著稱。隨著手中有大把閒暇時間的上流階級越來越龐大，再加上由法國貴族領頭的精緻美學感受力提升，最優美細緻的香水因此應運而生。一峽之隔的英國也不遑多讓，積極發展出流行的香水氣味，如橙花、薰衣草、麝香、靈貓香與紫羅蘭，以及其他擴香或品香的物品。

由於只運用天然完整的香氣成份，沒有單體或者合成物質，這些香水的氣味極其細緻幽微，展現出至今為止都無可比擬的香氣複雜性。這些香水的共同特質是——溫柔、輕盈、細緻，如同粉彩一樣，在中國絲緞上輕柔閃動微光，反映了當時流行的洛可可風格。它們不會有 1890 年代以後，才出現的香氛單體及合成份子，那種強勢、繽紛又尖銳的香氣質感。香氣流行脫離了十七世紀巴洛克時期風靡的麝香調重口味，轉而青睞更具清新親切感的草本淡花香調。固態香膏，如芋繁花開始流行，以豬油浸潤珍貴花瓣的脂吸法萃取所得的花蠟，也大行其道。這段期間，大量生產製造的花瓣原精包括——來自義大利帕爾瑪地區的紫羅蘭，

與來自義大利佛羅倫斯地區的鳶尾花、茉莉、橙花、鈴蘭、水仙、康乃馨與風信子，它們的纖細香氣都帶著情緒感染力。當時最流行的花類純露，仍然是玫瑰、橙花與薰衣草。這個時期，可以被很明確地定義為現代感天然香水的誕生期，它是真實的、純粹的、天然的、整體的調香。

以這些不同純露為基礎，也發展出非常多的化妝保養品。在龐巴度夫人（Madame de Pompadour）無懈可擊的優秀氣味品味指導下，這些產品為了滿足貴夫人們的美容與護理需求而存在。過去的芳香之水如純露及蒸餾溶液，也再度復甦且呈現煥然一新面貌，新的配方登場了，最成功的變身應屬原本叫做「絕妙之水」（Aqua Admirabilis）的知名古龍水（Eau de Cologne）。古龍水是 1709 年，一個移民至德國的藥劑師 Gian Paolo Feminis，以義大利傳統製造發明的，材料包括純露、草本酊劑及精油。他的古龍水大獲成功，是因為以橙花、佛手柑、薰衣草與迷迭香創造出新鮮柑橘清新花香，準確抓住了當時的時代價值核心——富實驗性格、輕盈明快、具社會參與感。

香水學與蒸餾學

1804 年，拿破崙一世崛起登基為法國國王，對整個西方世界的深遠影響不僅限於政治及社會層面，對科學發展也產生了後座力。拿破崙有野心及遠見並且積極，他很快就慷慨資助了各項科學與技術研究。他的支持促成了法國在有機化學、植物萃取技術及香水產業的領先，有一部分領先的優勢一直持續到今天。不只如此，他的資助也直接成就了法國的醫療領域，尤其是內科醫學於精油應用上的獨特優異性。

在拿破崙統治時期盛行的個人用天然香水，於 1840 年代獲得歐珍妮皇后（Empress Eugenie）進一步的支持。精油產品線從最初由文藝復興時代藥劑師推展，到被香水業接手壟斷，藥師及醫師反而用得越來越少。當時香水業重用的幾支精油有佛手柑、薰衣草、橙花、迷迭香及天竺葵。到了十九世紀中，香水業已經壯大到可以吃下精油總產量的最大市占比例了。基於這個持續成長的需求，

十九世紀中，也出現了前往歐洲各國殖民屬地，開發香氣材料的早期嘗試，香氣材料的全球狩獵行動正式展開。當英國植物學家在邱園（Kew）忙著配種出萃油率最高的天竺葵時，法國實業家已經在其殖民地阿爾及利亞、摩洛哥及留尼旺島建立天竺葵栽種園。荷蘭人在印尼開創了廣藿香與其他香料園，德國人在菲律賓栽種依蘭，法國人也在留尼旺島及馬達加斯加展開栽種。塔斯馬尼亞島的尤加利樹，也在此時加入了精油的世界，成為最被廣泛使用的穿透前調精油，若將之製成外用的呼吸道藥劑，則是處理感冒的好選擇。美國麻薩諸塞州及密西根州的歐薄荷，也從十九世紀初開始種植生產，並快速躍升為製藥及食品業的重要原料。

精油蒸餾本身首次展開大規模商業化的生產，這代表了以更先進的大型機器，進行高效率導向的蒸餾，同步提升了產質與產量。倫福德伯爵在 1802 年，首先引進了一個將熱蒸氣更有效率導入蒸餾器的方法，也對蒸餾技術的持續精進打下良好基礎。到了十九世紀中，香水業、製藥業、肥皂業等各種產業，都獲得質量俱佳的精油供應，且拜原精溶劑萃取技術的發明，精油供應益發源源不絕。

1835 年，法國化學家洛比克（Pierre Jean Robiquet）首次成功運用化學溶劑萃取出精油，這是非常關鍵的重要里程碑，其加速萃取精油成份的速度，對某些熬不住蒸餾過程的精緻植物材料來說是一大福音。這些植物材料多數是花朵，如玫瑰、紫羅蘭、茉莉、晚香玉和水仙。過去，以耗時耗錢的脂吸法萃取出的花類凝香體產品，最後也遭到淘汰。到了 1870 年代，以溶劑萃取的原精成為商業主流；到了二十世紀，法國企業家 Jules Garnier，開始對外輸出溶劑萃取技術，到保加利亞及摩洛哥生產玫瑰原精；到埃及生產茉莉、紫羅蘭及橄欖葉原精；到阿爾及利亞及留尼旺島，生產香水業需要的其他重要原精。即使在臨床情境下使用的機會遠不如精油，如今，原精也在療癒領域中找到了屬於自己的位置，特別適用於以嗅吸方式處理心理情緒問題。遭受驚嚇、創傷及慢性疼痛的個案，對於茉莉、玫瑰、晚香玉、黃玉蘭及快樂鼠尾草的使用效果，都感到十分滿意。

反映了精油產量增加、價格下跌的趨勢，這些香氣材料也越來越常用於保養品及藥品中，玫瑰、佛手柑及薰衣草是人們的永恆之愛。自從 1780 年，雅麗薰

衣草皂（Yardley's Lavender Soap）出現之後，英國人就離不開薰衣草了；拿破崙從開羅大肆搜括以廣藿香葉子染香的喀什米爾圍巾回來之後，廣藿香也成為時髦的香氣，它帶著有點霉味的、甜甜的、感性的味道，也對橫掃西方世界想像中的東方主義功不可沒。特別在畫家的作品中時常可以發現，陌生氣味喚起了對異國土地的神秘好奇心，與讓感官滿足的幸福感。當馬卡髮油（Macassar oil）開始流行，依蘭也成為家喻戶曉的香氣，它強勢的熱帶花香，被用來中和這個時尚男性髮妝品中的苦杏仁澀味。

不論從個人或社會角度，拿破崙都讓這個往日的奢華產業再度閃耀榮光，同時，也為個人衛生及外表裝扮，訂定了全新的標準。他個人的盥洗用品大量使用了法麗那的古龍水（Farina's Eau de Cologne）和英國 Brown Windsor 牌的招牌肥皂──以佛手柑、薰衣草與丁香入皂。使用香皂及香氛噴霧，很快就成為嚴肅正經的日常事務，特別是當歐洲的布爾喬亞階級正在興起之時，這也促成了曾仰賴藥業的肥皂業與個人用品業，開始獨立發展成長，很快地，它們也將成為精油的大宗消費者。

顯而易見的，拿破崙為有機化學及蒸餾技術注入的活力，最終為精油應用帶來兩面矛盾的結果：精油供應幾乎完全被積極成長的香水及肥皂業所吸納，也因此減少了在藥局及臨床處方上的使用；更甚者，經過一百年的醞釀，最終成功擴張到美容及個人衛生用品市場。另一方面，精油也必須開始接受科學的經驗驗證，不論是從植物學或有機化學的角度。長期來看，這兩個相反的發展方向，對於精油療效性的貢獻，大於美容性貢獻。雖然以化學分析為基礎的精油療效，在十九世紀晚期，仍處於嗷嗷待哺的搖籃階段，在二十世紀才逐漸成熟，香水業卻在 1950 年代完全捨棄了天然材料，改以單體分子（尤其是人工合成的）為材料。

有機化學、藥學及醫學

在演繹法的帶動下，經驗科學持續快速成長，植物體內具有生理及心理療效的活性成份，也持續被探索中。在有機化學正值發展的基礎下，化學家開始

分離及萃取出獨特的生物鹼及苷類，如 1804 年發現鴉片中的嗎啡、1820 年發現秘魯金雞納樹皮中的奎寧、1828 年發現菸草中的尼古丁，以及其它存在於不同植物中的化合物。所以當香氣植物中的主要構成物——精油，引起大眾的興趣時，也就不值得驚訝了。以一種緩慢而堅定的節奏，法國化學家終於能成功分析並追蹤精油複雜的生化結構及功能。1818 年，雅克‧拉比亞迪埃（Houton de Labillardière）發現精油的基礎架構，所謂的「萜烯」（terpene）法則，他的發現進一步被杜馬（Dumas Jean-Baptiste André）發揚光大，杜馬側重於研究室溫下凝結的分子，如薄荷醇及樟腦。貝特洛（Berthelot）也在同時研究精油的烴類分子（hydrocarbons）。不讓法國同儕專美於前，德國研究者也積極搶搭這班前進中的列車，李比希（Liebig）和維勒（Wohler）在苦杏仁核與桃仁核中，辨識出帶果香味的苯甲醛分子（benzaldehyde）；凱庫勒（Kekulé）最著名的成就，就是在睡夢中發現重要的芳香分子－苯環（benzene ring）。而因為瓦拉赫（Wallach）在精油化學領域中豐富龐大的研究成果，藥學家 Flückiger 為他取了「萜烯族的彌賽亞」的綽號。至此，精油藥理學的基礎已然成形。

　　在以化學為基礎的藥理學發展下，十九世紀的醫學及藥學經歷了一場深刻的變革。醫學處方與治療從老舊過時、缺乏療效，演進到更具科學驗證基礎。揚棄了便宜行事的希臘傳統醫學觀，同時受到實證科學的鼓舞，除了其他資訊，醫生開始更重視臨床上直接獲得的簡單感官及經驗證據。幾百年來，困惑於專業醫療人員的活力論與物質論之永恆辯論，也不再是討論的焦點，找到能交出臨床成績單的實驗性診斷、療法及處方，才是實際的推動力量。直到二十世紀初，這種重視真實發生現象的價值觀，成為醫療領域各面向的黃金法則。這股從 1820 年代啟動的潮流，由法國實驗室及大學醫學院主導，從生理學家馬根迪（Francois Magendie）開始，至貝爾納（Claude Bernard）宣告成熟。

　　在避免推測猜想、只嚴守觀察步驟的風氣推動下，微生物學家貝尚（Antoine Béchamp）和他的追隨者巴斯德（Louis Pasteur），在 1860 年代的嚴謹實驗，終於證實微生物的存在。貝尚堅決主張微生物絕非是感染性疾病的成因，而是與人

類體內組織環境健康共生的微生物，對身心健康平衡至為重要。但巴斯德剽竊了貝尚的想法，又將這個動態性理論加油添醋，簡化成人體與微生物之間的黑白因果情結──「病菌理論」於是誕生。醫學界終於在過去兩千年以來，首次團結整合一致認定，細菌是所有疾病的源頭，因為微生物學的加持，醫學得以重新自我定位為以經驗科學為基礎的系統學科。醫學終於可以是對症下藥的、可以選擇應用特定植物萃取物質，而非整株植物，或者可以使用後來出現的合成藥物作為處方，而非傳統的植物藥如煎藥、酊劑、純露及精油。

在一片爭先恐後的實驗性行動中，過不了多久，化學研究人員就展開了精油抗微生物（如細菌與真菌）的相關探索，研究者的興趣是精油的一般藥理特質，特別聚焦於精油的抗微生物能力。同時，法國醫生開始將各個期刊的精油相關研究發現，應用在臨床治療上，自己也以文字記錄精油治療的成功案例。在醫療體系裡苟延殘喘了兩百年以後，科學界終於重拾對精油療法進一步的研究動力。因為大多數都沒有留下紀錄，或者紀錄已經亡失，1860 及 1870 年時期的早期精油治療經驗，仍下落不明。即使如此，爾後出版的科學文章或書籍，很快就印證了在治療情境中使用精油不曾停止的驅力。自 1880 年到 1937 年，歷史上重要的化學家們所創作的開創性書籍與科學文章，都呈現了現代精油研究與臨床經驗的重要成果。一個精油接著一個精油、緩慢而掙扎的站在化學基礎上，這些精油化學先驅開始在臨床實證下，重新建立起新的芳香藥典觀。

二十世紀前半葉，香水業與製藥業的精油消費角力戰，達到了最適平衡點。放棄了三百年來以天然材料調香的原則後，香水業已完全轉向化學加工精油、單體分子及人工合成的香精。同時，有機化學及藥學在科學實證引領的風潮下，一百五十年來持續探索精油的藥物動力學及藥理學，成果也不斷精進。若非對抗療法中的物質化約論，精油消費角力戰的平衡點，還隱含了一個有利於藥業發展的機會點，正逐步靠近：西方醫學終於不能再只依賴科學驗證套用在精油上。上個世紀以來，陳腐過時的病菌理論，與政治力獨惠藥品工業的介入指令加在一起，即使有研究成果的支持背書，亦迫使臨床醫療人員不能再以精油為處方。也

因此，在對抗療法之外，依照經驗法則開立處方，成為醫療人員使用精油的標準程序。引領這股風潮的兩位先驅，分別是摩利夫人（Marguerite Maury）與瓦涅醫生（Jean Valnet）。

精油醫學與草藥醫學

摩利夫人原來是一名來自奧地利維也納，對生物化學有興趣的護士兼外科助手。1940 年代起，她開始獨自在巴黎探索精油的療效，在她的著作《*生命與青春的奧秘 Le capital jeunesse*》中，她十分堅決地認定，精油不僅可以處理生理不適，它們可以做得更多。摩利夫人是一個聰明伶俐的研究者，也是一位熱情率直的療癒者，心中深植活力論的治療觀，致力於探索各種療法，如順勢療法、自然療法、中醫與藏醫。她的丈夫摩利博士，也是順勢療法醫師及針灸師，一路陪伴協助她的療癒探索旅程；毫無疑問地，摩利夫婦的友人、法國現代針灸之父——蘇里耶・莫昂特（Soulié de Morant）也功不可沒。這趟全面性的醫療探索之旅，幫助摩利夫人發展出一套獨特的整體性臨床治療方針。最終，她聚焦於探索精油如何為人保持身體青春及延長壽命，並且以皮膚吸收途徑為應用主軸。她開始在倫敦將自己的所知所學傳授出去，她也成為如今被稱為「整體療法」或「英系芳療」的創建者。直到今日，治療圈仍以「整體性療癒觀」做為一般認定芳香療法的基礎。

精油傳統療效的傳播，由一個法國醫生 —— 瓦涅所推動，是一件既荒謬又合理的事。瓦涅醫生繼承一百五十年以來精油化學家，如紀爾德梅斯（Gildemeister）與蓋特佛塞的精油研究及臨床經驗，他一邊研究不斷增加的精油品項，一邊持續探索香氣配方的歷史用途，瓦涅是第一個建立現代芳香藥典的人。他的著作明確使用與草藥醫學一致的語言及形式，說明個別精油的功能、適應症、警語與劑量。身為一名極度愛好實驗的臨床醫療者，瓦涅醫生既可以整合，

也可以擴張精油的治療應用性。

除此之外，身為一名整合型的臨床治療師，瓦涅醫生尋求將精油療法與草本藥方及營養概念，一起放入更大的自然療法情境中。瓦涅醫生不只從 1860 年代起，就認真應用以化學分析為基礎的精油療法，也試著把它放入草藥醫學的實務中，這是百年以來的首次嘗試。瓦涅醫生將兜了一圈的精油應用實務，帶回最初在文藝復興時期的狀態，這也是他對精油療法的主要貢獻。若從現代的觀點來看，瓦涅醫生是一名立場平衡、具科學觀的草藥醫療者，以及自然療法醫師。

雖然瓦涅醫生的主要精油清單，是那些在西方歷史上有悠久使用經驗的品項，他也認同，以經驗法則發掘這些精油的其他應用方式。從他的草藥醫學同儕勒克萊爾（Henri Leclerc）身上得到了靈感，瓦涅醫生尤其著重於應用在當代的疾病，如焦慮、失眠、高血壓、結腸炎（如今的大腸激躁症）及感染性疾病。這些新興的應用，讓瓦涅醫生得以跳脫傳統，自由地實驗精油療效。身為在殖民地越南駐守數年的法國軍醫，瓦涅醫生有機會接觸到在整個東南亞被交易買賣的各種精油，包含了不只是越南本土的精油，如白千層、羅勒、野薄荷、中國肉桂皮、香茅，也包括鄰近國家產出的精油，如樟腦、綠花白千層、肉荳蔻、八角茴香和依蘭。就如同以下的敘述，這些「新」精油也大大豐富了芳香藥典的內涵。

從西方草藥醫學的觀點來看，將瓦涅醫生視為現代精油醫學之父一點也不為過。他的醫師學生們，包括 Belaiche、Lapraz、Duraffourd、Penoel 及 Mailhebiau，從 1960 年代起，持續將他的理念實踐發揚至今。另一方面，若從更寬廣的歷史角度解讀，在法國，這種通常被視為芳香醫學（*médecine aromatique*）的醫療方式，就是更大器地實踐草藥醫學（草本醫學本身就是屬於傳統希臘醫學的分支）。法國今日的主流醫療人員，都會開立精油和其他的草本製劑，如酊劑、萃取液、煎藥為處方。從 1980 年代起，法國和歐洲其他國家的許多醫療人員，就從以草藥醫學為基礎的芳香藥典中，壯大精油的臨床知識，這個成長在理論及經驗上，都在持續發生中。

從調香材料到精油療法

今日，芳香藥典的範疇，遠遠超越過去西方草藥醫學所涵蓋的品項，也不只是藥理學曾經研究過的那些精油。它包含了過去曾被用於香氛事業，如香水、肥皂、食品香料中的芳香物質，如茉莉原精、檸檬香茅與秘魯香脂。幾乎從十六世紀起，曾經在某段時間受到香水業青睞的芳香物質，最終都在精油療法中找到一席之地；同樣地，大多數帶著療癒特質的精油，在調香舞台上也有自己的角色。今日，很多治療性精油都是在十九世紀末、二十世紀初的臨床治療情境中發展出來的，成為現今精油治療中不可或缺的一份子。這些精油多數都出身自香水業中的花朵類香氣，原生於遙遠的殖民地，如爪哇、印度與馬達加斯加。

隨著成功治療案例的不斷增加，在創意十足的醫療人員手中，一個被實驗中的新精油，會逐漸晉升成一支公認有效果的處方級精油。不論精油出身何處，這個進展的過程都不會改變。這是因為臨床實證的強力累積，並偶爾獲得科學研究的支持，但並非永遠如此。在許多地區，精油蒸餾出來後，就被實驗性地導入市場。其中，只有少部分會受到終端消費者，如香水業者及治療師的喜愛，而廣為使用。芳香藥典與生俱來的生命力標記之一就是，許多治療師如今認為是療程中重要主角的精油們，其實是來自於這些商業領域。許多具有重要療效的精油香氣，如天竺葵、玫瑰草、岩蘭草、依蘭、山雞椒、茉莉及各種松柏類，如今也都上了療癒的軌道。

依蘭精油就是芳香療法中有悠久應用史又名符其實的例子，1864 年，依蘭精油首次引進巴黎，成為法國香水業最初僅用來調香，但隨即被探索潛在療效的精油之一。原產於菲律賓及印尼的依蘭樹花朵，傳統的用途是美容護膚。1878 年，新被蒸餾出的依蘭精油，在巴黎世界博覽會中亮麗登場，它令人陶醉的慵懶花香，獲得廣大迴響。依蘭精油很快就躍升為香水的主角材料，出現在法國各個調香室中。1906 年，凱騰科芬（Kettenkoffen）撰寫了依蘭精油的藥學及藥物動力學論文；在 1950 年代，瓦涅醫生實驗性的應用後，依蘭終於成為處理緊張

及痙攣性平滑肌的有效精油處方。今日，它尤其以舒緩心血管的功能著稱，這支精油帶來的幸福感與情緒提升的效果，可以處理急性驚嚇或創傷，也具有調解解離及成癮心理問題療效的潛力。

原產於南非、散發出玫瑰甜香的天竺葵，在十九世紀，被法國格拉斯的香水公司引入香水製造中。在法屬殖民地阿爾及利亞與印度洋上的小島，如留尼旺島，很快就出現大規模面積的種植。在 1950 到 1960 年代不斷試驗之後，天竺葵成為調理女性月經失調最好用的精油，它尤其擅長恢復機能低下的內分泌系統，尤其是肝臟、胰腺和腎上腺皮質；天竺葵也適用於以嗅吸處理情感失落退怯、情緒失衡及焦慮伴隨的沮喪。

來自摩洛哥及阿爾及利亞境內阿特拉斯山脈的大西洋雪松精油，十九世紀起，就因為精油的木質香氣及定香效果，成為法國業者蒸餾的植物材料。早在 1890 年代，法國醫生已成功應用大西洋雪松精油治療皮膚鬆弛、傷口及泌尿道感染；如今，雪松精油仍是這些症狀的例行用油。到了現代，雪松精油的應用擴展至心理層面，如情志失衡、幻想、沉溺性思考，及其他心智失調問題。

以蒸氣蒸餾法得到的法國普羅旺斯苦橙花精油，兼具輕盈與甜美氣息，過去向來僅供義大利及法國貴族階級用來薰香皮革手套。如今，橙花精油則被公認是有效的神經心臟舒緩處方，用來處理神經系統及心血管的緊張。若以嗅吸的方式，橙花精油也可提升情緒的穩定性，尤其適合遭遇急性情緒波動或驚嚇時。

尤加利精油也長期在香水、食物及製藥業享有調味盛名。1790 年，約翰·懷特（John White）在澳洲新南威爾斯，以及拉比亞爾迪埃（Labilladière）稍後於 1792 年，在塔斯馬尼亞首次發現尤加利樹。隨著 1850 年代起香水業爆炸性的成長，法國人與德國人也逐漸重視尤加利精油，且隨即鑽研出尤加利精油的抗微生物特性，建立起尤加利的抗菌力招牌。早在 1870 年代，首次以尤加利精油成功抗菌的實務應用經驗中，就展現出它廣大的療癒層面，包括祛痰、止咳、退燒等功能。在今日的芳香療法中，尤加利精油也可以輕鬆與其他精油調和，用來提神或恢復體力。

原產地在南美洲熱帶地區的芳香樹脂，如古巴香脂、秘魯香脂及印尼的吐魯香脂，最早也從香水及保養品業，運用其優異的定香及黏性功能，而後慢慢發展出其他療癒用途。唯一的例外是秘魯香脂，它早在十六世紀初，就被運用在醫療上。今天，古巴香脂精油被認為是可有效抗泌尿道及支氣管感染，也是可減少分泌物的舒緩性抗感染劑與收斂劑。而秘魯香脂及吐魯香脂，則因為可溶解黏液、祛痰和抗菌的能力，主要用於處理支氣管分泌物。

自柑橘類水果冷壓出的佛手柑精油，非常有可能是出現在九世紀時，回教統治的西西里島混種出的物種，且從 1650 年代就成為調香的傳統之一。它最知名的就是，義大利煉金士在 1709 年打造出的著名古龍水（原來叫做 Aqua Admirabilis，後來名為 Eau de Cologne）的關鍵香氣材料；1820 年代，佛手柑精油也開始在倫敦出現，被加入受到永恆歡迎的伯爵茶之中增添風味。在療效上，佛手柑精油對自律神經與大腦有強力的調理作用，若採取內服方式，也可以刺激胃部及膽囊的運作。

玫瑰草原產於印度，最早僅被視為是昂貴的土耳其和保加利亞玫瑰精油的廉價混充替代品；鄂圖曼土耳其帝國君士坦丁堡的商人，特別愛用它，還開玩笑式地為玫瑰草取了一個「印度天竺葵」的綽號。香水業者因為它的玫瑰感青草香，及牻牛兒醇單體氣味而重用它。也是到了 1950 年代，瓦涅醫生才發展出玫瑰草有心臟及循環系統修復能力的論述，也認證它廣泛的抗感染能力，可與茶樹精油相提並論。今日，玫瑰草與天竺葵一樣，常用於精神層次的症狀，它的氣味可以提供心理支持與安全感。

花朵類原精如玫瑰、紫羅蘭、茉莉、晚香玉、黃玉蘭、風信子、水仙與波羅尼花，是法國高級香水業長期以來不可或缺的存在。即使少少幾滴，花朵類的香氣分子便能讓身心鎮靜緩和下來，此外，部分原精也以嗅吸或外用配方形式，被用於治療上。例如來自阿拉伯的茉莉原精，儘管便宜的合成茉莉香精隨處可得，在文藝復興時期獲義大利香水業採用而發展後，到今天，它仍然是甜美系代表的花香調原料。治療師則認為，茉莉原精香氣帶來的幸福感與平衡感，有其重要的

療效，尤其是治療突如其來的驚嚇與創傷、解離、感覺抑制，或身心感受分離的狀態。

揮發速度慢的底調精油，是高品質香水中不可缺少的成份，有了它們，才得以固定住活潑快速蒸發的前調香氣。底調精油中，有兩種成為精油療法中的重要成員，他們是岩蘭草與廣藿香。岩蘭草的原生地是西爪哇島，早在 1890 年代，就憑藉著它特殊的香氣結構——深邃糾結的苔蘚調、大地土壤調及木質調，應用在香水之中。在生理層面，岩蘭草精油鎮靜神經與抗感染的能力，可以修復神經內分泌及免疫系統的運作，而深具療效價值；心理層次的運用，則包括有助於平復情緒失衡、焦慮及成癮。

同樣原產於印尼群島的廣藿香，1830 年代，在馬來西亞的檳城被萃取量產，也具備優異的持久定香價值。廣藿香是經典的底調精油之一，醫療用途經常圍繞在放鬆舒緩疼痛所引發的緊繃症狀，以及修復腸道中的重要菌群。若以嗅聞廣藿香精油處理心理問題，也有類似岩蘭草精油帶來的效果，另外，對於感覺統合也有幫助。嗅聞吸收途徑的唯一限制，可能來自於 1970 年代嬉皮文化的負面記憶，那時正盛行廉價仿冒的廣藿香香精。如今這個問題依然存在，廣藿香仍舊是最常被仿冒的精油之一，這命運和香蜂草精油十分類似，至少有八種不同的精油，經常被調整成模仿廣藿香，或根本重組成一個類似廣藿香的東西。

現代治療師常用的精油產品，源自食用香料、肥皂及軟性飲料產業，例如原產於東亞的檸檬香茅及香茅精油，在傳統的肥皂與軟性飲料中無所不在；而現今的療癒領域中，也因為抗真菌、去除毒性及退燒的效果，而深受器重。中國南方盛產的山雞椒，也一樣常用於添加食品風味，是二十世紀中以後，檸檬口味產品的主要風味來源，現代芳療師們則善用它卓越的抗感染及鎮靜神經的能力。甜橙、紅桔，以及其它芸香科品種冷壓萃取的柑橘類精油，一直以來，都是藥品軟性飲料中的甜味劑；在現代的治療師手中，都變身成為溫和的鎮定放鬆處方。

原產於西印度群島，主要是牙買加，自葉子與果實中萃取精油的多香果，帶有令人聯想到丁香及肉桂的刺激辛香氣味，長期用於食品及軟性飲料的調味。幾

個世紀以來，也發現它適用於虛弱寒冷的症狀，帶來良好的溫暖及抗感染功效。

八角茴香精油，最遲在十九世紀已在越南生產，至今仍是地中海風茴香酒類的關鍵風味媒介，在各種食品中也常見其蹤跡。今日，它是較少使用，但效果強大的精油之一，主要用途是抗支氣管痙攣及腸道不適。

其它在東亞國家中有各自醫療應用傳統的精油們，直到 1950、1960 年代，才被大量引進西方，其中，以十七世紀初，已在東印尼摩鹿加群島採收萃取的白千層精油最為著名，它出現之後，就迅速成為整個東南亞原住民及殖民者的全效型處方。白千層新鮮乾淨的氣味，與刺激性的療效，在英國殖民地印度，尤其受到歡迎。這支桃金孃科的植物精油，如今被認為可刺激神經及溫暖循環系統，也具備傑出的抗感染力。

1920 年代，同樣在植物學上屬於桃金孃科的茶樹精油，首次在澳洲的新南威爾斯被萃取出來，也迅速在各種抗感染的配方中占有一席之地，於第二次世界大戰的同盟國軍隊，便有大量使用茶樹處理各種戰爭傷口的抗菌需求。今日，茶樹精油的抗感染能力，更廣為周知，但對治療師來說，它還具備神經系統、心血管系統、腸胃系統慢性症狀的修復能力。

然而，許多其他精油直到最近，才陸續進入療癒領域中。非州西北部馬格里布地區（Maghreb）的深藍色藍艾菊精油，晚至 1960 年代，才被發掘出抗感染及抗組織胺的療癒價值，如今已成為處理各種抗感染及抗過敏的強力處方。澳洲藍絲柏則是另一個晚近才火紅的例子，如今，它的抗病毒及抗感染能力，也深受重視。

目前，仍有一大群實驗性的精油，正緩慢加入香氣療癒的版圖。這些位於療癒邊緣的香氣，包括馬達加斯加的沙羅、雅麗菊、卡塔菲及寡毛菊精油；非洲大陸的南非馬鞭草、岬角洋甘菊、非洲藍香茅、馬纓丹精油；東南亞的薑蓁精油與暹羅木精油；紐西蘭的昆士亞、松紅梅及卡努卡精油；來自澳洲的芳枸葉、橙花叔醇綠花白千層、佛陀木藍絲柏與維多利亞絲柏精油；還有日本的柚子精油。這些精油中，只有少數會真正獲得香氣療效的證書，而能在全球診間被應用於臨床

治療的就更少了。

　　竄起的芳香藥典，很明顯就是一群經過選擇的精油，從深植於西方草藥醫學的醫療物質觀中萌芽。芳香藥典版圖自十九世紀以來，吸收了世界各地應用於香水及食品業調味的各種精油，也致力於開發尋找各種具有療癒潛力的實驗性精油。在歷史與地理因素交錯影響的多重選擇情境，與動態性的折衷論發展下，不斷進化的芳香藥典，已經準備好為今日世界的各種治療模式，注入重要影響力。

2

檢驗精油的來源

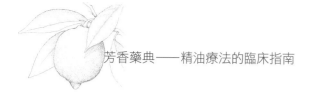

芳香藥典的地理多元性

感謝全球化貿易網絡，今日，治療師可以運用的精油是前所未見的豐富，這也代表許多治療用途的精油，來自各個不同的地理位置。以薰衣草精油為例，最早雖然只在法國南方的普羅旺斯地區生產，如今，產地國已擴大至英國、保加利亞、印度、中國、澳洲塔斯馬尼亞、南非及美國。種植歐薄荷也成為全球化的運動，包括中國、印度、英國、美國及東歐都見得到它的蹤跡。今日，迷迭香的主要產地在西班牙，以及馬格里布地區（指亞特拉斯山脈到地中海沿岸之間的區域）的摩洛哥與阿爾及利亞，但在法國、克羅埃西亞及南非也有生產。再如玫瑰，即使它對農人來說是極具挑戰的珍稀植物，在原產地伊朗、土耳其、保加利亞以外，中國及南非也成功量產了。同樣地，過去一個世紀，幾乎只在義大利南部的西西里島與卡拉布里亞地區生產的佛手柑，今日的產地也擴展至突尼西亞與西非。

本章對全球精油產地的調查重點放在治療用油，以及那些比較不知名的實驗性芳香物質。我們應該謹記：全球超過九成的精油產量，流入三個主要產業，分別為食品調味業、香水業與製藥業。產自不同國家，甚至同一國家、不同產地的同一支精油品質，都存在著很大的差異，其中，只有極少比例的精油選擇非商業模式，而是以傳統工藝，重視高質量而非高產量的方式處理，並且不會被調整與摻混。在這些罕見的精油中，有一小部分被不同的認證機構評等為「有機」等級。第三章將會探討如何定義與取得真正適用於治療情境的精油，藉著描述精油生產的各個過程，便能區分一支精油是用於芳香治療，或是做為調味或調香的素材。

本章將調查全球精油蒸餾的實際狀況。精油的生產規模差異極大，有以提供食品調味及香水調香用途為主的大型商業化企業，也有供應芳香療法市場的小型工藝蒸餾商，極大極小規模之間，還有各種可能的生產模式。各種產量與生產模式都有的製造商，目前主要聚集於地中海沿岸，包括北非、印度洋上的馬斯克林群島、印度，以及部分東南亞國家、澳洲與新喀里多尼亞、中國、南非、南美洲的幾個國家。

地中海生產區

　　法國與西班牙囊括了地中海東部區域的精油主要生產量，南法的普羅旺斯，早在中世紀時期發展出酒類蒸餾技術之後，就開始蒸餾迷迭香精油與穗花薰衣草精油。普羅旺斯，自古就是西方草藥醫療主要香氣物質的產地，蒸餾出無數的脣形科家族植物精油，如真正薰衣草、穗花薰衣草、醒目薰衣草、迷迭香與快樂鼠尾草。直到今天，普羅旺斯仍是一片繁忙的蒸餾景象。南法也少量萃取其他在西班牙大量生產的脣形科植物，如百里香、牛膝草、龍艾、甜羅勒及冬季香薄荷。十九世紀盛行以脂吸法萃取茉莉或橙花原精的景象，則已不復見。

　　西班牙是地中海東部最大的精油產國，產出質量俱佳的脣形科植物精油，如迷迭香（兩種化學型式都有）、牛膝草、野馬鬱蘭、西班牙鼠尾草、各種薰衣草、百里香及甜茴香。

　　地中海中部的科西嘉島，尤以盛產永久花精油聞名，而西西里島及卡拉布里亞地區，則擁有一個世紀之久的冷壓萃取柑橘類精油傳統，尤其是檸檬、桔和佛手柑，佛手柑精油幾乎全部產自卡拉布里亞的沿海區域。

　　在地中海非洲沿岸，摩洛哥出產許多當地原生特殊植物的精油，如藍艾菊、大西洋雪松、野洋甘菊、岩玫瑰、阿密茴、熏陸香、香桃木、月桂及大馬士革精油與原精。大馬士革玫瑰是西元十世紀時，由移民至西方世界的阿拉伯人引入摩洛哥。突尼西亞則出產高品質的橙花精油。

　　埃及出產的精油種類最多元，主要是天竺葵、馬鬱蘭、綠薄荷、甜茴香、橙花精油及茉莉原精。位於東非的索馬利亞，如今出產大量的沒藥及乳香樹脂，多數運往歐洲進行蒸餾。位於波斯灣的阿曼，至今仍持續小規模生產乳香樹脂與精油。

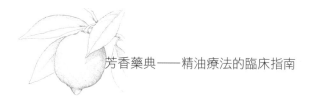

歐洲及中東地區

　　位於地中海東陲邊緣之地，多數的巴爾幹半島國家，都有生產精油的歷史。自 1970 年代起，產量便逐漸增加。例如臨海的克羅埃西亞、斯洛伐尼亞與波士尼亞，主要生產鼠尾草、月桂、甜茴香、永久花及冬季香薄荷。往內陸走，馬其頓共和國的南方，如黑山共和國及阿爾巴尼亞，則生產松類、絲柏、杜松果等山區精油。

　　歐洲東邊的保加利亞及烏克蘭，是薰衣草與快樂鼠尾草的重要產區。雖然蒸餾大馬士革玫瑰精油源自中東地區，自十八世紀鄂圖曼帝國時期起，保加利亞就躍升為玫瑰的生產重鎮。土耳其跟保加利亞一樣，在玫瑰精油的世界生產地圖上，產量質量俱佳，同時也出產種類眾多的本地植物精油，如野馬鬱蘭、百里香及其他地中海區盛產的脣形科家族。另外，克里特島與塞浦勒斯，也有小量的精油生產。

　　眼光轉向中歐，奧地利提洛爾的工藝等級蒸餾商，生產越來越多的針葉類精油，例如樅、松、雲杉和落葉松。在英國，歷史悠久的精油有薰衣草、歐薄荷、羅馬洋甘菊和杜松果。至今，英格蘭的東南方及東部，仍保持優秀的蒸餾工作傳統。

馬達加斯加及其他印度洋上的島嶼

　　如同島上血統錯綜複雜的族群一樣，印度洋上的馬達加斯加島，出產種類與產量都多得驚人的精油。馬達加斯加就是目前種類最多、產量最大的精油產地，且已成為鄰近非洲國家滅絕植物物種的復育樂園，擁有最多元的植物生態群。現今，馬達加斯加供應的重要精油有依蘭、黑胡椒、綠花白千層、桉油樟、沙羅，以及其他較不為人知的實驗性精油，如雅麗菊、白絲柏、卡塔菲、煥顏草、寡毛菊，還有一種獨特的露頭永久花，這是馬達加斯加特有品種，是一種可區分為雄性與雌性的永久花。此外，馬達加斯加也大量種植自鄰近的留尼旺島移植過來的

天竺葵、岩蘭草與玫瑰草，雖然不同植物種類的精油產量差異很大，但馬達加斯加島產出的精油品質，比起其他同種精油產區來說都是最好的。

　　散落在馬達加斯加北方的小島，如科摩羅群島以及昂儒昂島，也有豐富本土或移植進口的植物群。目前，科摩羅群島生產的各等級依蘭精油產量，幾乎與北馬達加斯加相當。除了黑胡椒與熱帶羅勒之外，也跟馬達加斯加一樣，種植許多重要的香料作物，如丁香與香草。

　　過去被稱為「波旁島」（Isle Bourbon）的留尼旺島，今日只生產極少量的波旁天竺葵，曾經盛極一時的岩蘭草也不復蹤跡。其他馬斯克林群島的小島，如模里西斯及塞席爾島，也有少量的熱帶植物精油。

南非

　　南非也是品質與種類都值得關注的精油產區，有本土的，也有移植的品種。南非生產的精油，包括本地的天竺葵、各種尤加利、檸檬香茅、茶樹、丁香、馬鬱蘭及肉桂，也包括各種柑橘，如檸檬、桔、萊姆、葡萄柚、苦橙及甜橙。有幾個南非精油蒸餾商，生產較陌生但有趣的本土植物精油，如南非馬鞭草（Zinziba）、岬角雪灌木（Cape snowbush）、岬角白梅（Cape May）、岬角洋甘菊（Cape camomile）、非洲藍香茅（African bluegrass）、狹長葉鼠尾草（Blue mountain sage）。如同馬達加斯加其他的罕見精油，其中部分精油越來越常用在治療情境中。

印度、斯里蘭卡及尼泊爾

　　擁有在日常生活、宗教儀式及阿育吠陀醫學中運用香氣的綿長歷史，印度次大陸提供了品質參差多元、種類形形色色的精油。印度南方，包括斯里蘭卡生產的精油，從香料類如丁香、肉荳蔻、荳蔻、肉桂、薑黃、大高良薑及黑胡椒，到草本類如岩蘭草、檸檬香茅、薑草、香茅及玫瑰草。印度北方，包括喜馬拉雅山區，生產的精油則有杜松針、杜松果、各種羅勒（包括神聖羅勒）、穗甘松、纈

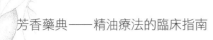

草及喜馬拉雅雪松。整個印度也萃取數量龐大的原精如大花茉莉、小花茉莉、黃玉蘭、晚香玉、夾竹桃（Nerium oleander）、玫瑰、白蓮花、粉紅蓮花、銀合歡、桂花與緬梔花。

澳洲與印尼

澳洲盛產本土的各種樹木類精油，如各種茶樹、尤加利與檀香精油。尤加利有好幾種截然不同的品種被萃取出精油，如藍膠尤加利、狹葉尤加利、長葉尤加利、藍葉尤加利、史密斯尤加利、赤桉尤加利及檸檬尤加利。茶樹類的精油也是澳洲精油代表，除了常見的茶樹之外，還有橙花叔醇綠花白千層、薰衣草茶樹及檸檬茶樹。澳洲原生的一種檀香樹（*S. spicatum*），在印度種檀香樹越來越稀少後，逐漸受到重視。還有幾個澳洲精油商生產一些少見的精油，如藍絲柏、維吉尼亞絲柏（Emerald cypress）及佛陀木。這些精油大多是晚近才加入萃取的行列，因此臨床療效還在實驗的階段。

往北的整個印度尼西亞群島，尤其是爪哇，生產非常多熱帶植物精油，以及各種香料類精油。此地區最典型的蒸餾植物為廣藿香與岩蘭草，大多數都被供應至食品調味或香水調香市場。

中國及越南

如今，中國也產出各種等級的多樣性精油，不過大多數是供工業性使用。這些精油包括薑、天竺葵、綠薄荷、肉桂、北美檫木（Sassafras）、香茅、樟樹、八角茴香。其實，中國也出產一些西方治療師較不熟悉的醫療香氣物質，如辛夷花苞、當歸與桂花，其中有些香氣物質除了精油也有原精形式。南方的越南，今日也出產越來越多的高品質精油，如白千層、山雞椒、暹羅木、檸檬香茅、香茅、中國肉桂（皮與葉）。

北美洲

即使並非精油的生產重鎮，加拿大與美國仍也供應了部分臨床治療用精油。工藝優良的魁北克蒸餾商，生產好幾種具藥用價值的松柏類精油，如黑雲杉、鐵杉、蘇格蘭松、五葉松、香脂冷杉。沿著太平洋西北沿岸，薰衣草、歐薄荷與綠薄荷的生產越來越穩定；大陸中西部則出產香蜂草。幾乎所有來自佛羅里達州與加州的柑橘類精油，都是柑橘風味果汁的副產品──它們實際上就是拼裝精油，因此很少，甚至幾乎不曾應用在臨床治療上。

精油分類的整合性觀點

每一種不斷演化的傳統醫療模式，都需要面對同一個問題：「如何描述與分類這些被應用的天然香氣醫療物質？」世界上無數的草藥醫學教科書、藥典及植物文獻裡，都找得到某一種答案。當精油這種新的「香氣物質」出現，我們便再次面對兩種整合的挑戰──整合細節性及完整性，以及整合實務性與精確性。然而，過去治療師可應用的解決方法，對於面對今日環境的現代治療師來說，是不足夠的。

當我們奮力在各文化脈絡中尋求整合，也試著在整體性中注重個體性，現在似乎正是時機，去發展出一套足以解決這原則的兩難困境，並且不背離自身經驗的分類方式。這個挑戰的解藥，在於可以整理及整合泌油植物的生物資訊，主要來自於生物生態群，以及精油本身的資訊，包括香氣質地、化學結構與功能療效。這樣的分類方式，能把精油與植物療癒能力的起源──土壤環境連結起來；同時，也能與我們原始直接的感官經驗連結起來──透過嗅吸途徑。如此，豐富多元的芳香植物，才算真正走上香氣療癒之路。它們的香氣特質，甚至是顏色外觀，也就可以透露做為香氣藥方的本質，並說明效果。感官與知識整合的雙重途徑下，

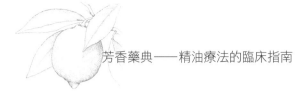

這套分類觀既明確具體也立論紮實，並彰顯出地球的豐富性、滋養性及無限可能性所賦予的禮物，如此，我們也才得以真正稱之為具整合觀的科學途徑。

此外，直接以我們自身的感官，尤其是鼻子，來連結學習芳香植物，也提供了我們在臨床上以感官觀察判斷患者情況的訓練。這個鍛鍊可以幫我們從現象而非症狀判斷，這也是中醫五行體質中所說的重要觀念。嗅覺感的訓練，也有助於識別氣味，以嗅聞吸收有助於恢復患者疲弱的嗅覺功能，或是拯救嗅覺喪失。精油中蘊藏了植物的重要香氣精華物質，它們很適合做為完成「認識芳香植物」以及「提升嗅覺識別力」之間，共生反饋學習迴路的良好工具。

以嚴格的植物學進行精油分類，雖然符合植物科學的需求，但無論從知識的深度或觀點來說，卻無法理解泌油植物家族的本質。今天，我們需要比植物學更多的訊息，唯有將芬芳植物置於具生理性的實際生物群落脈絡下，也就是氣候的以及地理的情境裡，才有可能看見更寬廣的植物生命力。把植物與它們所屬的原生環境連結起來，將有助於我們從巨觀的角度，理解精油的療效與功能。當我們真正了解了這個概括性觀點，每一支精油的特殊性，也就不再是個謎了。

要達到真正感官整合的療癒途徑，需要一個可以協助感官認知與植物精油連結的植物分類學，可惜答案並沒有那麼簡單。若將植物家族與它們的香氣感受連結起來，我們可以看到這樣的一幅精油圖像——資訊與經驗連結、知識與感官連結。這個重要連結，能確保我們對精油資訊的理解與記憶；同時，連結也會進一步被各植物家族及品種的主要化學構成份子強化，這些主導性分子，經常決定了植物的香氣性格。

例如，《表一》就列出生長在溫帶生物圈的針葉樹（松科植物），擁有龐大多元的精油家族。在各個溫帶林相中，這些精油可分為四類：針葉、木材、細枝及漿果。萃取針葉的精油，又可分為五個基本型：雲杉、松類、樅類、道格拉斯杉、鐵杉。整體而言，這類針葉精油的氣味帶著清新穿透的木質調，以單萜烯類分子為主要成份，能影響呼吸道、泌尿道及腎上腺的功能。因此，它們一般而言

具有刺激性、提振的、去除毒性的效果，也特別適用於寒冷、虛弱及潮濕的症狀，以及這些症狀隱含的感染問題。

再如《表三》列出草本或禾本科的精油可以分為香茅屬（如檸檬香茅和玫瑰草等等），和僅萃取根部的，如岩蘭草種（如岩蘭草）；草類的精油氣味，以玫瑰甘甜或柑橘清香為主，主要化學分子為單萜醇；根部精油岩蘭草聞起來則有股根系、木質的香氣，主要化學分子是倍半萜烯。

前述文說明了精油族群的香氣特質與主要化學分子，如何與植物本身的生物性源頭產生連結，接著也可以經由香氣能量學的途徑，連結至臨床療效。因此，玫瑰草甘甜的香氣，不只代表草本精油一般的氣味感，也傳達了它修復、放鬆、降緩身心及緩解瘀堵的潛力。

以感官連結的途徑認識草本或香氣療法，已有很長遠的歷史，這也代表除了現代西方醫療系統之外所有的傳統醫學。在 1680 年代，約翰‧弗洛耶（John Floyer）率先以傑出的創意、感官結合的途徑，為英國植物寫了一本《醫療試金石 Pharmako-Basanos》，這本書也是西方草藥醫學的里程碑。

此刻，我們明確需要一個系統性的、整合觀的方法，來調查分類這些用於治療情境的精油。這個方法將為傳統的兩難困境提出解答──每一個療效處方如何同時滿足知識上的細節性與全面性，以及相輔相成的精確性與務實性。以氣候與地理所詮釋的生物群系，來組織整理精油的分類，不僅可以整合精油的感官經驗與物理特性，也整合了現今的使用經驗與過去已知的療癒知識。

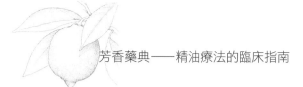

表一：溫帶生物群系的精油

植物部位及生長地理來源	精油
・**針葉林（針葉）** *松科* ・西伯利亞、巴爾幹半島、奧地利、瑞士、法國、加拿大、北美及東亞的北方針葉林	松科雲杉屬精油： 黑雲杉／白雲杉／矽卡雲杉（Sitka）／挪威雲杉／紅雲杉 松科松屬精油： 蘇格蘭松／瑞士松／矮松／濱海松／山松／黑松／白松／挪威松／喬松／高麗松／雲南松 冷杉科樅類精油： 西伯利亞冷杉／巨冷杉／銀樅／膠冷杉／挪威冷杉 道格拉斯杉精油 (Douglas fir) 鐵杉精油 (Hemlock spruce)
・**針葉林（木材）** *松科* ・大多數溫帶氣候的山林區	雪松科雪松精油： 大西洋雪松／喜馬拉雅雪松／黎巴嫩雪松 福建柏科：暹邏木精油 柏科：藍絲柏精油與維吉尼亞絲柏精油 扁柏屬：檜木精油 維吉尼亞杜松精油
・**針葉林（細枝）** *柏科* ・大多數溫帶氣候的山林區	柏科的精油： 絲柏（地中海沿岸）／馬達加斯加柏 崖柏屬：北美香柏精油
・**針葉林（漿果）** *柏科* ・歐洲及亞洲的山林地	刺柏屬杜松果精油： 杜松果／高地杜松／刺檜／尼泊爾杜松果／腓尼基刺柏

香氣特質及主要化學分子	主要生理影響	精油功效及與適應症
· 清新 - 穿透 - 木質調 · 單萜烯類分子（α- 及 β- 松烯、δ-3- 蒈烯等）	肺、腎上腺皮質、腎臟、膀胱	· 恢復活力、強化、提振、去除毒素、使乾燥溫暖 · 穩定及恢復能量、提升腦力 · 適合濕證及弱證狀況，不論是體質性或感染性問題
· 甘甜 - 木質調 · 倍半萜烯類分子	肺部、腎臟、膀胱、血液及淋巴循環	· 強化、緩解瘀堵、放鬆 · 穩定及恢復能量 · 適合弱證、濕證、緊證的症狀
· 清新 - 穿透 - 木質調 · 單萜烯類分子	肺部、腎臟、膀胱、泌尿道、血液及淋巴循環	· 提振刺激、緩解瘀堵、去除毒素、乾化 · 穩定及恢復能量 · 適合濕證與弱證的症狀
· 清新 - 穿透 - 木質調 · 單萜烯類分子	腎臟、膀胱、泌尿道	· 提振、緩解瘀堵、去除毒素、促進溫暖 · 穩定及恢復能量 · 適合濕證、弱證、寒證的症狀

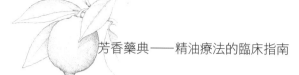

植物部位及生長地理來源	精油
· **雛菊家族（全株）** *菊科* · 歐洲及馬達加斯加的草地	· 德國洋甘菊／羅馬洋甘菊／藍艾菊／西洋蓍草／野洋甘菊／永久花／龍艾／艾草／露頭永久花（分雌雄性）／聖約翰草／岬角洋甘菊／岬角雪灌木
· **蘿蔔家族（根部）** *繖形科* · 歐洲與亞洲的林地和草地	· 歐白芷根／圓葉當歸根／當歸根／歐防風
· **蘿蔔家族（種籽）** *繖形科* · 歐洲與亞洲的林地和草地	· 茴香（甜／苦）／洋茴香／芫荽籽 · 胡蘿蔔籽／芹菜／歐芹／歐白芷籽／小茴香／藏茴香／蒔蘿／阿密茴
· **其他種類（根與葉）** · 森林地區（尤其是尼泊爾）	· 敗醬科的根部精油： 穗甘松／尼泊爾纈草／歐洲纈草 · 香附子精油 · 冬青精油／杜鵑精油

香氣特質及主要化學分子	主要生理影響	精油功效及與適應症
· 甘甜 - 青綠調 · 倍半萜烯類分子、酯類分子	神經系統、消化系統、泌尿生殖系統	· 放鬆、鎮靜、降緩 · 調節與促進能量循環流動 · 適合緊證及熱證的症狀
· 根系調	神經系統、消化系統、泌尿生殖系統	· 刺激提振、促進溫暖 · 使能量穩定 · 適合弱證症狀
· 辛香 - 穿透 - 甘甜調	消化道、腎臟、膀胱	· 刺激提振、促進溫暖 · 促進能量循環流動 · 適合所有能量淤滯的狀態
· 根系調 · 倍半萜烯類分子及微量的其他類分子	各生理系統，尤其是心血管系統與神經系統	· 降緩、鎮靜、放鬆 · 幫助能量沉著穩定 · 適合熱證及緊證症狀

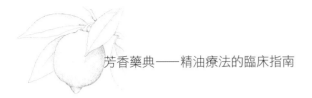

表二：地中海生物群系的精油

植物部位及生長地理來源	精油
· **脣形科（全株）** *脣形科* · 歐洲地中海區與中東的山地或草地	**甘甜 - 青綠類：** · 從真正薰衣草及混種薰衣草萃取的薰衣草類精油： 真正薰衣草 / 醒目薰衣草 / 達爾馬提亞薰衣草 · 快樂鼠尾草精油 · 百里香精油（化學型）： 沉香醇 / 側柏醇 / 牻牛兒醇 · 羅勒精油（化學型：沉香醇）：甜羅勒 / 灰葉羅勒
	穿透 - 甘甜 - 青綠類： · 薄荷屬精油： 歐薄荷 / 綠薄荷 / 玉米薄荷 / 貓薄荷 · 鼠尾草屬精油： 普通鼠尾草 / 希臘鼠尾草 / 薰衣草鼠尾草 / 白鼠尾草 / 黑鼠尾草 / 蜂鳥鼠尾草 · 牛膝草精油：牛膝草 / 高地牛膝草 · 馬鞭草酮迷迭香精油 · 熱帶羅勒精油
	清新 - 穿透類： · 樟腦迷迭香精油 / 桉油醇迷迭香精油 · 馬鬱蘭精油 / 穗花薰衣草精油 / 西班牙薰衣草精油
	辛辣 - 穿透類： · 百里香精油（化學型）： 百里香酚 / 香芹酚 / 龍腦 / 桉油醇 · 百里香屬精油（品種）： 野地百里香 / 克里特島百里香 / 熏陸香百里香 / 穗花百里香 / 西班牙百里香 / 香菜百里香 / 檸檬百里香

香氣特質及主要化學分子	主要生理影響	精油功效與適應症
· 甘甜 - 青綠調 · 單萜醇類分子、酯類分子	全身及所有生理系統，尤其是神經內分泌系統、呼吸系統、消化系統、泌尿生殖系統	**多數具備良好的抗感染力** · 放鬆、修復、調節 · 恢復並放鬆能量 · 適合失調及緊繃導致的弱證
· 穿透 - 甘甜 - 青綠調 · 酮類分子、單萜醇類分子 · 酚醚類分子		· 提振、放鬆 · 使能量流動放鬆 適合疾病造成的能量停滯症狀 恢復活力、提振、使溫暖 · 提振能量 適合弱證、寒證、濕證症狀
· 清新 - 穿透調 · 單萜烯類分子、1,8 桉油醇		· 乾燥、提振、使溫暖 · 提振能量 · 適合弱證及寒證的症狀
· 辛辣 - 穿透調 · 酚類分子		· 乾燥、提振、溫暖 · 恢復能量 · 適合弱證及寒證的症狀

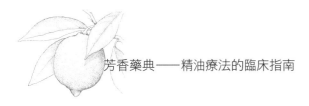

植物部位及生長地理來源	精油
· **脣形科（全株）** *脣形科* · 歐洲地中海區與中東的山地或草地	· 野馬鬱蘭屬精油（品種）： 野生野馬鬱蘭／袖珍野馬鬱蘭／香旱芹酚野馬鬱蘭／克里特島野馬鬱蘭／希臘野馬鬱蘭／摩洛哥野馬鬱蘭／薰衣草野馬鬱蘭 · 冬季香薄荷精油／夏季香薄荷精油 · 羅勒屬精油（化學型）丁香酚： 神聖羅勒／樹羅勒／灌木羅勒／大葉羅勒
	其他種類精油： · 廣藿香：甜木質香 · 香蜂草：檸檬青草香 · 美國薄荷屬精油： 野佛手柑薄荷／香蜂薄荷／檸檬佛手柑薄荷
桃金孃家族（葉子） *桃金孃科* · 歐洲地中海區域大部分的林地；亞熱帶潮濕闊葉林相；澳洲、中國、越南的森林	· 桉屬尤加利精油 **清新 - 穿透類：** 藍膠尤加利／窄葉尤加利／多苞葉尤加利／赤桉尤加利／綠桉尤加利／史密斯尤加利／ Woolly butt 尤加利／玫瑰桉尤加利 **薄荷味類：** 寬葉歐薄荷尤加利／薄荷尤加利／灰葉薄荷尤加利 **柑橘味類：** 檸檬尤加利／檸檬香鐵皮
	· 千層屬類茶樹精油： **甘甜類：** 橙花叔醇綠花白千層／沼澤茶樹／窄葉茶樹／馬達加斯加綠花白千層 **清新 - 樟腦類：** 茶樹／白千層／綠花白千層

香氣特質及主要化學分子	主要生理影響	精油功效與適應症
· 倍半萜烯類分子 · 醛類分子 · 沉香醇、牻牛兒醇、香芹酚 　等		· 恢復、穩定、放鬆能量 · 放鬆、降緩、緩解瘀堵 · 其他症狀
· 清新 - 穿透調 · 1,8 桉油醇 · 辛香 - 穿透調 · 薄荷酮分子 · 甘甜 - 柑橘調 　香茅醛分子、橙花醛分子	肺部、腎臟、膀胱、消化器官	· 多數桃金孃及月桂家族精油具 　備良好抗感染力 · 恢復活力、提振、乾化 · 恢復能量、提振腦力 　適用於虛弱症狀，尤其是大腦 　衰弱 · 降緩、舒緩疼痛、緩解瘀堵 · 適用於能量消散及熱證的症狀
· 甘甜調 · 單萜醇類分子 · 清新 - 穿透調 · 1,8 桉油醇		· 修復及放鬆緊證及弱證的症狀 · 使能量恢復流動 · 恢復活力、提振、乾化

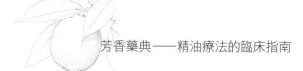

植物部位及生長地理來源	精油
桃金孃家族（葉子） *桃金孃科* · 歐洲地中海區域大部分的林地；亞熱帶潮濕闊葉林相；澳洲、中國、越南的森林	來自其他屬別帶柑橘味類： 檸檬茶樹 / 香茅茶樹 / 檸檬香桃木 / 松紅梅 辛香 - 溫暖類： 垂枝茶樹 / 黑茶樹 · 多香果屬精油： 多香果葉 / 多香果果實 / 月桂蘭姆葉 / 月桂蘭姆果實 · 丁香精油（葉 / 枝 / 花苞） · 香桃木精油： 亞種：綠香桃木 / 紅香桃木
· **月桂家族（葉子）** *樟科* · 地中海沿岸及山上、亞洲亞熱帶區域	· 月桂精油 · 樟樹精油：按油樟 / 樟樹 · 白樟科的沙羅精油 · 山雞椒精油 · 肉桂樹精油（皮與葉）：錫蘭肉桂 / 中國肉桂 / 陰香 · 花梨木精油
· **柑橘家族（果皮）** *芸香科* · 地中海區域的草地、南非及南美	· 芸香科柑橘果皮類精油： **清新 - 柑橘調：** 檸檬 / 葡萄柚 / 佛手柑 / 萊姆 / 柚子 **甘甜 - 柑橘調：** 紅桔 / 克萊門橙 / 橘子 / 甜橙 / 苦橙 / 血橙

香氣特質及主要化學分子	主要生理影響	精油功效與適應症
· 柑橘調 · 香茅醛分子、橙花醛分子 · 辛香 - 穿透調 · 丁香酚分子 · 清新 - 穿透調 · 1,8 桉油醇		· 降緩、舒緩疼痛、緩解瘀堵 · 適用於熱證及緊證的症狀 · 提振與溫暖 · 使能量恢復流動 · 適合弱證、寒證症狀 · 恢復活力、提振、乾化 · 恢復及提升能量
香氣調性及主要化學分子差異極大	各生理系統，尤其是呼吸系統	· 恢復活力、提振、乾化 · 恢復及提升能量 · 降緩與放鬆 · 溫暖與提振 · 修復與調節
· 新鮮 - 柑橘調 · 單萜烯類分子 · 甘甜 - 柑橘調 · 酯類分子	神經系統、血管系統	· 提振、緩解瘀堵、去除毒素 · 分散及提升能量 · 適用於瘀堵及中毒症狀 · 調節與恢復 · 調節及促進能量循環流動 · 適用於失調症狀

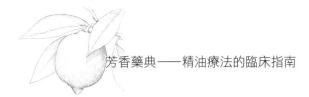

植物部位及生長地理來源	精油
· **柑橘家族（葉子）** *芸香科* · 類地中海氣候區草地	· 芸香科柑橘類葉子精油： 　苦橙葉／桔葉／檸檬葉／泰國青檸葉 · 布枯精油（Buchu）
· **柑橘家族（花朵）** *芸香科* · 半乾燥氣候區、北非	· 橙花精油、葡萄牙橙花精油
· **柑橘家族（木質部位）** *芸香科* · 其他地區	· 阿米香樹精油、蘇剛達精油
· **玫瑰（花朵）** *薔薇科* · 東地中海區草地 　保加利亞、土耳其、摩洛哥及伊朗 　的半乾燥及沙漠地帶	· 薔薇科的玫瑰精油： 　大馬士革玫瑰／五月玫瑰／法國玫瑰／茶樹玫瑰 　／麝香玫瑰／中國玫瑰
· **其他植物家族**	· 檸檬馬鞭草精油、南非馬鞭草精油、開心果精 　油、黑種草精油、大根老鸛草精油、花椒精油（果 　實／葉子）

香氣特質及主要化學分子	主要生理影響	精油功效與適應症
・辛香 - 柑橘調 ・單萜醇類分子、酯類分子	神經系統、血管系統	・調節與放鬆 ・調節及促進能量循環流動 ・適用於失調及緊證症狀
・花香 - 甘甜調 ・單萜醇類分子	神經系統、心血管系統	・放鬆與修復 ・促進能量循環流動 ・適用於緊證及緊證導致的弱證
・甘甜 - 木質調 ・倍半萜醇類分子	神經系統	・放鬆與強化 ・穩定並促進能量循環流動 ・適用於緊證及弱證症狀
・玫瑰 - 甘甜調 ・單萜醇類分子	肝臟、心臟、生殖器官	・調節與修復、促進平穩協調 ・調節與促進能量循環流動 ・適用於所有失調及淤滯狀態
・各種氣味及化學分子	各個器官	・各種功能與適應症

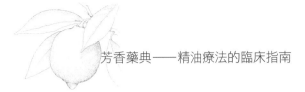

表三：熱帶及亞熱帶生物群系的精油

植物部位及生長地理來源	精油
• **泛熱帶植物（草葉）** *禾本科* • 東南亞潮濕地區及印度洋小島	• 香茅屬的草類精油： • 玫瑰草／檸檬香茅／薑草／香茅／非洲六月禾
• **泛熱帶植物（根部）** *禾本科* • 東南亞潮濕地區	• 岩蘭草精油
• **天竺葵類（全株）** *牻牛兒科* • 南非、印度洋小島、北非的潮濕地帶	• 天竺葵屬及其他變種： • 玫瑰天竺葵精油 • 大根老鸛草精油
• **熱帶植物（根部與果實）** *薑科* • 東南亞	• 薑屬精油： **根部精油**：薑／薑黃／大高良薑／泰國蔘薑 **果實精油**：豆蔻
• **其他植物家族（漿果）** *胡椒科、肉豆蔻科* 東南亞	• 胡椒屬精油： 　黑胡椒／蓽澄茄 • 肉豆蔻屬精油：肉豆蔻／肉豆蔻種皮
• **其他植物家族（花朵）** • 南亞、東南亞、北非	• 依蘭／小花茉莉／晚香玉／黃玉蘭／露兜花／桂花／咖啡花／卡羅卡拉第花（Karo karounde）
• **其他植物家族（樹脂）** • 半乾燥沙漠區	• 乳香／沒藥／欖香脂／白松香／阿魏／古巴香脂／香脂果豆木
• **其他植物家族（樹皮與木質部位）** • 其他地區	• 檀香屬精油： 印度檀香／澳洲檀香／新喀里多尼亞檀香／夏威夷檀香 • 肉桂精油、樟腦精油、秘魯聖木精油

香氣特質及主要化學分子	主要生理影響	精油功效與適應症
· 玫瑰 - 甘甜調及青綠 - 柑橘調 · 單萜醇類分子	神經肌肉系統、心血管系統、消化系統、淋巴系統	· 放鬆、降緩、緩解瘀堵、去除毒素 · 發散能量 · 適用於緊證、濕證、熱證
· 根系調、木質調 · 倍半萜烯類分子	神經內分泌系統、消化系統	· 降緩、鎮靜、恢復、調節 · 使能量沉著穩定 · 適用於熱證與弱證
· 玫瑰 - 甘甜調 · 單萜醇類分子	神經內分泌及生殖系統、肝臟、胰腺	· 調節、恢復、緩解瘀堵 · 調節及恢復能量 · 適用於失調與弱證症狀
· 辛香刺激味 · 倍半萜烯類分子、單萜烯類分子	呼吸系統、消化系統、生殖系統	· 提振、溫暖、乾化 · 使能量恢復及推動 · 適用於寒症
· 辛香 - 穿透調 · 單萜烯類分子	肺部、腎臟、膀胱、尿道	· 提振、緩解瘀堵、去除毒素、潛在地溫暖 · 使能量恢復及推動 · 適用於弱證、濕證、寒證症狀
· 花香 - 甘甜調	神經內分泌系統	· 帶來欣快高張的感受 · 保護並停住能量 · 適用於驚嚇、創傷及緊張情緒
· 木質調、穿透調 · 化學分子各異	神經系統、呼吸系統、黏膜系統	· 恢復與乾化 · 穩定及鞏固能量 · 適用於弱證與濕證症狀
· 甘甜 - 木質調 · 倍半萜醇類分子與倍半萜烯類分子	神經系統、心臟、靜脈與淋巴循環	· 放鬆及強化 · 集中能量並助能量循環 · 適用於緊證、弱證及濕證症狀

3

定義精油的生物活性療方

定義臨床用精油的必要

　　本章提出一個可以從不同面向陳述的基本問題。最簡單的問法是：「我們如何知道一支精油真的有療效？」更精確地問是：「是什麼讓一支精油成為療癒工具，而非只是聞起來香香的東西？」這個問題最後會演變成：「我們如何從『生物活性（bioactivity）』的角度，適當地運用一支精油？」在我們更深入扣問如安全性和精油的生理、心理與能量層面的議題前，本章將提出一組完整的框架，回答這些困難的問題。

　　臨床經驗與科學實驗兩方面的證據，都持續證明植物精油的確有其珍貴且多面向的療癒特性。也就是說，精油具有影響身心的能力，會在特定情境下，與我們的身心產生有益的互動。其他章節將描述這些交互作用如何進行，以及為何進行，並回顧精油的歷史與相關文獻。簡單地說，精油被認為具有生物活性，意思就是，活體的生物組織及能量單位，對精油會有所反應。這些反應有助提升日常生理機能，讓身體進一步達到恆定，並能促進康復力，以及袪除病原。而在包含了心智與情緒面向的人類精神領域中，精油則可以促進整合、平衡及整體性，也能為精神官能症，以及其他屬於「心智－情緒」範疇的症狀，提供對策。

　　定義與判定精油的生物活性，是既基本而又必要的，這件事的重要性，遠勝於去判別精油的純正度。為了證實其療效，精油療法如同草藥療法，需要的是符合實際應用的臨床標準，而非產業製造或科學研究的標準。精油的臨床療效，最終仍是取決於所運用的工具，決定了它是否能夠成為一種有效的治療方式。我認為，無關乎治療師診斷或評估的深度與精確性，也無關治療的原則與方法上有什麼優勢，精油的臨床治療效果，完全仰賴於精油本身的效力。儘管，精油療效的確立，是診斷結果與治療處置連環鏈之間最困難的一環，但是顯然地，我們永遠無法迴避精油療效這個議題。

　　目前，精油的生物活性尚未有真正的臨床定義，治療師在臨床上應用精油仍然充滿挑戰。這因此讓精油治療的效果留下很大的空白，也削弱了想運用精油做

為治療方式的治療師本身的專業功能。

　　精油療法最大的缺陷，是沒有真正的臨床標準，這說明了為何工業化與科學化的標準，會自動順勢進入補位，取代了這個空白。精油使用者在不知不覺中，接受了、認同了來自於食品調味工業與藥學研究中，過度專注在強調精油正統性與純度的狹隘觀點上，反而忽略了同樣重要的生物活性議題。這種單一面向的偏頗理解，已經混淆並取代任何真實、正統的精油臨床定義。若說精油的使用是被設計成調製香氣的效果，而非為了創造出某種療效，這是絕對不能被接受的觀點。

　　如何才能在臨床情境下適當使用精油，有一套邏輯理性的標準。這些標準將能夠定義精油是否具備完整的生物活性療效；而具臨床意義的定義，也才能反映出精油潛在的最大療癒能力。進一步說，我們需要創建精油在健康照護領域的臨床定義，且這些標準必須由治療師自己探索闡明，而不是出自於商業製造或科學研究，因為它們的意圖並不是將精油應用在醫療照護上。因此，此處尋求的定義必須奠基於治療力，而非為了符合科學研究的標準，如生物化學，或迎合香水與食品添加的產業要求，如國際標準化組織（ISO），或國際日用香料香精協會（IFRA）所制訂的規範。

臨床定義的重要特質

　　在尋找非香水或食品添加業的觀點，且帶著治療目的、深具療癒價值的精油臨床定義時，我們最終關注的焦點，是精油所展現出的最大生物活性。為了要定義精油的生物活性，精油品質就是最重要的關鍵。

　　我們可以將一支具有生物活性的精油定義為——不論從電化學及能量學的層面來看，它都具有百分之百、原始的、未經變造的整體性。這個定義包含了對品質的考量，也比具備正統性和純正性（或者這兩者都不具備）的基本問題，都更

進一步。雖然對香水產業來說，基於商業的需求，精油正統性及標準化後的純正性才是最要緊的，但在療癒的情境中，我們必須理解，這兩者都只是精油整體品質條件的一部分。

評估一支精油是否具有生物活性，由兩個特定的標準構成：首先，萃取精油所用的植物材料；其次，是精油萃取過程的工藝品質。在臨床上，這兩者的背景知識之所以重要，道理很簡單，精油的生產主要供應給香水及食品添加業，而非是占極小比例的實際治療用途，後者的需求在消費市場中，是極度弱勢的。

不幸的是，缺乏精油的臨床定義這一點，已經在精油的純正性與品質之間造成混淆，也就是說，精油的純正性不再能保證精油品質及生物活性，但實際上生物活性才能決定精油的治療能力。舉例來說，一支精油可能表現出純正的表徵，但一旦使用在治療上，生物活性理應帶來的療效力卻很微弱，這很常發生。

「沒有摻混便等同於高生物活性」的錯誤前提，造成了部分精油使用者短視近利的分析視角，他們只以化學分子的種類與比例，來決定精油的生物活性。再深入討論下去，是以氣相層析儀（GC）的分析結果，做為探索生物活性的黃金法則。這個黃金法則，錯在把精油化學分子結構與「結構代表功能」之間的連結，視為純正性，甚至是療癒力最終的信賴指標。若依循這個邏輯，精油使用者就會忽略那些表露真偽的關鍵證據，以及有機生產認證的重要性；至於實驗室裡得到的簡單檢驗數據，如色彩、密度、光學極性及旋光性，就更不受重視了。即使是那些通過歷史考驗的感官性測試，如嗅覺品聞或者液體顏色檢驗，也都被邊緣化。但若我們想到，芳香療法療癒的真正推力，就是以精緻的嗅覺，統合其他所有感官，上述的結果顯得非常荒謬！相反地，現在流行的是「精油是單獨存在的化學產品」，這種排他又抽象的認知，而非「精油是時間性與生理性的農作物，再由機械萃取出的終端產品」，這種更具包容性與接受性、也更寬廣的真實觀點。排他抽象的狹隘認知，又回頭強化了對藥學及其上游產業的高度依賴，它們共同的目標，就是致力排除品質或活性的觀點。

臨床上，精油純正性與正統性的判斷標準，必須被放在更廣大的情境下來

檢視，也就是加入植物材料的品質，及萃取過程這兩個特殊標準的情境。要獲得這兩者的深入知識，唯有透過對植物生態系統及精油萃取製造相關過程更多的了解。以下四個相關指標，可以提供精油生物活性的完整概念。

精油生物活性的四項關鍵指標

一個具有生物活性的精油，必須符合以下四個標準：

1. 生物身分正統性

2. 精油成份純正度

3. 植材來源真實性

4. 萃取製造過程的嚴謹度

前兩項標準，最初被法國工藝蒸餾商 Henri Viand，稱之為真實性（genuineness）與真正性（authenticity），這兩個名詞曾引發一些疑惑。它們關注的是精油本身的身分及純度，且通常可以從物理性及科學性的角度獲得真相。第三與第四項標準，則關注於精油的植物材料與產製過程，這是精油具備療效的基礎，且唯有透過品質而非數值的檢驗，才可能獲得保證。

從臨床的角度而言，這四個標準對創造芳香療法的生物活性同樣重要。它們一起勾勒出臨床精油醫療的定義，這定義遠遠超過精油做為一獨立存在物質的意義。有趣的是，當定義植物材料及生產過程的真實性與嚴謹度時，原始植物本身與其產出的精油之間，卻存在著巨大的差異。若我們談的是草藥療法，這些爭議相對簡單，因為植物材料與終端草本產品之間的差異非常小，甚至幾乎一模一樣，它們本來就是同一種東西。相反地，談到精油，卻變得非常複雜；如同已經提過的，這與精油相關產業的本質差異性有關。所以，獲得決定一支精油是否夠格成為成熟療癒工具的相關知識，只能靠醫療照護領域中的終端使用者自己判斷。

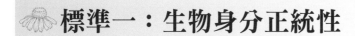

標準一：生物身分正統性

　　我們應該以植物生理的與地理的來源，去明確定義一支精油。對於一支想要成為療癒配方，而不只是香水材料的精油來說，這是第一個基本要求。治療師必須完全信任精油真實的身分來源後，才能安心使用在臨床治療上。

　　精油必須來自「可辨識的科屬種別」、「特定的萃取部位」、「可追蹤的地理來源」的植物。在歐洲，這三項指標共同構成了所謂的「真實性」。雖然精油的感官特徵，如氣味、顏色及濃度，就可以為這三項條件提供足夠的資訊。精油的包裝或相關文件，仍然應該刊載這些資訊，以滿足驗證這三項指標的目的。由生產者提供的產品身分證明文件，應該包含這些資訊，且最重要的，還要出示精油的物理性分析數據，如比重、折射率及旋光性，和由氣相層析儀檢驗出的主要化學分子比例。

1. 植物身份

　　這代表一株植物的屬別與種別，也可能是指化學類型。若有需要，可以以證明書或分析文件提供資訊。

◉ 屬別與種別 ◉

　　僅僅知道一支精油的俗名或屬名，常無法獲得足夠的植物資訊。一支被叫做「薰衣草」的精油，可以代表好幾種不同種類的薰衣草精油；為了滿足治療目的，我們應該區分清楚。薰衣草的種類包括：

Lavandula angustifolia，俗名「真正薰衣草」，被視為真正及主要的薰衣草品種。它最著名的療效是鎮靜神經、放鬆及抗發炎，且帶有代表性的草本調甜花香。

Lavandula latifolia，俗稱「穗花薰衣草」，對弛緩及虛弱的症狀具有康復及提振的功能。它的香氣類似真正薰衣草，但氣味有更明顯的新鮮刺鼻感。

Lavandula x fragrans，俗稱「醒目薰衣草」，是一種同時具備真正薰衣草及穗花薰衣草特質的混種薰衣草。其香氣接近真正薰衣草，但多了一股溫和的果香。

區分不同薰衣草精油的香氣特質及臨床療效，顯然具有實務上的重要性。

類別多元的尤加利精油，也是療效大致重疊，但仍有小部分差異的例子。同樣地，這些相同性與相異性，也與植物的屬別與種別有關。

Eucalyptus globulus，俗名「藍膠尤加利」，由於它強力的抗菌及祛痰能力，通常應用於下呼吸道問題，尤其是細菌導致的支氣管炎。它的香氣帶有強烈的新鮮樟腦香。

Eucalyptus radiata，俗稱「狹葉尤加利」或「澳洲尤加利」，適用於上呼吸道感染，某些治療師認為它的抗病毒能力更強。它的香氣比藍膠尤加利柔和一點，但有更多更明顯的前調氣味。

Eucalyptus camaldulensis，俗名「赤桉」，類似藍膠尤加利，但因為桉樹腦（cineole）的比例較低及較溫和的氣味，作用也比較溫和。這種尤加利精油適合用來治療不那麼嚴重的感染問題，或者用於兒童感染。它的氣味較溫和，也額外帶有微微的木質底調。

茉莉原精也可以從不同種的茉莉中萃取，且各自有不同的心理療效：

Jasminum grandiflorum，是眾所周知的皇家茉莉（大花茉莉），香氣甜美中帶有琥珀香。它能帶來幸福感、溫暖感，可以提振滋養情緒，因此常用於治療沮喪。

Jasminum sambac，俗稱「小花茉莉」，帶著青草甜香。心理療效則是放鬆、冷靜及集中專注。

其他有數種不同種別的重要植物屬，包括冷杉屬（Abies；或稱為樅屬）、雲杉屬（Picea）、白千層樹屬（Melaleuca）及鼠尾草屬（Salvia）。要了解這些植物屬的各種精油，請參照它們各自的精油檔案。

◉ 化學類型 ◉

在少數的例子中，精油植物會表現出不同的化學型式，或稱為主導化學分子種類，通常名稱會標註 ct. 或 CT。著名的例子如羅勒、百里香和茶樹。這些精油

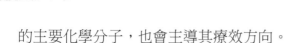

的主要化學分子，也會主導其療效方向。

Thymus ct. linalool，俗稱「沉香醇百里香」，以沉香醇（linalool）為主要構成物，完全沒有皮膚刺激性，具備卓越的抗真菌效果。它的香氣主調是豐富的草本甜香。

Thymus ct. thymol，俗名「百里酚百里香」，它相對含有較高比例的酚類分子——百里酚（thymol），因此有很強的皮膚刺激性及更廣泛強效的抗菌、提振免疫的效果。這種化學類型的百里香，氣味是強悍的辛辣草本調。

因此，要精準地治療，就必須從幾種百里香精油中，找到正確的化學類型。

精油植物中，只有一小部分發展出不同化學類型，其中多數只有幾種化學類型，桉油樟（Cinnamomum camphora ct. cineole）就是一個好例子。這支精油的主導化學分子是桉樹腦（cineole），這可以從它新鮮清香的氣味中獲得證實。同一種植物的芳樟精油（Cinnamomum camphora ct. linalool），相對而言就帶著玫瑰香氣，某種程度上更像花梨木精油。但大多數精油都只有一種化學類型，所以也不需要特別以化學類型做精油分類。

2. 植物萃取部位的差異

每一支精油都源自植物的某個特定部位，不論是葉、草、果實、木質、地下根或是其他部位，這也是精油身分正統性的要件之一。在某些例子中，這代表了生產精油時是否一開始就萃取了正確的部位。植物的每一個部位都會分泌出氣味各異、種類不完全相同的化學分子，會被萃取成含有不同活性成份的精油，也因此產生了治療應用性的差異。植物萃取部位的專一性原則，在各種香氣醫學，如西洋、中國或阿育吠陀草藥醫療系統中，都是一致的。

從不同部位分泌出數種不同精油的植物，包括有：丁香（花苞、葉子）、絲柏（細枝、毬果）、杜松（漿果、針葉）、月桂（葉子、漿果）、芫荽（種籽、葉子）、肉桂（樹皮、葉子）、歐白芷（根部、種籽）、多香果（漿果、葉子）及圓葉當歸（根部、葉子）。每一種特定部位的萃取物，都有其獨特的香氣面貌

及構成份子，因此會特別適用於某種臨床情境及展現特定治療能力。例如，萃取樹皮的肉桂精油，具有高比例的肉桂醛分子（cinnamaldehyde），帶有獨特細緻的粉感木質香，常以內服方式做為弱證及寒證症狀的溫暖處方。相對地，肉桂葉精油則帶有極高比例的丁香酚分子（eugenol），聞起來清新嗆鼻像丁香香料，這種精油常用來處理感染與疼痛。

3. 地理專一性

　　每支精油都是特定生態區的植物產物。了解植物在何時、何地被採收以及萃取，是有趣且充滿知識性的旅程。每支精油都應該有地理的可追蹤性。它的生長源頭會透露出該支精油的香氣及品質資訊，不過，在極少數的例子中，也可以佐證精油被摻混造假的機會。許多人對於精油的特定產國及產地，也有自發性的偏好與選擇傾向，這些喜好通常是基於個人的文化背景。目前，可以量產薰衣草精油的產地國至少有六個，分別是保加利亞、法國、英國、南非、中國及澳洲塔斯馬尼亞。每個地區產出的薰衣草精油品質都很好，但因為地理及氣候條件不同，而有些微差異；這些環境的差異，會遺傳或修正植物的基因物質。在香氣的感受性上，某些品種的薰衣草精油比較清新草本感，其他的則甜美花香味多一些，甚至帶著粉質感；有些比較刺鼻，有些比較多木質調或其他氣味質感。因此，它們的化學分子結構比例也有些微不同，雖然跟香氣的差異性之間幾乎沒有關聯。香氣差異及化學分子，兩者都可以幫助我們做出更喜愛或適合的治療選擇。

　　岩蘭草精油就是個很好的例子。在印尼、馬達加斯加、印度及海地這些截然不同的地區都有產出，精油的香氣及色澤也有令人驚喜的多樣性。某些大地及根性質感重的岩蘭草，會帶著一股深沈的煙燻氣息；某些有更多的木質甜香與清新草香；還有些散發出陰鬱的潮溼青草味。每種岩蘭草精油，在實務上都有自己的位置與適合的用途，尤其是應用在心理層面時。

標準二：精油成份的純正度

「純正性」是具生物活性精油的第二項臨床指標，它比歐洲現今仍會偶爾使用的詞彙——「真實性」（authentic）更具描述力。若想達到預期中的治療效果，治療師必須清楚明確地知道精油是純粹、無雜質或未經改變的。「純正度」是指在玻璃瓶中的精油，是原產地製造商蒸餾出的最初產品，一瓶純正的精油，代表未曾以任何天然或人工的方式，去做調整改變的精油。精油的純正性，同樣也可以經由氣味、色澤、質地等感官檢驗，以及精油的物理及化學分析報告獲得確認。這些都應連同其他的相關文件，由生產商一起提供。

真正的香氣療法使用的是完整的精油，而不只是帶著香氣的材料。身為一個特殊物種，植物會透過主要及次要的化學構成份子，表達自己天生的治療特質，以及適應演化過程，而發展出的獨特生物性。這張獨一無二的化學星盤，是由植物所有化學分子彼此的整合，達成的綜效所共同決定的，也終將成為其精油的生物活性及治療力來源。不管有哪些、有多少的物質被加入原始的精油，任何對於全體平衡性的竄改，都會減低並摧毀這份天生內建的整體性。

常見的化學分子添加物，讓精油的整體性及生物活性受到更多的限制；一般而言，合成的化學分子無法影響生理機能，也不能被身體本身的生物能量所運用。本書的目標，是要為治療情境下的精油品質找到合適的標準，任何對精油或原精的調整或修正，都是不可接受的。

因此，具生物活性的是純正的精油，而非化學分子合成的類似物，也就不證自明了。查核一支精油對病原微生物的抑制力，是檢驗精油純正度的其中一種科學性證據。簡單來說，在一般情況下，合成物質或者化學單體，不可能擁有精油處理感染問題的能力。不過也有一個例外，不論是天然或合成的單萜烯類分子，都有抗病毒的能力。這是因為這些分子具備了「非選擇對抗性」，即廣泛的抗病原能力。用更簡單的方式說，純正的精油會為身體供給及創造更多生物能量，或稱之為「氣」；而化學合成精油，卻會被身體視為不能接受的陌生外來物，試著

將其排除，反而耗損降低生物能量。也就是說，這些合成物反而是身體的毒，這是合成精油不適用於治療情境的最根本原因。

在生產製造商與終端消費者之間，精油經過一雙手接著一雙手的傳遞。其中，有兩種基本的精油改造方式——一是天然的改變，二是產業的介入。兩者都會降低精油的純正度。

1. 天然改變或降解變質

精油變質通常導因於不良的儲存條件或者運輸方式，這些情況會加速精油的氧化及質變，衍生出氣味改變、品質下降的精油。溫暖的氣候、曝露於陽光下、瓶罐中過多的空氣與空間，都會造成令人不悅的氧化結果。最容易氧化的是柑橘類精油，如檸檬、桔、佛手柑、萊姆及葡萄柚等等。這些精油裡有結構不飽和的醛類及單萜烯類分子，不飽合的結構容易與外界分子產生聚合效應，特別容易氧化。在最糟糕的情況下，這些污染精油的連鎖反應，會在短時間內把一瓶新鮮得冒泡、具有生物活性的精油，變成毫無生命力、聞起來像裡頭有死魚的液體。來自義大利或南非的柑橘類精油，就無法忍耐飄洋過海的長途海運，跋涉到其他的遙遠大陸；純露（或花水），也同樣耐受不了高溫及運送過程中的日夜溫差，相當容易變質。

要避免夏季時的腐敗變質，室溫超過攝氏 22℃ 或華氏 72℉時，柑橘類精油應儲存於冰箱內。不管瓶器容量是多少，柑橘類精油的瓶器中，空氣的體積越小越好，如此起碼可以阻止或至少降低變質的兩個變因。

2. 工業摻混或改造

這是目前為止，精油喪失純正度，也因此達不到療效的最主要原因。自有文字以來，就有精油被摻混或改造，以增加吸引力、銷售力與最終利益的記錄。摻混是指增加它的香氣，或稱「增香」，或者簡單加入其他液態成份，以增加容量，

也稱「淡化」或「稀釋」。最常以這兩種模式摻混的，就是那些昂貴的精油，他們通常也是香水的愛用材料，如香蜂草及檀香；原精也是摻混的目標，如茉莉、晚香玉、黃玉蘭、紫羅蘭等等，這些原精，也全部被囊刮應用於香水業中。

今日，最大宗的產業摻混精油，來自一致性「化學分子標準化」的商業需求。標準化是為了解決原本就存在，因為季節性及年份別造成的些微精油香氣差異而衍生出的需求。據估計，市場上 95% 的精油，都曾經經過商業的標準化處理。單純從香氛的觀點來看，若最初精油的生產，並非為了滿足治療目的，產業摻混似乎也不是不可以接受。有人也許會問：「以人工合成，或從其他精油得到的重要天然化學成份來『增香』，到底有什麼影響呢？」我要再次重申，簡單的答案就是：「用來治療的精油，必須具有生物活性，也就是必須完整保留原始的電化學及能量特質。」

感謝高度發展的合成香氛產業，精油摻混已進入非常複雜的化學工程階段。人為摻混極其常見，幾乎已經成為例行標準。摻混最常發生在蒸餾過程中，而較少發生在精油植物種植的源頭。在最初的生產者及最終的消費者之間，中間經手人越多，治療師們所不樂見的摻混機會就越大。

商業摻混精油有三種基本手法：精油添加術、精油提取術，以及仿製（重組）精油，這三種途徑為摻混精油創造出無限可能性。

◉ 精油添加術 ◉

這是調味調香業中最常見的精油摻混技術。為了滿足市場需求，精油化學結構中的主要構成份子或者氣味代表分子，必須標準化。精油和酒一樣是農產品，必然會受到季節與年份影響，而出現差異，也因此無法達到產業所要求的化學標準化。為了確保成份一致性的永恆追求，標準化或者組合式精油便應運而生。被加入的油類或液體通常被稱為「稀釋劑」或「摻混劑」，它們可能是人造的，也可能是天然的。

添加之後，精油主要分子及所有次要分子共同組成的綜效，會遭到破壞，天生內建的自然平衡性不再，導致生物活性療效的巨大流失。

在標準化的過程中，增加銷售及提高利潤，也是考慮的一環。因此，精油添加術更重要的目標，是提升香氣強度以及增加精油產量。加入大量的香氣添加物來提升香氣強度，就是所謂的「香氣增強術」。

可達成標準化精油的三種添加物為：A. 天然擬似物，B. 天然單體分子，C. 傳統添加物。

A. **天然擬似物（或合成添加物）**：這是指加入以人工合成，且與原來的天然分子具有相同結構，氣味特質也一樣的化合物。這也是現今最常見、最有利基的精油改造方式。不只是昂貴的精油，一般精油與原精，都很容易被以人工香氣合成物改造。例如：

• 品質低劣的薰衣草精油加入沉香醇、酯類（如乙酸沉香酯、丙酸松油酯）或其他分子，就可以輕易改造。

• 標準化的天竺葵精油，是以牻牛兒醇、香茅醇及酯類分子來「美化氣味」。

• 快樂鼠尾草精油的品質，可藉加入合成的沉香醇及乙酸沉香酯等分子，加以改造。

• 玫瑰精油可以加入這些人工合成份子，如苯乙醇、鄰苯二甲酸酯、香茅醇、牻牛兒醇及其他。

• 橙花精油的香氣，則可以沉香醇、橙花醇、檸檬烯、乙酸沉香酯等合成物補充強化。

• 岩蘭草精油可加入石竹烯分子及其衍生物以補強香氣。

• 針葉樹種萃取的精油，如絲柏及杜松果，則可以添加單萜烯類分子以強化氣味。

同樣從療癒力的觀點來談，天然擬似物的問題仍然出在缺乏生物活性。這對某些帶有特定活性的分子，如倍半萜烯尤其明顯。「天然擬似物」這個由產業創造，用來代表人造添加物的詞彙雖然委婉好聽，卻容易讓人誤解，因為這裡的「擬似物」（identity），指的僅僅是精油氣相層析圖顯示出來的、可量化的數值雷同性，而非具有電化學層面同樣的生物活性（或所謂的「氣」）。只要談到身體的生理能量，人工合成的化合物就是缺乏活性。不只如此，導入人工合成物，也會

損害精油原本整體的綜效性，降低其他大多數天然分子的活性。因此，這種精油改造方式，更精確的定義是「合成添加物」。

B. **天然單體分子**：這是當今第二常見的精油摻混技術。為了軟性飲料、食品、化妝品及香水的標準化需求，單獨的化學分子從一種精油中被分離出來，再加入另一種精油中以增加香氣，這也能確保以低成本，維持產品的一致性。跟 C. 傳統精油摻混一樣，這種形式的添加物，造就了一個看似天然卻極度不純正的精油。添加天然萃取的單體分子，當然是更精緻的標準化作法，且更難以氣相層析法分辨。這是因為只有在添加的是較高劑量的主要化學分子時，才會顯現單體分子的存在。精油添加單體分子的例子有：

• 品質不佳的歐薄荷精油，可以摻混自較便宜薄荷品種萃取的薄荷醇，來改善氣味感。

• 名不符實的薰衣草精油，可能添加來自便宜精油萃取出的酯類及倍半萜烯類分子。

• 標準化的天竺葵精油，可能含有自其他精油萃取的牻牛兒醇及香茅醇。

• 劣質黑胡椒精油，可以藉由添加各種單體來提升氣味感，如檸檬烯、水芹烯、松烯，以及從更便宜的丁香精油中，得到的倍半萜烯分子。

• 糟糕的丁香精油通常是從丁香枝的碎屑萃取而得，還可能添加了從更便宜的精油中，所萃取的丁香酚及乙酸丁香酯。

• 品質較差的針葉類精油，如冷杉、蘇格蘭松及雲杉，可藉其他來源的單萜烯單體提昇氣味感。

• 迷迭香精油，可添加從橙或其他富含單萜烯的柑橘類精油中所得的檸檬烯、α-松烯、莰烯等單體分子。

• 苦橙葉精油，可能自其他精油加入這些單體──檸檬烯、沉香醇及鄰氨基苯甲酸甲酯。

• 昂貴的橙花精油可能另外加入橙花醇、橙花叔醇、乙酸沉香酯，與柑橘精油的單萜烯類單體分子。

單體摻混也會導致精油喪失原本結構平衡的綜效性，大幅降低生物活性的療癒力。這是因為添加的單體成份強勢，但非天然的主導性，以及添加單體後，在精油整體電化學平衡中，扮演關鍵角色的次要或微量分子比例稀釋流失或喪失功能。單體摻混跟合成添加物摻混一樣，都不是以精油為療癒處方時的合適選擇。

C. **傳統添加物**：這是指在較昂貴精油中，加入一種或數種較廉價的、化學分子或香氣特質類似精油的改造方式，這又是為了讓終端產品增加產量或降低成本。被摻混的便宜精油本身，可能也被更廉價的精油添加改造過，並且往更低成本的選擇一路摻混下去。

傳統添加是具歷史的精油摻混法，即使面對現代石化產業的猛烈攻擊，也存活了下來。雖然它是最古老的精油摻混技術，但如今卻遠不如添加天然擬似物或單體分子來得普遍。昂貴精油的摻混，常使用這種傳統手法，因為單體分子或人工合成物都過於粗糙，且容易被檢測出來，尤其當手中握有精油的氣相層析結果可供對照時。

偶爾，生產者自己就會調整改造精油。像農作欠收或生活物價指數突然高漲的年份，或者發生其他的意外因素，都可能造成這個結果，也有某些道德低落的製造商，有意識地這樣生產。儘管可以想像這種惡劣的情境發生的可能，仍然不足以合理化在治療情境中接受不對的、竄改過的精油，因為極可能導致不良的治療後果。

• 索價不斐的法國薰衣草精油，常加入更具成本效益的保加利亞薰衣草精油，共同創造一個標準化的「法國薰衣草精油」。在某些例子中，更便宜的醒目薰衣草精油，也會成為慣用的添加物。

• 大多數號稱以冷壓方式萃取的商業用柑橘精油，包括檸檬、葡萄柚和甜橙，都會加入以蒸餾方式萃取的同種精油。

• 檸檬精油本身，可能就加入了香茅精油或檸檬香茅精油。

• 高價的玫瑰精油可能加入便宜很多的精油稀釋，如芳樟、天竺葵跟檸檬等，都是傳統的添加選擇。

- 迷迭香精油常摻混更具成本效益的尤加利精油、白樟精油、松節油或西班牙鼠尾草精油。

- 德國洋甘菊精油，特別是母菊藍烯分子較少的，常以比較便宜且較不知名的西洋蓍草精油混充；這兩支精油都是深藍色，同樣會在氣相層析的圖表上出現大量的母菊藍烯分子，氣味也十分接近。

- 羅馬洋甘菊精油，可輕易地以更便宜的摩洛哥洋甘菊精油混合，後者甚至是不同科別及品種的植物。

- 較高等級的依蘭精油（通常市場價格較好的），尤其是一級依蘭與特級依蘭，常以較低等級摻混，會加入低一等級的依蘭精油似乎已是必然。

- 廣藿香精油，可能含有來自不同植物科別及種類的各種精油，例如較差的爪哇廣藿香、中國藿香、古芸香脂精油、野棉花精油（Caesarweed），還可能有各種雪松精油，尤其是喜瑪拉雅雪松。

- 極為昂貴的印度檀香精油，過去幾乎總是以較便宜的澳洲或印尼檀香精油混合改造。當這兩者的價格也幾乎追上印度檀香精油，就改以人工合成物改造居多。

- 印尼檀香也常加入甜木質調的精油，如阿米香樹與古巴香脂。

　　傳統摻混精油的問題，同樣出在精油的生物活性（或有機性）被混充稀釋及削弱了。在植物學上，以此種方式改造的精油，最終就是不同科別、物種或變種的混合物，技術上來說，應該被稱為複方，且只做為調香事業使用的工具。

　　這些傳統改造過的精油，可能都氣味宜人且賣相頗佳，但我們仍需謹記：在臨床上，它們不再具有這個名稱的精油所宣告的療效及適應症。另一方面，改造後的精油氣味，甚至可能不如原來的精油。不論從哪個角度看，儘管添加了別種精油後仍保留部分療效，它的療癒效果或者作用途徑，可能皆已不符合治療師原先的期待或設想。

◉ 精油提取術 ◉

　　精油中重要的化學分子，可以自第二次，甚至第三次蒸餾中抽取出來，以增加產業應用的接受度。這些被稱為「精餾精油」，整個製造過程包含了以重複的

蒸餾、修正及精煉第一次蒸餾的結果。技術上來說，所有的精餾精油都是原始精油的改造品，因此不論移除了哪些分子，療效都不如原來的。從電化學的角度來看，所有組成份子共構的綜效也喪失了。這裡有幾個例子：

- 薰衣草精油裡重要的酯類分子，可以藉由二次蒸餾的分餾方式移除。
- 尤加利及針葉類精油以移除萜烯類分子，好讓香氣變得更甜。但這也可能導致精油失去康復力、刺激性及抗微生物療癒效果。
- 在鐵桶中蒸餾廣藿香，可以使精油脫色，變成淡金或淺色的廣藿香精油。
- 自佛手柑精油中移除重要且帶新鮮氣息的單萜烯分子，會讓味道更柔和甜美，但也變成少了萜烯的失衡精油。
- 多數柑橘類及萜烯類分子含量高的精油，包括葡萄柚、甜橙、檸檬及山雞椒，也常基於相同原因「去萜烯化」。
- 佛手柑精油可藉由去除佛手柑腦（bergaptene）提昇在香水及美容產業的接受度及應用性。香豆素類的佛手柑腦，會增加皮膚對紫外線的光敏性，也因此提高曬傷的機率，在當前臭氧層破掉的環境下，皮膚癌的風險也上升。去光敏佛手柑精油，在今日任何的美妝保養品中，都是時髦必備的材料。
- 百里酚百里香精油會移除部分或全部的百里酚（一種強效的酚類分子），好讓氣味更柔軟，且降低皮膚刺激性，因此增加了產業的應用性。這就是傳統上調味業使用的「白百里香」，而會造成皮膚刺激的，則稱為「紅百里香」。

◉ 仿造或重組精油 ◉

這種改造方式常使用於非常昂貴的精油和原精，但在一般精油中比較少見。這是以其他來源的單體分子或人造成份，重新組合成一個與天然精油氣味相近的香氣產品。仿造重組的精油，通常用於功能性調香上，避免成本大幅提高的情況下，可以不使用天然精油，即獲得令人滿意的香氣。不過，因為某些微量分子的數量低到無法辨識，要完全複製原本精油中的數百種成份，是不可能的任務。

一個重組精油也可能被加入純精油中，成為另一種形式的傳統改造精油。一些重組精油的實例包括：

- 工業用的檸檬精油，多數是由檸檬香茅或山雞椒精油萃取出的檸檬醛單體，加上自橙精油中萃取的右旋檸檬烯分子組合而成。

- 香蜂草精油是以香茅、檸檬香茅、檸檬精油，依正確的比例混合重組而成，目的是完全複製香蜂草精油的氣相層析圖。如此仿造的精油可能以「真正香蜂草精油」或以「重組的香蜂草精油」兩種身分標示賣出，後者常被稱為「窮人的香蜂草精油」。

- 製造門檻過高或過於昂貴的原精也可能被重組，如紫羅蘭葉、菩提花、風信子和水仙原精。這些原精多在法國及印度生產，並用於香水工業中，有些甚至會自我揭露為重組產品。

標準三：植材來源真實性

前兩項精油生物活性標準，關注的是精油的身份及組成，接下來的兩個標準，著眼於精油製造所需的材料來源及處理流程。四種指標便能完整建立起精油療效品質及潛力的評估系統。來源植物的品質越好、蒸餾商的處理技術越佳，產出精油的品質也會越高，療效潛力就越大。在製造精油時，不論精油的純正性及純度為何，只要照顧好植物材料與製造技術這兩個因素，就能提高精油的品質，成為一支非商業化粗製濫造、真正工藝等級的精油。在臨床上，這兩個因素可能造成療效差異的天壤之別，尤其影響精油在處理心理情緒問題的效果。

嗅聞氣味的過程，可以幫助我們直接、大量體驗這兩個品質相關的因素，精油液體本身的視覺感，也會透露一些訊息。

1. 具療效精油的香氣特質

帶著上述的知識回歸自身的感官經驗，嗅聞精油的香氣，確實有助於分辨植

材來源的真實性及萃取技術的品質。好的精油有以下幾種香氣特質：

◉ 深度 ◉

高品質的精油，其香氣圖譜都應該具備多層次的深度與多元性的廣度。任何被認為氣味呆板、僵硬，或以任何方式呈現出單面向、缺乏想像啟發力的氣味性格，很可能就意味精油的品質不佳。

◉ 協調性 ◉

好的精油氣味聞起來應該是協調的。粗糙或不均勻的氣味感，都代表植物原始材料或蒸餾過程出了問題，也可能是因為某種精油改造導致的純度喪失。具協調感的氣味，不會讓鼻子過度勞累，但粗糙的氣味卻可能造成嗅覺疲勞，尤其是重複嗅吸時。

◉ 精緻感 ◉

不論主導性氣味分子如何強勢，品質好的精油應該聞得到許多細緻的、複雜的、幽微的次要香氣。例如，好的天竺葵精油，不該只是呈現玫瑰般香甜的主調，還有微弱但確實存在的麝香調、微微辛辣的附屬青綠調，以及溫和的柑橘果酸前調。

若只談精油本身植材來源的真實性，有機栽種或從相對乾淨土地所採收的野生植物，會比其他植材來源更好。每一個著重工藝的精油製造商，都從蒸餾經驗中學到——自供應商及種植者處獲得最好品質植物材料的重要性。為了控制種植及採收過程，以獲取品質最佳的萃油植材，精油商最後常常選擇擁有自己的田地或農場。

2. 植材來源真實性的標準

能萃取出良好品質精油的植物材料，主要影響因素包括：

◉ 植物種植與採收 ◉

採收植物的理想時機，應該在生長高峰期，而非尚未熟成或過季以後。甚至一天當中的採收時間是否正確也很重要。一般而言，早晨通常是最好的採收時間。例如，茉莉花和玫瑰花就應該在早晨 5 ～ 8 點，還沒熱到日光曬乾花瓣時採收。以雙手而非任何一種機器採收，也能保留更多具有療效及生物活性的精油分子。野生植物的採收應遠離污染源，如高壓電線、行動通訊基地台或其他裝置產生的電子煙霧。當然，野生採收必須謹守生態永續的原則，因為生產者本身並非移動人口或遊牧民族，而是定居該地的住民。

◉ 農作物種植 ◉

化學肥料及除草劑用得越少，植物的活力及生物活性越高，也代表精油最終產品的療效越強，這已經過實驗證實。

◉ 減少混合株 ◉

在收集或採收萃油植材時，外來或非該作物的植物越少越好。草率的植材收集過程，會把不需要的部位與雜草或其他植物納入所需的植材中。難以辨識區別的植物，如針葉樹木，在開始採收前，收集者就應該先確認物種並分類。例如，要製造某種標準化的針葉樹精油、樅類精油或杉類精油時，看起來類似而易被混淆的針葉，就不應混在一起。混合株也與精油的稀釋改造或植物身分混淆等議題有關。

◉ 植物有機認證 ◉

這項指標通常代表其他標準已經達成，並取決於認證機構的嚴謹度。目前，歐洲、非洲及北美約有十家主要的植材有機認證機構。但要留意，野生作物無法進行有機認證，在野外生長採收的植物，包括在草藥療法中使用的產品，例如野生的美洲蔘，就從未進行任何的認證。「有機認證」只適用於人為耕作的農作物，所以也可能有人會質疑這種雙重標準。

標準四：萃取過程的嚴謹度

不論植物原材料有多好，最佳的萃取過程對保留完整的精油生物活性至關重要。若蒸餾程序水準不夠，再好的植物材料用處也不大。精油品質方程式，另一半的參數就是最佳萃取流程，與終端消費者在意的「有機認證」。與品質這種更具體、可追溯的議題相比，萃取過程很容易、也經常被忽略。事實也是如此，在消費端，幾乎沒有人真正了解精油的生產製造過程，我們一樣只能以嗅聞氣味、憑外觀顏色等感官來覺察、評估、判定蒸餾方式的品質，或者加入其他的經驗輔助，如果有萃取植材品質資訊的話，永遠要記得增列考量這項因素。

當世界上大多數的精油，最後都被食品調味業給標準化了，各種規模的蒸餾商便提不起勁去追求高品質製造流程。大規模的商業化蒸餾或冷壓柑橘，能夠在最短時間製造最大量的精油，這便意指以高溫高壓的方式進行蒸餾，有時還會加入化學溶劑加速萃取流程，與以理想的、較低溫低壓的蒸餾方式相比，前者最終就是會產出品質較差的精油。

當為了治療目的生產精油，製造者應以「從植物中萃取最多化學分子」為目標。這包括盡量留住大規模商業製造中，不可能耐心取得的前調與後調分子。事實上，化學分子會在蒸餾過程中陸續出現，其中很多都具有療效，如1,8桉樹腦。跟商業化萃取相比，要在蒸餾過程中抓住最多不同的化學分子，工藝式蒸餾應該遵循傳統製程，以更長的時間與更低的溫度進行蒸餾。蒸餾時間、蒸氣溫度及蒸氣壓力，都應該為特定蒸餾植物調整到最合宜的條件。但如果要萃取的是依蘭這種花朵精油，蒸餾時間就不宜過長，壓力與溫度也不應過低，因為這反而會對品質產生不同的負面影響——犧牲前調與中調，以換取基調大分子的出現。品質的最佳化，不但能讓接收香氣的感官轉譯出更豐富完整的療癒訊息，也是更具生物活性的精油成品。這也就是所謂理想中的「全頻譜（full-spectrum）」精油。

現實生活中，採取家庭或合作社型態經營的小型蒸餾商，通常會保持傳統工藝理念，也真正在乎蒸餾的各種技術面向。這是因為他們夠小到能保持專業尊

嚴,並以個人聲譽為產品背書。在某些情況下,也是因為他們可以直接將產品賣給精油治療領域裡那些識貨的、有鑑別力的買家,而後者也願意支付高價購買。感謝今日社會虛擬社交軟體提供的全球性即時傳播平台,這種交易模式似乎正大量快速繁殖中。

當今商業脈絡下的挑戰

當精油的生產與交易,都已置身於當今全球化商業脈絡之下,辨識精油的生物活性就再也不是件簡單的事了。對全球精油及其他天然芳香材料,如植物凝香體與原精的統計數據做一次快速掃描,就會發現,食品調味及香水產業占了全球需求量的九成,只剩下零星的百分比供做其他用途。在這麼弱勢的其他用途比例中,居主要地位的是美妝保養品,更代表只有少到不成比例的精油,最終進入各種治療領域。商業的現實是——全球調味與調香的大企業,壟斷了精油的國際貿易,也藉著壟斷,為精油設下以化學為基礎的普世標準。例如,跨國調味品公司,收購了全球絕大多數的辛香料類、柑橘類及薄荷類精油(這些已經代表非常多種不同的精油);而全球香水企業吸收了主要的花類精油與原精,包括玫瑰、茉莉、薰衣草、橙花、天竺葵、依蘭。這些壟斷是從精油植物的生產種植就開始,再到運送到已開發國家,在實驗室裡進行標準化及化學分析,一路到最後,送上百花齊放的銷售通路。

對治療師而言,在全球精油貿易被壟斷的情況下,提供療癒服務的實務挑戰,就是如何找到還沒有被大型企業以氣相層析圖為標準綁架、進行標準化生產的精油。大企業霸占精油生產供給的現實,真的是艱難的市場障礙。對消費者而言,企圖找到那些極為罕見、盡力保留高度生物活性生產標準的精油,更是如入迷宮,難上加難。幸好,各類型治療師們對於具生物活性高品質精油的需求日益增加,自 1970 年代以來,出現了一些新興的、獨立的、小規模精油貿易網絡。

這種由生產者直接發動的精油商業，隨著英國最早期的芳香療法，以及精油被認定具有療效潛力的潮流一起發展起來。精油治療的崛起，也回頭鼓勵了小型製造商投入高品質精油的生產，有些更一頭栽進既燒錢也燒時間的有機認證裡。這些當然都是好的發展。不過，市場擴張有時也帶來矛盾與泛濫，尤其當問題與野生植物的有機認證有關時。

　　我們面前有兩個挑戰，第一個純粹是錢的挑戰。為了滿足治療需求，生產、運輸及銷售具高生物活性品質精油的廠商規模都不大。因此，買賣兩方都得面對一個困難的財務問題——只要面對的是一般大眾消費市場，小型廠商通常無法與量大、以利益為導向的大型香水及調味公司競爭。這些巨頭選擇的是量產式、低品質的精油植物生產及萃取過程。對小廠商來說，優質精油的買賣價格，遠高於這類商業化精油；當市場支付不起這樣的價格時，也可能造成商品的低周轉率、腐敗變質，甚至是回收清算。

　　在今日商業脈絡下的第二個挑戰，就是本書要處理的議題——教育精油使用者，何謂臨床情境下具生物活性及治療潛力的精油。在商業環境中，具生物活性的精油無法自我標註發聲。但若為了逃離調味與香水業的化學結構式標準，任意將具生物活性的精油標示為「醫療級」，也絕非解決之道。治療師真正需要的是，理解相關議題後，設定出的評斷標準與指導原則，而不是隨意依附於任何組織或機構制訂的評鑑系統，當然，也毋須完全採納小型廠商的自家定義。如本章一開始所說，主動積極地為自己找出具臨床價值的精油定義，絕對是每一個治療師的責任。

4

精油安全議題

打造正面的環境

　　自 1980 年代，芳香療法在英國呈現爆炸性的發展開始，如何安全地使用精油，就成為越來越生活化，且受到更多重視與討論的議題。不同領域的精油專業人士，提出了各種意見、學說理論及實務規範——包括調香師、美容專家、芳療師、草本醫療者、能量治療者、藥學家，以及醫師。不同的專業人士給精油安全不同的定義，比方藥學的、對抗療法的、功能醫學的和美學的觀點。每一種專業，都發展出自己獨特的精油安全觀與執行守則。在本章，我們將盡可能地審視精油安全的所有議題，試著超越任何一個專業的立即性需求，解決他們之間互相矛盾的差異。若能達成此一目標，我們便能進一步接近從治療觀出發，本質是整體性的、活力論的以及功能觀的精油安全定義。如此也才可能涵蓋所有醫療照顧者的需要，尋找出整合性而非分離性，精油安全的定義。

　　到底是什麼構成了精油的安全性？如果簡單地只把精油當作從植物中萃取出來的天然物質，我們可以說，它們的安全守則與植物中萃取出來的草藥和食物是一樣的。唯一的差別，只是精油有自己特殊的萃取成份，跟具備完整成份的食物、藥酒或酊劑是不同的。但事實仍然是，人類將這些精油變成食物與藥方，也跟著這些在三萬年前就開始發展出的香氣分子被子植物一起演化。我們的基因對植物的化學分子非常熟悉，我們對植物的生理變化，也有親密而完整的認識。我們必須視植物為夥伴，在長遠的演化歷史中共生同行。

　　若從根本上把精油當成親近的夥伴，而不是陌生的敵人，我們就可以從更寬廣的角度，假設精油的本質是安全的。在更寬廣觀點的情境下，帶著敬意的安全理念也因此油然而生。這種深沉的敬意，包括明白精油的潛在強大療效，以及理解它們的健康促進效益後的謹慎心態。人與自然之間沒有任何一絲因情緒操弄或恐懼驅使而產生衝突的可能，姑且不論我們自己有沒有意識到這樣的道理。

從治療觀點看精油的安全性

對精油安全的正確理解，可以摘要成以下幾點：

1、在適當的選擇與執行下，精油是一種安全的香氣治療。因為我們在演化中與精油植物有悠久的共生夥伴關係。

2、一般來說，若做為一種治療工具，精油比食物或草藥更需要嚴格的監督執行，因為精油是特殊的植物萃取物，而不是完整的植物成品。如果沒有經過適當的挑選、準備及監督，即便是天然的產物而非合成品，還是會有副作用。

3、某些精油不論以嗅吸、皮膚外用或內服方式使用，都要格外謹慎小心。

在治療實務上安全的使用經驗，需要考量兩個因素：精油藥理與臨床經驗。

藥理因素跟精油本身有關，可以隨著精油的一般療癒面向一併整理出來，這也跟它潛在的毒性有關，精油藥理學及毒性相關的研究有很多。

臨床經驗因素是指在特定狀況、症狀與疾病下使用精油做治療，通常會被整理在特定精油，或者特定精油類別的使用說明中。

安全使用精油有兩種警示說明的類型：藥理警示與療效警示。藥理的警示與禁忌症已經為人所熟知，療效警示的認知度卻遠遠落後。由於精油從業者過分依賴藥理學方面的預防措施，或對解決大多數症狀所依據的全身性疾病，或體質狀況的必要性不甚了解，療效警示通常在臨床實踐中被忽視了。

 ## 一般療效屬性

一般療效屬性，是一種在最基本的條件下，評估某種天然物質配方應用於症狀的傳統臨床作用模式。這種模式，最早可以追溯到西元二世紀，中醫學家張仲景的著作《傷寒論》，他將藥方分為上等、中等與下等三個層級。這種模式也存在於傳統希臘醫學的早期發展者，希波克拉底以及蓋倫醫生的著作中。到了現

代，這種傳統模式被德國草藥醫學家 R. F. 魏斯（Rudolf Fritz Weiss）重新詮釋，他的著作中以現在的藥理學重新定義，並更新傳統的三分類法。

若從這個角度來看，這裡所說的三分類治療狀態只是將有關植物與精油毒性的現代研究，置於草藥醫學與精油醫學實踐中具有治療效果的前提脈絡之下。這觀點適用於所有天然治療物質，無論是植物、礦物或是動物。這種三重模型與精油尤其相關，因為當內服使用或以任何給藥途徑吸收足夠劑量時，精油可能具有更多類似藥物的潛在作用。

在臨床使用的情境下，一支特定精油最重要的資訊，就是它相對的正面療效及可能存在的毒性，是這個相對分數決定了精油的概括療效性。舉例來說，當掌握了這個資訊，就能針對一個以任何方式進行吸收應用的特定療程調整劑量、使用時間及強度，也能幫助我們在各種施用方式中，找出更適合或更受到個案喜愛的選擇。內服吸收方式產生的生理影響，不同於心理層面的影響，掌握精油的療效屬性資訊，變得十分重要。對於重複、長期使用精油，使某些化學分子存留在身體組織裡，形成累積性影響的個案來說尤其重要。不管是採取哪種施用途徑，呼吸、內服或者經皮吸收，累積性的問題都有可能發生。

一般療效屬性的三種分類

◉ 無慢性累積毒性的溫和精油 ◉

當長期以內服方式使用可接受的劑量，溫和類精油對任何生理狀況，都不會產生明顯的毒性累積後遺症。任何經皮的應用，如擦劑或其他體內吸收方式，都是完全良性的，只可能造成對身體有益的結果。除了皮膚安全性議題之外，詳如後述。

今日，以醫療為主要使用目的的多數精油，都屬於此類溫和精油。例如薰衣草、天竺葵、茶樹、玫瑰草、沈香醇百里香及羅馬洋甘菊精油。

⊙ 有些許累積毒性的中強度精油 ⊙

當以可接受的劑量實施一段時間，中強度精油的特定化學分子，會產生某些累積毒性，無關乎精油的吸收方式與使用劑型。當在一段時間裡每天重複施用高濃度（超過 5%）的中強度精油在皮膚上，就應該謹慎小心。

懷孕過程中，以任何方式吸收中強度精油都是禁止的；但在開放的空間擴香通常無害。

臨床常見的中強度精油包括：

- 鼠尾草精油：含有一定比例的 α - 及 β - 側柏酮及樟腦分子，兩者都有神經毒性。
- 馬鞭酮迷迭香精油：含有可能具神經毒性的酮類分子馬鞭草酮。
- 牛膝草精油：影響程度較低，內含具神經毒性的異松樟酮分子及微量的 α 側柏酮分子。
- 綠薄荷精油：影響程度較低，內含有些微神經毒性的香旱芹酮，相對於側柏酮，這個酮類分子比較溫和。
- 樟腦迷迭香：影響程度較低，含有具神經毒性的樟腦分子。

這些中強度精油的警示，請分別參閱它們的精油檔案。

⊙ 具有急性毒性的強度精油 ⊙

不管以內服或皮膚應用方式吸收，不論使用多少劑量，一旦用了這些精油，急性毒性反應的症狀，可能很快就會出現。因考量這些精油的風險太高，尤其是神經刺激性以及對肝臟的負擔，已經不再在臨床上使用。

具急性毒性的長效精油包括：艾草精油（*Artemisia absinthium*）、側柏精油（*Thuja occidentalis*），兩者都含具有神經毒性的側柏酮分子；還有具神經毒性胡薄荷酮分子的胡薄荷精油（*Mentha pulegium*）。某些香水與食品調味料中，常常可以發現極微量的這類精油，其劑量是安全的。

皮膚應用的安全性

在各種類型的精油吸收途徑裡，應用在皮膚上是十分常見的方式，精油的皮膚安全性相關議題，應是所有安全考量中最重要的一種。矛盾的資訊、有問題的測試方法、皮膚反應的不確定性，以及皮膚外用方式是否符合治療目標，這些因素都導致皮膚外用成為安全性最複雜，也最困難的精油使用途徑。

皮膚外用途徑的精油安全性，有三個面向的考量：皮膚刺激性、致敏性、光敏性。如能選擇適當的精油，經過適當的稀釋，以適當的頻率應用在適當的部位，皮膚外用的精油吸收途徑，通常不會造成任何傷害。若有任何一種皮膚不適的情況發生，皆會造成皮膚的發炎反應，不管是哪一種不適症狀，處理方式大同小異。首先，要避免再接觸造成危害的精油。再來，要使用抗發炎的配方，以降低發炎和刺激反應與加速修復。有效的發炎修復產品有蘆薈膠、玫瑰或薰衣草純露、黑種草籽油、瓊崖海棠油、MSM 有機硫霜或乳液（二甲基 Methylsulfonylmethane，簡稱為有機硫）。

皮膚刺激性

已知某些精油接觸皮膚後會產生刺激性，嚴重程度取決於使用精油的濃度或稀釋程度。一旦接觸，刺激反應很快會在施用部位出現，反應有可能是輕微、中度到相當嚴重。皮膚敏感的人，更容易體驗到精油產生的刺激性，在一般的美妝保養品中，常常可以見到精油成份。對這些人來說，一定要記得，即使是那些一般被認為只有輕微皮膚刺激性的精油，也可能會造成中度或嚴重的刺激感。此外，任何對精油的化學成份改造，也可能增加皮膚刺激性，或者讓皮膚刺激的原因模糊難辨。在皮膚上使用舒緩性的抗發炎產品，通常可以加速緩解局部發炎或刺激的症狀。

儘管許多精油被認為不具皮膚刺激性，但以下幾種可能會造成不同程度的急

性皮膚或黏膜刺激。

◉ 有輕微皮膚刺激性的精油 ◉

　　輕微刺激性的精油在皮膚上使用時，應謹慎為之。首次使用時，應該在某些容易起反應的區域，進行貼皮測試確認後，再稀釋至 6% 以下使用。

• 冷杉類精油（如西伯利亞冷杉、銀樅等）、雲杉類精油（如黑雲杉、鐵杉等），以及所有的絲柏和杜松漿果此類富含單萜烯的精油。這些精油氧化後的衍生物，也就是各種過氧化物和環氧化物，是產生皮膚刺激性的原因。精油的氧化通常會在儲存過程中產生，但發生的機率不到 1%。

• 薄荷醇含量高的歐薄荷與玉米薄荷精油，高濃度時也可能造成一定程度的皮膚刺激。

• 由於內含高比例酚醚同基的甲基蔞葉酚，熱帶羅勒精油、龍艾精油也有輕微的皮膚刺激性。

• 若為標準化的工業用精油，而不是單純冷壓萃取的柑橘果皮類精油，如檸檬、葡萄柚，也可能有一點輕微皮膚刺激性。

◉ 中度皮膚刺激性的精油 ◉

　　在經過貼皮測試確認後，此類精油應稀釋至 1% 至 2% 後再應用在皮膚上，並且在任何情況下，都不應與黏膜組織接觸。這些精油富含豐富的單萜醛類分子，尤其是檸檬醛。這類精油有：

• 山雞椒、檸檬香茅、香蜂草、檸檬尤加利、檸檬香桃木，以及檸檬細籽精油。
　要留意這些精油也是皮膚致敏物，應用在皮膚上時，可能造成雙重危害。

• 冬青精油也有一定程度的皮膚刺激性。

◉ 高度皮膚刺激性的精油 ◉

　　高度皮膚刺激性的精油，只能以非常低的稀釋濃度、非常少的劑量、短時間地使用在皮膚上，並需與其他不刺激的精油組合成複方來使用。通常只有在特殊的皮膚感染症時，這些精油才會被應用在治療中。在實務操作上，必需要用到這

些高度刺激性精油抗發炎能力的情況非常罕見，因為有許多不具刺激性的精油，具有優秀的抗發炎能力，例如玫瑰草、茶樹和沈香醇百里香精油等等。

這些高度刺激性的精油，至少要稀釋到 1%，但更保守的實務應用建議，最高濃度是 0.5%。這些精油應避免使用在全身按摩，即使稀釋到 1% 以下，也不可接觸眼睛與黏膜這類更為敏感的組織。高刺激性的精油，只能稀釋在配方中透過內服途徑使用，或只能以膠囊的形式口服。這類精油包括：

- 丁香花苞、肉桂葉、野馬鬱蘭、香芹酚百里香、百里酚百里香、冬季香薄荷、夏季香薄荷，以及其他化學類型及物種是野馬鬱蘭屬與百里香屬的植物，他們含各種大量的酚類分子，如丁香酚、百里香酚、香芹酚。

- 肉桂樹皮及中國肉桂樹皮精油，因為具有高濃度的肉桂醛分子，而具有高度皮膚刺激性。

皮膚敏感性

精油造成的皮膚敏感，是今日外用途徑中被認為最重要的安全議題，敏感是最常見的皮膚負面反應。精油造成的皮膚過敏，是指某一種表現出抗原性的精油，產生了立即的接觸性皮膚炎。皮膚也會立即或稍後呈現出高度敏感性，釋放組織胺，出現又紅又癢的疹子。這種過敏反應，可能出現在首次使用某支精油，或者重複使用後出現的累積敏感性；皮膚的負面反應可能立即發生，或在之後的幾個小時到一天半才出現。過敏反應的成因，是對不論是精油本身含有的正常化學分子，或者氧化後所產生的化合物的典型反應。要注意的是，任何形式的精油摻混，都可能增加肌膚敏感的機率，也會讓造成敏感的原因模糊難辨。簡言之，精油摻混會同時增加皮膚刺激與敏感的危險性，這是外用途徑經常被忽略的皮膚安全性議題。

只要不再使用引起皮膚敏感的精油，敏感反應通常會自行復原，使用前述舒緩性的抗發炎產品，也會加速復原速度。此外，也可以使用非常低濃度的抗組織

胺及抗癢精油，例如藍絲柏、永久花、德國洋甘菊和岩蘭草精油。而單萜醇及倍半萜烯分子含量高，可滋潤再生皮膚、抗感染的精油，如玫瑰草、大西洋雪松和廣藿香精油，因為具備組織修復及舒緩皮膚的能力，也很適合使用於皮膚敏感症狀。

　　若有特定皮膚過敏部位或體質的人，紅疹反應通常會復原得比較慢，也常會轉變為需要外用內服同步處理的慢性皮膚疹，好降低過敏導致組織胺分泌造成的發炎症狀。此時應該為個案進行完整的診斷，尤其要一併留意壓力程度、飲食習慣及生活方式。

　　精油造成的皮膚敏感，從非常輕微到各種嚴重程度。雖然大部分的精油不會致敏，以下列出的品項帶有潛在的致敏性風險，應謹慎使用，尤其應該注意使用劑量、稀釋性及連續使用的時間。

◉ 輕微致敏性的精油 ◉

　　有輕微致敏性的精油應用在皮膚上時，濃度應稀釋到 2% 以下。

• 冬青精油含有水楊酸甲酯，除了有輕微的皮膚致敏性，也可能產生些微的皮膚刺激感。

• 有些專家認為，含高比例沉香醇分子的精油，也可能因為氧化產生的沉香醇過氧化氫化合物，而具有潛在的致敏性。薰衣草、沉香醇百里香、花梨木和芳樟都屬於此類精油。

◉ 中度致敏性的精油 ◉

　　中度致敏性的精油應用在皮膚時，濃度應該稀釋在 1% 以下。

• 所有的柑橘果皮類精油，如佛手柑、橙、橘、萊姆，以及絲柏、杜松、雲杉類、蘇格蘭松、冷杉類、甜茴香，還有苦茴香、乳香、黑胡椒、白千層、綠花白千層、茶樹等精油，可能含有氧化的單萜烯類分子，而造成中度過敏症狀。這類分子也可能產生輕微的皮膚刺激性。

• 百里酚百里香精油、綠花白千層精油、薑精油、安息香及秘魯香脂精油，也可

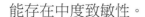

能存在中度致敏性。

- 月桂葉精油中的甲基丁香酚，可能造成皮膚的中度過敏。

- 檸檬香茅、山雞椒、香蜂草、香茅、檸檬細籽、檸檬香桃木、檸檬馬鞭草精油，含有可能導致皮膚過敏與刺激的檸檬醛或香茅醛。

- 野馬鬱蘭精油、丁香花苞精油和肉桂葉精油，含有高濃度的酚類分子，對皮膚有一定程度的刺激與致敏性。

◉ 高度致敏性的精油 ◉

- 萃取樹皮或葉子的肉桂精油與中國肉桂精油，內含高度致敏及皮膚刺激性的肉桂醛分子，建議稀釋後的最高濃度為 0.07%。

- 薰衣草原精（非精油）被認為有高度致敏性，建議稀釋至 0.1% 以下使用。

皮膚光敏性

　　有幾支精油，不論以任何濃度稀釋後使用在皮膚上，都會增加皮膚對紫外線的敏感性，進而造成皮膚發炎。光敏感性，本質上可能是光過敏或光毒性。精油導致光過敏的情況非常罕見，特別是與常常出現在防曬品中的化學物質相比。光毒性就比較常見，也是主要造成皮膚疼痛、發炎等灼傷反應的原因。長期暴露在紫外線之下，也可能導致皮膚癌。

　　產生光毒性皮膚症狀的治療，與皮膚敏感發炎的處理方式類似，是以外用與內服方式，減少患部的發炎與疼痛。歐薄荷精油是最安全的外用鎮靜劑。

　　光毒性的皮膚反應，通常是柑橘家族或蘿蔔家族精油（芸香科與繖形科）裡的植物香豆素所導致，尤其是直鏈狀的呋喃香豆素，如補骨脂素（Psoralen）。佛手柑精油裡知名的佛手柑腦就是其一。這些帶光敏性的精油，不應於暴露在紫外線下之前的 12 到 24 小時使用，視稀釋濃度而定。

◉ 輕微光敏性的精油 ◉

依光敏性強度由強而弱依序為：苦橙精油、冷壓萃取的檸檬精油、葡萄柚精油、橙葉精油。

◉ 中至強度光敏感性精油 ◉

佛手柑精油、所有冷壓萃取的萊姆精油，包括墨西哥萊姆、青檸、義大利萊姆、箭葉橙葉、芹菜籽、歐白芷根、萬壽菊精油。

◉ 不具光敏性的精油 ◉

包括去除佛手柑內酯的佛手柑精油、蒸餾的檸檬精油及萊姆精油、檸檬葉精油、桔精油、甜橙精油，紅柑精油及柚子精油（不論以蒸餾或冷壓萃取）。

5

精油療法的各種模式

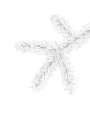

今日，一連串讓人目眩神迷的不同精油使用方式正在西方興起。這一波自1960年代開始洶湧的浪潮，如今在輔助醫學（complementary medicine）的擴張下，成就了更大規模的實驗論與折衷主義。在中斷了大約四百年之後，臨床診療上使用精油的方式，終於又再度吸引了越來越多不同領域、不同醫學觀治療者的注意。精油的治療模式，以非常驚人的速率在成長。20世紀芳香療法的樣貌越來越大眾化，在某些領域反而變得比一般認知的更廉價。直到今天，關於精油的使用，還存在著各種不同使用途徑與各種複雜臨床應用方法的迷思。精油的治療情境與模式，本身就有很大的差異，從將身體及心靈療癒視為一體而最全面的整體觀，到以現代線性藥學為基礎，只談症狀處理的簡約論；從以各種方式吸收精油的香氣能量，到把精油當作內用草藥的一種；從各種呼吸攝入方法，到按摩、保養美容及皮膚用藥等不同外用模式。雖然看起來與醫學霸權的決定因素沒有差別，精油的治療模式與吸收途徑，仍然缺乏足夠的探索理解。如果我們要搞清楚精油的各種使用方法，首先最重要的，是要探索他們的歷史起源，其次，就是要區分各種不經意情境下，使用精油的基礎範例、無數已被探索出的治療模式，以及曾經達成的治療效果類型之間的差異。

現代精油療法的起源

1960年代以來，在輔助醫療及人類潛能發展的成長趨勢中，精油療法亦隨之開展出相當的規模，這乃是在一片催生出各種西方文化的後現代思維萌芽氛圍中茁壯。而精油療法的現代科學根基，源自於19世紀中法國與德國科學家所做的細菌學實驗。科學家們的實驗結果，慢慢地被某些醫師應用在臨床實務裡，並逐漸累積成1930年代蓋特佛塞概括統稱的「芳香療法」。到了1950年代早期，在草藥醫師瓦涅醫生及瑪格麗特護士的個別努力下，精油的臨床應用更進一步被強化及發展。這兩位醫療人員精油應用之開創性成果，最終形成了現在所謂的

「法系醫學芳療」及「英系芳香療法」。這兩股芳香療法的實務，亦代表了絕大多數精油治療所處的兩個極端。

如同西方醫學的霸權一致，在法國，精油的應用著眼於生理症狀，如感染的治療。從 1820 年代開始，精油療效的基本原理就是主要個別分子的藥理活性。進行臨床應用最重要的先驅人物瓦涅醫生，更把精油跟草藥一起放入處方裡，不僅鞏固且擴大了當時以內服方式使用精油處理疾病的範疇。瓦涅醫生在擔任越南殖民政權的軍醫時期，大量實驗亞洲的精油，大大提升了芳香物質的醫療應用性。瓦涅醫生的經驗足跡中，將內服應用形式的各種樣態都記錄成冊，如膠囊、舌下藥片、栓劑及陰道塞劑。儘管源自西方草藥醫學，法國的精油療法，基本上變成了傳統醫學中對抗性療法的一種變體，反而與藥物處方實務有更多的交流重疊。直到最近，都仍然有將藥理學與其他更整體觀治療方法磨合的一些嘗試，持續發生中。

奧地利籍的瑪格麗特摩利夫人，在 1940 年代巴黎被納粹德軍佔領時期，開始了對自然療癒系統的探索。沙賓醫生（Dr. Chabenes）於 1838 年的一本精油著作，啟發了摩利夫人深入了解精油療效潛力的興趣。1950 年代早期，她與兩名嫡傳弟子丹妮爾・雷曼（Daniele Ryman）與米雪琳・亞契（Micheline Arcier），協力在倫敦打造出第一家真正的芳香療法診所，揭開了所謂「英系芳療」精油運用方式的序幕。

秉持不受限制的好奇心以及強烈的直覺力，摩利夫人幾乎涉足了所有當時為世人所知的自然療癒法。她的法籍丈夫摩利醫師，執行的是針灸以及順勢療法，也鼓勵她將這些治療原則應用在精油使用上。摩利夫人最後成為了一個非常經典的折衷派治療者，從藏醫、中醫及順勢療法等不同面向，尋找出她的整合性芳香療法基礎。摩利夫人一直堅持於活力論傳統中，融入整體性療癒觀，將身體及心靈視為一體，同時發明了很多創新獨特的治療方案，使其同步達到療癒心靈及處理身體症狀的目標。摩利夫人的芳香療法，只將精油應用在皮膚與透過嗅聞吸收，並且跟順勢療法一樣，依照個人診斷結果決定精油處方。除了嗅聞，她的主

要治療形式，是將精油應用在身體及美容上，其中也包括芳香按摩——這是一種巧妙的結合，曾經被譽為「天作之合」。

今日的精油療法

自 1960 年代開始，出現越來越多由個人所設立的「英系芳療」學校及教育訓練機構，如曾在 1950 年代早期，跟隨摩利夫人一起在巴黎學習的威廉‧亞諾泰勒（W.E. Arnould-Taylor）、滴莎蘭德（Robert Tisserand）及雪莉‧普萊斯（Shirley Price）。每個人都依照自己的方式，發展出獨特的芳療模式，一直延續至今。其中一個促成的結果，就是芳療模式間的互相交流，法系與英系這兩種最原始精油治療模式的交流，創造出許多有趣的混合式治療，尤其在奧地利與美國，更自由地實驗各種創新模式。

然而，有些使用精油的治療者，企圖結合法系芳香醫學及英式整體芳療，卻落得了一個充滿矛盾的怪異結果。對於其他人來說，兩種模式間很難促成的休戰，也許是更輕鬆的選項，這是指科學醫療途徑的原則，能安然存在於整體治療觀裡。任何存在這兩種治療觀之間的差異都被消音忽略，也導致可能的整合從未發生。還有一些人，乾脆完全放棄法系與英系兩個霸權的二分法，轉而擁抱持活力論觀點的中醫與阿育吠陀醫學精油使用法則。不過，絕大多數精油治療者的療癒觀，都處於這兩個極端學派之間連續光譜的某個位置上。

在這個有點糾結難解的情境中，現在又加入一個重要的趨勢——傳統醫學對西方世界的影響。自從 1950 年代開始，世界三大傳統醫學體系——中醫、阿育吠陀醫學及希臘草藥醫學的思維，就陸續進入西方文明。不同於西方醫學的科學性與對抗性特質，三大傳統醫學的本質，重視「能量」及「活力」概念。西方醫學也陸續消化與轉化這種傳統醫學觀，演變成更適應當時環境與當地特色的在地健康文化系統。在西方醫學舞台上，這樣的整合正熱烈發生著——著名的中醫及

針灸治療就是第一棒。

這種典範轉移的長期效應，是後續出現的「能量醫學模式」精油療法，使得多數以三大傳統醫學為基礎、加入精油應用的各種能量治療法崛起。在某些例子中，這些新的治療方法，只能說是（或被認定為）傳統治療法的更新或改良版。新療法是認真且具時代感的，企圖藉由運用精油這種高效療癒力的工具，滿足現代健康照護的需求，促成傳統醫學的進展與革新。

但也有其他的例子，這些治療方式被誤解為只是傳統模式的延伸。將精油治療的源頭，置於中醫及阿育吠陀醫學的脈絡之下，是即使令人不悅，卻也無法避免的歷史修正論。

這些傳統治療模式的各種面向，現在正進行令人驚嘆的高速融合，不論是在單一治療系統，或者各個不同的療癒系統之間。這種充滿折衷概念的醫療再創造對象，包括生理醫學與心理學、包括身體治療及心理治療，也包括沒有任何歷史前例與方法學的傳統醫療系統與實務。這種混血式的、源頭不明的、原則模糊的醫療，常被標誌為「新世紀」（New Age）治療模式。

若漏掉 1990 年代以誘人之姿，重新回流到大眾行銷市場的精油，對於現今精油醫療用途模式的探索，便不盡完整。在更大的社會情境下，精油使用已經被限縮在大眾市場的潮流，以及備受質疑的例行公式實務之下。這股困惑與矛盾的旋風，持續吹降精油的真實價值，且似乎沒有休止之勢。商業公司充滿機會主義的火上加油，更加深了對抗療法與整體性療法之間，對精油療效的模糊認知。這種模糊，似乎也更進一步霧化了臨床應用精油的歷史根源及情境，把詮釋的空間留給商業促銷的各種目的，這不只阻礙了治療師，也侵蝕了臨床療效的信心。精油治療的定位與意義，本身就淪入迷霧中，在各個主體間創造一個可以自由流動，卻缺乏安全保證的空間。因此 20 世紀中以後，在一般大眾的認知裡，「芳香療法」或「臨床性」這類定義精油治療應用性的詞彙，失去了真正意義與可信度，一點也不令人意外。今日，精油治療與這類關鍵詞在不同情境下、對不同人來說，可以泛指各種非常不同的事，真是令人相當不解和厭惡，最終也將折損認

真的精油治療師們的職能。

　　一邊是強力乘風破浪的傳統治療模式，一邊是簡便容易的流行治療手法，20世紀芳香療法的兩股扭繩，都面臨了越來越多的修正與改變。因此，不意外見到許多使用精油的治療師，受限於缺乏安全感，傾向轉為折衷派「看情況選」的治療模式。就像一個置身於維多利亞式的滿漢全席或港式點心盛宴的老饕，面對琳瑯滿目的菜盤，一次挑一種食物，治療師也會針對每個特殊情況，選擇適合的療法，因此，結合了各種治療風格的混血芳療模式，正在成形。

當精油療法成為芳香實驗

　　今日，精油治療實踐模式的百花齊放，可以視為反映出當代健康需求所帶來的各種挑戰，以及西方保健照護體系嚴峻的現況。在特定的健康維繫與治療領域中，精油毫無疑問地，提供了最高端的治療選擇。包括一般熟知的感染性疾患預防及治療、系統性或局部性症狀的處理、理性與感性平衡的維持，和情緒失衡的治療。在受過專業訓練的治療師手中，精油會在每一個不同領域發揮神奇的效果。精油廣泛的臨床應用性，一部分原因來自同時以氣態及液態的形式存在，另一部分來自於它們根深蒂固的揮發性，這種揮發性是精油可以透過嗅聞被吸收的關鍵原因。嗅聞的過程中，一方面，精油會透過呼吸道組織，進入鼻竇與支氣管，有助於處理呼吸道症狀；另一方面，精油會被樹突細胞解碼成嗅覺訊號，傳到下丘腦，有助於處理理性與感性失衡的問題。此外，當單純以液體狀態使用時，精油將呈現更多不同的治療可能性。以外用的形式使用精油，例如擦劑、凝膠、乳霜、點藥等，或者內服的使用方式，例如錠劑、膠囊、肛門栓劑或陰道塞劑，皆仰賴以液態的形式使用精油。這種應用形式需要良好的保存條件，以避免精油揮發喪失活性。不論是哪種使用風格、方法及治療形式，具有強大揮發性的精油，能夠為今日健康照護面臨的嚴峻挑戰，提供不同的有效治療方案。

　　然而，這不是現有精油或所謂芳療產品服務，如此豐富多產的唯一原因。自 1960 年代開始，人們對精油及其他芳香植物萃取成份中香氣的喜愛，快速地增加。香氣與身心健康之間的親密連結，向來是精油治療師無庸置疑的信仰，某些香水師、香氣研究科學家也有同感，並持續鑽研學習探索其中的道理。香氣的應用實驗持續發生著，不僅用來單純引發嗅覺的愉悅感，也用來提升生活品質——這些不見得是為了治療用途，同時也大量衍生了各種各樣的香氣製劑及治療方案，其中很多都是為了促進個體所有層面的平衡及整合。為了日常生活中，各種活動及情境而設計出的天然香水、噴霧、單方或複方精油，只是其中的某些例子。

　　最重要的是，越來越多天然香氣材料的應用，也促成了天然香水的復甦，這是指香水的組成材料，完全取自芳香植物的萃取物，尤其是指植物原精與精油。這乃是透過天然香水，對 1650 到 1780 年代，西方香水業第一個黃金世代的懷舊致敬。重要的潮流，也包括固體香水以及花水（純露）的捲土重來，這兩者都是那個奢華年代極受歡迎的香氣產品。同樣地，在醫學美容及一般美妝保養大行其道的年代，精油以及純露在越來越擴張的「自然保養」市場上，佔據了一個新興的利基位置。

　　當嗅覺感越來越受到重視，香氣實驗被認為可以為個人在個體及社會整體找到整合及平衡的動力。這種需求的其中一個重要面向，就是身、心，以及身心之間五感的整合，即是一個人所有面向的整合。這或許可以解釋為何英式整體芳香療法，在全世界受到如此盛大的歡迎。將嗅覺提升至其他感官（尤其是視覺）同樣的位置，是自 20 世紀中以來，西方世界重要的文化象徵之一。這個過程也有助於滿足日益增加的嗅覺覺醒，以及提升嗅覺認知的需要。同時也鼓勵人們把香氣視為一種文化象徵，探索它芬芳迷人的歷史，儘管這種象徵曾經受到誣蔑，但如今已重獲榮光。

　　相對於其他香氛產品分散的、模糊的及複合性香氣本質，無論是天然的或者合成的，精油以格外純淨、清楚及非合成的方式傳達香氣。不像 20 世紀初問世的香水，充滿複雜與瀰漫感的香味調性，精油們以小小的體積，承載著單純而潛

力無窮的香氣資訊。這種全面性的嗅覺感提升與再教育，可能重整腦部的化學運作、促進感官整合，最終以支持人類天生缺陷的療癒，這是可以想像的美好畫面。當我們處於一個多工，注意力只有五分鐘的時代，對於香氣感知的重要復興，也是對於現代社會無限上綱的刺激，造成感官過載的天然應對機制。

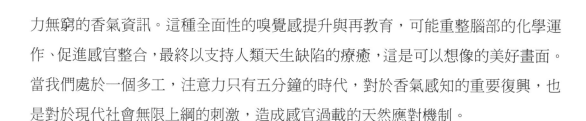

解鎖精油治療模式

此刻的關鍵任務，是替以療癒為目的的各種精油使用模式解鎖。其中一個重要步驟，便是在基本的治療模式類型及風格間，找出系統差異性。反過來，這也有助於我們為精油應用治療性的原則與實踐，創造出更堅強的定位。創造差異性，也能夠重新建立相關基本詞彙的語義質量與精確性，重建這些詞彙的意義及價值。這會延伸出強而有力的、沒有模糊空間的精油療法關鍵定義。在這個時刻，我們會問自己以下幾個重要問題：「當今精油的使用方面，有哪些不同的模式典範？」、「哪些當今的治療模式，在執行過程中應用了精油？」、「精油的應用，會透過哪些治療途徑發生作用，以及會產生哪些效果？」

區別典範

根據西方文化中各文化主體之間不斷進化的型態場（morphic field），當前崛起的精油療法各種變體間，有兩種完全相反的典範，正在發揮影響力——西方科學論典範，與傳統活力論典範。這兩股模式典範塑造出各種精油治療模式的本質，驅動各種模式的發展，也強力定義出不同個體及群體，看待精油及精油在治療中的角色。

第一種典範，受到正統西方科學保守傳統的線性邏輯觀驅動，西方科學觀的基礎則是物質性的化約論。這是一種需要經由客觀的科學實驗獲得證實、需要經

驗支持的程序，以及需要科學化約論解釋的典範。這種模式至今仍主宰了我們的文化及科學領域，在思考過程中的每一步，都以分析性的明亮燈火，為我們指引前路。

活力論典範，則從主觀的內在直覺，帶來了非線性知識的激進拉力。這種典範需要探索新的療癒方法、不同的治療技巧，以及實驗性的配方。例如精油，它代表了包括個體與群體，致力於內在智慧的開拓及追求。活力論典範，特別盛行於以能量為基礎的傳統醫學系統，如中醫、阿育吠陀及希臘醫學；活力論典範，是這些醫學系統中，高度發達的臨床科學知識基礎。

這兩種治療典範互相消長競爭的激流，使運用精油以達到更有意義的身心症狀解決方案與療癒效果的治療師們，陷入兩難之中。治療師們身處具備外界所需的科學確定性，及內在直覺力兩個極端之間，企圖尋求新的知識及認知突破。有趣的是，迄今，基於傳統活力論典範的精油使用者，遠遠多過於西方科學典範。主流的活力論典範治療者，包括西方草藥醫學家、英系芳療師，以及各種傳統醫療系統，如中醫、阿育吠陀及希臘醫學。而科學典範的主要實踐者，是法系芳香醫學家，他們的治療特別重視精油的藥理學與藥物動力學原則。儘管兩者之間比例懸殊，但西方科學典範，建構了整個西方文化的世界觀及知識學的基礎，因此，它所代表的藥理學及藥物動力學的影響力，一點也不遜色於根基於活力典範的理論。在西方社會中，科學典範建構了社會整體情境，活力論典範則在其中以不同的治療模式傳達自身理念，這種現象，與今日西方各個社會體中的後現代脈絡一致。

區別治療模式

讓視角超越治療模式的基本本質與發展動態，我們可以在實際應用精油做治療的不同途徑中，看出它們的差異。

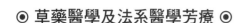

◉ 草藥醫學及法系醫學芳療 ◉

今日，草藥醫學（或稱植物療法），與一般運用精油進行對抗療法的兩種西方治療者之間的差異並不明確。整體而言，法系醫學芳療是西方藥房的嫡系傳人，後者正是由繼承希臘醫學傳統的西方草本醫學流變而來。在這個傳統裡，精油的角色是一種液態的芳香藥方，與其他不論是水溶的、以酒精為基底的，或是其他製造方式的草本製劑，一起做為處方。

精油的療癒性，將盡可能地以它們已被確知的藥理學與藥用功能，並經過如疼痛、痙攣、發炎及感染等組織病理學的分析來詮釋。具邏輯的、理想的精油配方跟草藥配方一樣，都是以對精油成份推定性的先驗「結構－功能」分析為立論基礎。儘管如此，不論是西方草藥療法或是法系醫學芳療的治療師，都會承認精油或草藥的配方，選擇要回歸到一個基本法則——各種臨床啟發與後續反應的累積經驗。草藥醫學實務的知識，主要仍奠基於經驗性的臨床知識，而非來自科學性的研究。一個能夠從成份參照出配方功能療效的合理化論述，形成通常是在效果發生之後，而非之前。

治療的本身也是建構在已知的西方生理學之上，關注的焦點是症狀的緩解和對既有疾病的控制。其效力完全依賴吸收度——若是身體內部問題，精油會以液體形式被內部吸收；若是皮膚、軟組織與神經肌肉相關疾病，精油則是經皮吸收。執行的方式包括外用及內服兩種，長期以來，西方製藥業發展出各種形式的精油藥劑。內服的藥劑形式，包括以「滴數」為單位的藥水、舌下含片、糖錠藥、特殊噴劑、腸道栓劑、陰道栓劑。外用藥劑的形式，包括凝膠、乳液、霜類、敷片及擦劑。

在上述基本架構下，仍存在一些因為精油藥理學、治療策略及實施方式的詮釋，而產生的變異。這些差異，主要來自於各種草藥醫學與自然療法著重的培訓重點不同。比方有些學派仍然保持著傳統草藥醫學的功能概念，如「修復－放鬆」、「提振－鎮靜」這類折衷及生理醫療草藥醫學學派的重要指標。其他學派則公開鼓勵將傳統草藥配方應用到治療過程中，不論這個配方是否可以找到令人

滿意的藥理學解釋。還有一些其他學派，會選擇性地納入能量觀的藥理學，例如傳統的中醫、希臘醫學及阿育吠陀療法。例如，給予處方時就會考慮植物及精油本身的熱 / 寒性、乾 / 濕性等等特質。同理，有些治療師處理內科症狀時，會特別重視內分泌的平衡，而其他人可能更關注疾病的控制與症狀的緩解。不論面對的是哪種症狀，治療師都有非常多不同的治療策略可選擇，他們通常都有自己偏好的成功治療方程式。以上討論的這些，都會影響配方裡的精油選擇。

醫療及政治社會系統中，對於一名醫師與一名草藥治療師的不同培訓內容，也是造成差異的來源。請記住，多數的西方草藥醫療與自然療法治療師，極少、甚至可能沒有運用精油做為治療處方。精油通常與其他的草本萃取物混合，成為各種各樣的複合性草本製劑。同理，絕大多數的醫師，也不會開立精油為處方。在極少數的例子裡，一些醫師通常會發展出獨特的給藥方式，並且累積了豐富的臨床經驗，建立起芳香藥物的生理療效功能與應用症知識資料庫。

◉ 英系整體式芳香療法 ◉

這種流派的精油使用方式，起源自折衷理論，明明白白是 20 世紀中以後，人類文明發展的後現代子孫。英國整體式芳香療法，包括各種皮膚的、心理的及美學的精油應用途徑，且依照面對的個案狀況，選擇單獨或者任何組合形式一起使用。與法系芳療相反，英系芳療是一種非傳統的、折衷性的、創新性的治療系統。在英系芳療脈絡中，精油是一種獨立行使的療效物質，不需要與其他有香氣或無香氣的、草本或其他材質的物質搭配。精油的功能，以非常概括性的詞彙被理解分類，例如「提振劑」、「放鬆劑」、「調節劑」，也有些特殊功能詞彙如「幸福感的」、「提振精神的」、「感官統合的」。

治療目標是為了恢復個體在身體、情緒及精神領域的全面性平衡，英系整體式芳療因此仰賴各種多元而普遍的治療方式。通常有兩種主要應用方式：第一種方式，將精油加入植物油中，做皮膚應用，是一種溫和的經皮吸收，只有極小部分的精油會進入體內循環，會有些微精油在皮膚上蒸發後被嗅覺捕捉；第二種方式，直接嗅吸從擴香儀器中散發出的精油香氣分子，這也是一種溫和轉換情緒心

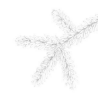
理狀態的使用方式，也可能有一點點的生理效果。

英系整體式芳療，很明顯是要打破西方世界固有的身體與精神二元論，是以身體為中心的單一整體性系統論。藉由對生理及心理無差別性的整合治療，英系整體式芳療能夠超越單純處理身體或情緒問題的侷限性。也因此，英系芳療可以說與關注身體狀態的心理學立場一致，例如生物能量學、哈科米療法（Hakomi Method，是一種結合了內觀及科學方法論的心理治療法）等等。藉由提供鬆散而不強烈的芳香治療，也對在精神、情緒、生理間產生連鎖效應的慢性系統症狀有所助益。

英系芳療也是一種活力論典範的回歸。18 世紀之後，隨著希臘醫學的退場，活力論典範的理論原則也大量亡失。如同傳統希臘醫學，英系芳療目標是真正恢復個體生物能量活力的規律性，而不只是治療某種失衡症狀，重點在於維持身心的整體安康，從而避免任何失衡的發生。

若用最簡單的方式陳述英系芳療精油的應用，可以形容是「整體治療介入系統的優雅型態」，這種整體治療觀，在很多層次上都體現了今日我們所認識的「五行針灸論」。五行針灸論的源頭是口傳醫學，可以追溯至 12 世紀時的知名中醫劉完素，這種針灸方式在 1950 年代，由知名的法國針灸醫師雅克・拉維爾（Jacques Lavier）引介入西方。摩利夫人就在同一時期大力發展她的整體精油療法，這絕非偶然。五行針灸法後來被拉維爾的學生們繼續發揚光大，其中包括英國著名的 J. R. 沃斯利（J.R. Worsley）。如同針灸法的流行，英系整體式芳療也在不同國家被廣泛地改良應用，證實自己是一種不受時代限制、充滿活力的現代健康照護選擇。

但自 1960 年代開始，英系芳療出現了一個有趣又令人困惑的矛盾：它開始向正統的藥理學及藥物動力學尋求使用精油的科學法則。這種以化學為基礎的應用途徑，更接近法系醫學芳療。首先，它傾向在實務上減少英系芳療整體性概念的應用範圍；其次，它隱晦地摧毀自己的立論根基，即明確的整體性典範。而如今，試圖以整體治療觀來整合精油藥物學的諸多努力，都是為了拯救及鞏固英

系芳療的整體性傳統。這些努力完全吻合了摩利夫人所致力倡導的探索活力論醫學。

英系整體式芳療主要風行於北美及澳洲,著重於在實際療程中提供一種或多種的治療方法。有一些精油治療師擅長用傳統的身體應用、芳香按摩與較溫和的嗅聞方式,也有其他人喜歡加入更特殊的心理療法、皮膚保養與環境氣味塑造等其他面向,延伸而來的各種應用方式。

◉ 能量醫學系統 ◉

若把宣稱奠基於能量醫學的精油應用模式,視為英系整體式芳療的延伸或變體,一點都不誇張。中醫及阿育吠陀醫學這種能量醫學,本質上是活力論,而治療觀是整體性的,這與最早由摩利夫人發展出「整體式芳療」模式,有相同的重要特質。當然,建立於能量醫學論的精油應用系統,其本身獨特性仍然足以與其他系統區別,可稱之為獨立的治療模式。

能量系統的治療模式有一個重點:治療處理的,都是體內生命能量流動經過的針灸穴位及經絡,而不是生理學的解剖部位。這個特殊的醫療系統有自己定義的專有名詞。例如以中醫為基礎的芳療,精油就經常被應用在能代表症狀整體問題的穴位上。依照脈搏、舌相、氣色及呼吸狀態的綜合診斷,以及患者呈現的症狀,治療過程通常以陰陽及五行法則為基礎,尋求經絡的平衡與能量轉化,也會處理各種型態的能量淤滯。

有趣的是,1950 年代在巴黎,針灸第一次正式引薦入西方,精油與穴位之間的關聯就已經確認了,這要感謝當時針灸療法的重量級人物,如索里埃·德·莫蘭特(Soulié de Morant)、讓·波薩雷洛(Jean Borsarello)及雅克·拉維爾的引介。之後,精油及穴位的關聯,進一步被更多專家學者們所證實。在中醫、阿育吠陀醫學、泰國醫學、西藏醫學及蒙古醫學中,也可以發現將草藥配方應用在針灸穴位的類似治療方式,但這些傳統醫學不是將精油直接用在穴點上,而是將單一草藥或草藥配方磨成粉之後,做成大藥丸,再給患者服用。值得注意的是,早期實驗性地將精油直接用在穴位上,僅僅被視為針灸療法的附屬;典型的做法

是，穴位在針灸之前先抹上精油，好為穴位提升能量做好針灸的準備。然而，在穴位應用精油的 35 年臨床經驗告訴我們，這也是一種獨立存在的治療方式，這種芳療模式所達成的臨床治療效果，跟直接針灸還是有些不同。針灸療法先處理生理性的問題，如疼痛、痙攣及發炎，而精油可以深入個體的精神層面，療癒心智與情緒。精油的高度能量本質，似乎更能深入能量混亂表象的核心。從任何一種整體性以及發展性觀點來看，能量醫學系統，都將為精油使用帶來令人驚喜的發展。

我們也可以從能量醫學的語言理解及傳達精油的功能，以及其與症狀背後之病理學，如熱、寒、濕，或者器官、經絡及五行症狀的關聯。然而，問題出在中醫或任何其他傳統醫學裡，並沒有關於精油能量功能的資料。中醫，是在農業社會中發展出來的醫學系統，以針灸療法、中藥配方、飲食療法、推拿按摩及氣功為治療模式。

如同第一章所提，西方直到近代才發現蒸餾精油，從 16 世紀末期，治療師們才開始漸進地、試驗性地將精油加入西方的芳香藥典清單中。即使如此，精油從來沒有像其他的草藥、礦物及金屬製品，如酊劑、萃取液、藥酒及順勢療方一樣，得到完全的療效地位。任何從能量醫學觀點闡述的精油應用，也就是指精油的功能及適應症，都是很近期的發展，也該被認知為只是嘗試性與實驗性的。現狀下，中醫精油應用的各種描述只是探索的開始，得花上很多年，需要由很多治療師共同累積、整合彼此的經驗，才能夠強化這個新興的醫療知識體系。另一個類似的發展，是從 1980 年代開始，在中醫體系中應用西方草藥的各種嘗試。

◉ 心理治療及靈魂療癒 ◉

今日，將精油應用在心理治療的源頭，亦可以追溯自英系整體式芳香療法。這裡是指透過氣體揮發，以及吸入精油氣體分子的過程，以改善心智及情緒的錯置失衡。從 1930 年代開始，各種不同的研究都已經證實，嗅聞精油有助於調節大腦中的荷爾蒙及神經傳導物質，改變人的感受、認知、情緒甚至是睡眠習慣。這些效果由滴莎蘭德先生分類整理，並整合進英系整體式芳療主流知識中。不同

的精油，被認為可以影響特定的大腦結構，及調節相關神經傳導物質與荷爾蒙，一直也都有不同的研究持續證實，精油影響神經及內分泌系統的潛力。此外，大腦影像研究的突破性發展更令人興奮，影像報告的解讀，也為了解精油對神經內分泌的影響，開拓了新的探索之路。

儘管在神經科學界的進展，暗示了精油治療的龐大潛力，但實際上應用精油的治療師、諮商師或者神經精神科醫師，仍然非常有限，比法國開立精油為內服藥物的醫師人數來得更少。

不論如何，以各種方式嗅聞芳香物質，都是最古老和廣泛的精油吸收方式。對於可以藉由嗅聞支持及促進人們心理、情緒及精神的平衡，以增進整體安康的認知，一直都沒有改變。這些效果體現在不同的文化裡，也透過特定文化的不同執行方式及實務傳達出去。一旦我們了解不同文化處於不同的發展階段，也會傳達出不同的認知型態，這就不難理解了。因此，一個特定香氣的效果及正面經驗，在不同的文化之間，也有截然不同的記載。例如在西元前已成熟的多數文明體中，香氣一般而言，總是與神性及靈性的領域結合在一起。經典的例子，包括古代蘇美人、巴比倫人及埃及人。對其他文化而言，吸入香氣，通常代表通往個人或群體內在靈魂的通道，因為香氣之中富含各種超越意識的資訊；這常見於早期克里特島及希臘文化的寺廟，或者遍佈於世界的薩滿教儀軌。還有另外一些文化，如古代中東文化，尤其是希伯來以及阿拉伯文化，把香氣當作社群及家族活動的重要標誌，例如出生、婚禮、喪禮等，香氣在各種慶典跟儀式中，都代表重要的元素。至於像在中國及日本這樣的文化裡，香氣是傳達文化美學及表達感官藝術的一個重要工具，日本的「香道」就是明顯的代表。不論哪種香氣文化象徵意義，以及香氣產品實務所帶來的正面效果，嗅聞芳香物質帶來的情感與精神益處，是受到跨文化的認可且具普世經驗值的。

我們如何依照自己最深的感覺、思維，傳達及定義自身的芳香物質使用經驗？更精確地說，如何能透過直接嗅聞芳香物質，定位已知的精油與大腦之間的神奇連接性？當我們試著描述真實打動靈魂與心理的香氣經驗時，如何避免因此

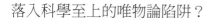

落入科學至上的唯物論陷阱？

很明確地，有兩個層面可討論。首先，精油的心理效應，需要建立在對精油真實的感官經驗上。可以用這樣的方式開始：當精油香氣進入鼻腔，注意它在身體引起哪些感受，不要過度解讀，也不要忽視細節。其次是單純的觀察，留意以身體為中心的感受，會跟哪些特定的香氣產生連結。第三步，是對不同精油的心理效應及功能建立系統性的推論。再來，要找出建立起的精油療效及其已知化學分子之間的關聯。最後的步驟，是完整這個理論，也就是把主觀經驗與推論性結果連結在一起，而這個連結也要再與客觀的知識整合。這一整套探索精油心理效應的方法，被稱為「心理感官途徑」。

第二個層面，是再一次借用「心理學的」（psychologica），這個可以廣泛解釋的詞彙，得以用最簡單的語言建立及描述精油效果。這一套語言應該不僅限於科學範疇內的心理學，而應該包含所有真實的心理功能（psyche），更傳統或適當的說法，就是「靈魂」（soul）。簡單的語言，可以幫助我們盡可能地表達香氣在靈魂各個功能層面的效果。這些效果包括：單純理性及認知層次的功能，到非意識層次的動機、直覺與渴望等靈魂屬性的功能，以及最終情感及感受的功能。

顯然地，大多數應用精油的治療，都會包含某種程度的嗅聞療法，以及必然伴隨的心理效果。若是治療的目標是心理與靈魂性的，這個效果可以被放大與控制，吸收途徑就會完全以嗅聞為主，如此才能夠促進身心整體的安適感，或為情緒不穩、沮喪、焦慮、創傷症候群等症狀，創造某種特殊的大腦功能性療效。

當我們探索精油療效應用性的各種現存模式及典範時，第一章的大哉問又會浮現：精油治療是草本醫學領域發展的一環嗎？或者它是發展過程中獨立出現的一種治療模式？今日使用精油的種種矛盾與疑惑，我們可以從這個問題延伸出一系列更多的探索。精油療法是單一的治療模式，或者一群治療模式的集合呢？換句話說，今天各種不同的精油實務方法，只能稱為「精油療法」整體系統的一部分，或者每一種治療方法都足夠支撐獨立成為一個模式？

這些問題反映了精油療法正處於發展階段的本質，它們真的還沒有標準答

案。最好的結論，似乎是仍然對這些問題抱著保留態度，並且接受這種聽起來矛盾的雙重說法──「精油療法」是一種單獨的治療模式，以及「精油療法」是正在崛起各種治療模式的複數名詞。不論如何，加入精油之後，身心治療效果的提升與擴張，都是令人興奮的事。芳香藥典聚合了各種模式的臨床使用經驗，並且拼貼成一幅豐富的療效潛力織錦畫。

6

芳香本草精油檔案

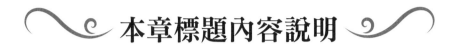

本章標題內容說明

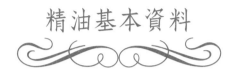

精油基本資料

植物來源

精油的來源植物身份以及用來蒸餾萃取的植物部位，都是定義精油生物活性的基本資訊。兩者都很重要，不同的植物種類，可能會蒸餾出不同品質與特色的精油；例如馬達加斯加島與地中海沿岸的永久花就是不同的品種，所萃得的精油也不一樣。同樣地，同一株植物的不同部位也會產出不同的精油；例如杜松漿果精油與杜松枝葉精油、肉桂皮精油與肉桂葉精油、多香果精油與多香葉精油。

別名

英文別名，或者其他也出產該類精油地區主要語言中的別名，對精油及植物來說都很常見。

外觀

這是對於精油流動性、顏色及氣味的描述，綜合起來就是感官性身份特徵的關鍵代表。任何明顯外觀與氣味的差異，通常都指向精油摻混的可能性。其他不重要的差異，則可能只是代表精油品質的劣化——因為氧化、不良儲存條件導致的聚合作用、過期所造成的。

大多數的精油流動性跟水差不多，其他則略有不同，如稍微濃稠些的玫瑰草、歐薄荷、依蘭，到糖漿感的岩玫瑰、廣藿香、檀香，及最黏稠的岩蘭草與沒藥。大多數的黏性精油都含有非常多的倍半萜醇類分子，例如廣藿香裡的廣藿香醇、岩蘭草裡的岩蘭草醇、檀香裡的檀香醇。

高黏性精油在臨床應用上，有個重要注意事項——精油滴出的量會大幅增加。在調製配方時，這點必須被列入考慮。如玫瑰、茉莉、晚香玉、黃玉蘭、廣藿香與其他種類的原精，質地通常也非常濃稠。有些原精，如杉類的樹脂或快樂鼠尾草，在常溫下是固態的。

顏色

常見的精油品項裡，顏色光譜應有盡有，以兩種最為常見：像水一樣的透明，如尤加利與大多數的針葉類精油，以及淡黃綠色，如茶樹、快樂鼠尾草、玫瑰草、乳香。還有其他的顏色，如綠色，佛手柑及快樂鼠尾草、深琥珀色如岩蘭草、橄欖綠如廣藿香、穗甘松、岩蘭草。德國洋甘菊、藍艾菊、西洋蓍草與藍絲柏的顯著深藍色，則是來自於母菊藍烯分子（chamazulene）。

將精油顏色與它的基本特質，以及臨床應用功能做系統性的連結，是一項非常吸引人的工作。我們可以從幾種不同的模式去創造這些連結，例如西方的四元素論、東方的五行論，以及阿育吠陀裡的七脈輪論，這些身心理論都有強大的色彩連結傳統。雖然這種連結非常有力，但要謹記，不是所有的精油都以色彩傳遞自己的特質，單純從精油顏色得到的治療資訊，其實很有限。

氣味

這是精油最重要的身份象徵，雖然不是全部，大多數的精油都可以從體驗到的香氣，做出檢測判別。精油的香氣，絕大多數都是內容化合物分子氧化的結果，尤其是醇類，如單萜醇與倍半萜醇，也包括酯類、醛類、醚類、酮類及酸類分子。精油氣味描述最弱的一環，就是語言本身，語言裡非常欠缺定義天然植物材料裡各種不同細微氣味差異的元素。這反映出在西方文化及科學領域中，與視覺相比，氣味的角色相對而言較不重要。有一小部分由香水師建立的紮實詞彙庫，一般人也能理解並且加以運用。1960 年，史蒂芬・阿坎德（Steffen Arctander）所著的香水材料參考書中，就有現今最常用的精油香氣分類與敘述。

香氣類型

這項資訊提供以嗅聞方式吸入精油，來解決情緒相關症狀的重要指引。這種香氣能量學系統，對於以能量概念原則為治療基礎的情境也極有幫助，這也包括在中醫系統中應用精油。

精油主要透過其香氣展現出氣場特質，正如同植物與食物主要透過其風味展現出它們的氣場特質一樣，這是通往它們能量本質的關鍵所在。在精油芳香特質的基礎上，精油被廣泛地分為前調、中調與基調，分別對應著其上升、環繞與下沉的能量動態。明白精油的香氣特質之後，能讓治療師追蹤它們在身體從頭到腳的能量或氣的變化。

主要的香氣特質分別為穿透調（Pungent）、柑橘調（Lemony）、甘甜調（Sweet）、青綠調（Green）、木質調（Woody），以及根系調（Rooty），而在這些調性中又分出特定的副香調，例如「清新 - 穿透調（Fresh-Pungent）」、「辛辣 - 穿透調（Spicy-Pungent）」、「甘甜 - 青綠調 （Sweet-Green）」、「柑橘 - 青綠調（Lemony-Green）」等。請參考附錄 A。

香氣特徵

精油是高級「天然香水」中的重要元素。香水及帶著美感的香氣配方明顯不是本書的重點，但治療性質的精油配方中宜人的香氣，仍然很重要，尤其若是這個氣味會在環境中持續擴散一段時間。為此，香氣美學的知識就能派上用場。

要創造一個不只有效，並且受到喜愛的治療配方，必須了解單方及複方精油的美學原則。這些知識不但會確保使用者的方便性，也能提升客戶的接受度。不論治療師如何推銷配方的治療效果，客戶都會拒絕聞起來不討人喜歡的氣味，甚至連安慰劑效應也會輕易地被抹煞。在精油治療裡，嗅聞吸收與消化吸收有明確的不同，後者的常規，就是得喝下難聞的草藥藥劑。嗅覺的「喜歡」或「討厭」，最終決定於大腦邊緣系統，與其他感官刺激傳導資訊的路徑不同，大腦邊緣系統不依賴丘腦去除或降低自外界接收進來的嗅覺資訊。大腦邊緣系統只追求有益於

個人生存的愉悅香氣，不會容忍任何不雅的氣味。大腦邊緣系統喜歡比較複雜，而不愛單純的香氣調性，它仍然可以接受簡單、感覺愉悅，且不會造成嗅覺疲勞的香氣組合。

那麼，到底什麼構成香氣配方的愉悅感？首先也最重要的，是必須把香氣美學法則考慮進來。這個帶來愉悅的配方，不會因為長期暴露於其中，而產生嗅覺疲勞，重複的使用也會產生正面連結效應。這並不是要求以薰香或噴霧器進行治療的嗅聞配方，而是應該符合正統調香公式，也就是配方前調、中調、基調精油呈現出一定的比例。在治療的情境中，我們的目標是創造一個有療效的配方，而不是做香水。相反地，正因為治療配方是刻意地追求某一種治療效果，因此多傾向不需要完整包含三種香氣調性的精油。治療配方通常是重度前調、重度基調或重度中調，有時也會同時加重兩個相鄰的香氣調性。例如，很有可能調配出一款以前調精油為主的治療配方，再加入一點微量的中調精油調和，增加客戶對香氣的接受度；也可能調配出一個以基調為主的配方，輔以少量的中調精油，好增加配方整體香氣的活潑度。

香氣的三個主要美學面向為調性（note）、強度（intensity），以及持久度（persistence）。在治療情境中，只有前兩者是調製配方時真正需要考量的因素。

1. 香氣調性

香氣調性絕大多數決定於揮發性，也就是氣體分子的揮發速度。有三種香氣調性：前調、中調、基調，香氣調性可以被理解為精油的音調。在香水或者重視香氣感的產品中，找到三種調性令人滿意的平衡比例，是主要的配方考量；但在治療性配方中，這就是次要的議題。

🌰 **前調精油**通常被形容為新鮮的味道，通常帶有刺激或檸檬感的香氣。前調通常帶有高度的揮發性，以及輕盈、尖銳、穿透力強的特質，能夠帶給配方向上提升的、動態的、清澈的氣質，並為整體配方簡單註解。在比例均勻協調的香氣配方中，前調香氣會最早被聞到，它們是香氣的引言。檸檬、葡萄柚、佛手柑、萊姆、紅桔、巨冷杉、檸檬香茅、山雞椒、薰衣草、尤加利、歐薄荷、

綠薄荷、白千層、沙羅葉、綠花白千層、豆蔻、肉豆蔻與黑胡椒，是典型的前調精油。

- **中調精油**通常是花香的、甜美的、草本的、琥珀的、辛香的，具中度揮發性，有平衡、和諧、統合的特質，可以為配方帶來整體、溫暖、豐富與一致感。在協調的香氣配方裡，中調通常出現在前調之後，並真的構成了香氣的主軸核心。中調是每一個配方的主要美感代言人，這也代表中調是三個調性裡面最重要的一環。好的中調精油包括：天竺葵、玫瑰、玫瑰草、永久花、橙花、大花茉莉原精、小花茉莉原精、依蘭、藍艾菊、快樂鼠尾草、羅馬洋甘菊、馬鬱蘭、白松香、丁香、薑與肉桂。

- **基調精油**通常是木質的、根部的、苔蘚感的。它的揮發性很低，帶著黯然的、沉重的與靜止的特質，為配方帶來深度、光彩、層次及存在感。在均勻調製的配方裡，基調通常是在中調之後出現，是最後被聞到的，也扮演支持襯托其他香氣調性的角色，基調的存在，讓整個香氣變得完整。岩蘭草、所有種類的雪松、廣藿香、岩玫瑰、所有種類的檀香、穗甘松及乳香，是常見的基調精油。很多原精與其他種類的萃取物也是好的基調，包括岩玫瑰、橡苔、廣藿香、安息香、秘魯香脂、薰衣草、快樂鼠尾草、可可、咖啡及膠冷杉。

2. 香氣強度

香氣強度代表一個精油相對的明顯度與柔軟度，可以分為「強、中、弱」三個等級。這是在創造重視香氣感調香時重要的考量，但同樣對治療性配方來說，就不那麼重要。

- **高強度精油**帶有濃重的香氣，通常是甜蜜花香感或者新鮮刺激性。高強度精油包括藍艾菊、德國洋甘菊、西洋蓍草、永久花、特級依蘭與一級依蘭、天竺葵、肉桂、所有品種的羅勒、馬鬱蘭、尤加利、白千層、綠花白千層與桉油樟。這類精油通常會以少量添加入配方中。

- **中強度精油**的氣味不是那麼強，大多數的精油屬於此類。

- **弱強度精油**的香氣微弱，許多木質類精油都屬於此類，例如沒藥、大西洋雪

松、廣藿香、檀香，以及某些比較低調的草本類精油，例如薰衣草、快樂鼠尾草及牛膝草。

3. 香氣持久度

　　也稱之為香氣持續性，代表精油氣味在皮膚上停留的時間長度。這個面向只有在調製香水時才會考慮，治療型配方則完全不重視。

🍃 **優越的持久度**，代表這支精油可以停留在皮膚上非常長的時間，包括：岩蘭草、永久花、廣藿香、岩玫瑰、大西洋雪松、檀香、穗甘松、黃葵籽。雖然不是全部，其中有很多屬於基調精油。

🍃 **中等的持久度**，代表這支精油會在皮膚上停留一定的時間，包括：天竺葵、玫瑰草、快樂鼠尾草、玫瑰、甜茴香。這類精油主要都是中調精油。

🍃 **短暫的持久度**，代表這支精油的揮發性快速，停留在皮膚上的時間不長，包括：佛手柑、薰衣草、尤加利、甜橙、歐薄荷、山雞椒、檸檬香茅及葡萄柚。絕大多數都屬於前調精油。

萃取方法

　　內容包括萃取方式、使用的植材部位是新鮮或乾燥，以及每年的萃取時間與蒸餾發生的地點。絕大多數的精油都是蒸氣蒸餾，但柑橘類精油是冷壓萃取。

產生 1 公斤精油所需原料

　　為精油萃取率，指萃取 1 公斤（大約 2.2 磅）的精油，大約需要多少重量的植物材料。精油通常以重量來計算，因為它們的密度可能差異很大。這個資訊有助於我們了解精油的濃縮性，以及要產出如此少量的精油，到底需要多少的材料與時間精力。使用的植物材料，與種植、收割、蒸餾所花的時間與人工，會一併決定精油最後的成本。

🍃 **高萃取率精油**，包括丁香、鼠尾草、檸檬香茅、尤加利及茶樹，它們的價格都比較低。

🍃 **低萃取率的精油**，包括玫瑰、橙花、香蜂草、藍艾菊及永久花，因此它們價

格不斐。

其他大多數的精油都介於這兩者之間，也就表示它們有中度的萃取率。

產區

精油檔案裡只列出主要的生產區域，也會包括生產高品質精油的小產地，後者尤其以供應精油治療用途為主。

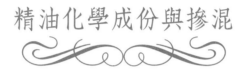

精油化學成份與摻混

基本成份

本章中的精油化學成份，以實際上的含量由多至少遞減排列，而非按照精油化學種類，或者氣相層析報告的順序。含量的百分比若達顯著，將會被列出；未標示，則代表這個分子的含量少於 1%。

前兩個化學分子的類型，通常代表該支精油的主要化學特性，例如薰衣草的酯類及單萜醇類；藍艾菊的倍半萜烯類及單萜醇類；廣藿香的倍半萜烯類及倍半萜醇類；茶樹的單萜烯類及單萜醇類。有些精油只有單一類型的主要化學分子，例如葡萄柚（單萜烯）、丁香花苞（酚）、玫瑰草（單萜醇）、巨冷杉（單萜烯）。也有些精油有幾種同樣重要的化學分子：佛手柑中的酯類、單萜烯類、單萜醇類，就呈現接近完美的平衡比例；綠香桃木精油則有氧化物類、酯類及單萜醇類化學分子。然而，這並不代表在構成精油完整的氣味感及生理性效果上，其他含量較少的化學分子不重要。而我們要記住，通常含量高的主要化學分子，並不是精油獨特香氣的原因。

摻混可能性

臨床治療用精油的摻混，對精油品質的影響比其他問題都來得嚴重。第三章

中有詳細完整的討論。工業標準化及商業摻混都很常見，且提高了區辨從植物的栽種至採收一路往下生產流程源頭的難度，這便是用於治療的精油跟用來做調味及香水材料精油之間的重要差異性。了解精油典型的工業製造、化學標準化及工程摻混的方法，可以提供必要的資訊，幫助我們選擇真正純正，且適用應用在芳香治療上的精油。

相關精油

這個部分把該支精油與其他重要的相關精油列在一起，「相關」可能是指同屬別或者同類型的植物。有些相關精油也會出現在本書的精油檔案裡；有些可能相對比較少見、比較難獲得，或者比較少用於治療用途而沒有被收錄。要記得：精油清單永遠會不斷新增，對未來的需要及發展多加注意是必要的。

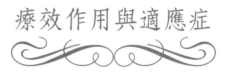

內容大篇幅介紹了精油作為藥方時的基本資訊。大致區分為精油應用的心理處方（經由嗅聞途徑）、生理處方（經由體內吸收途徑），及外用配方（經由體表外用應用途徑）。

療效性質與外用安全程度

標註療效作用是溫和、刺激或可能致敏等。

具體症狀（特定症候學）

代表處方用途的主要症狀及指標，會群組成為特定的症狀圖像，又被稱為病徵形態學或症候學（symptomatology）。這對任何草藥、精油或其他形式的處方都成立，特別適用於那些藥效比較強的劑型，如酒類酊劑、精油配方與高效能的順勢療法。配方的對應症候都是特定的，對精油來說也是如此。生理的及心理的

症狀，也都被包含在內，症候學可以說是精油使用的終極指引。

具體症狀的內容涵蓋廣泛，並直接表達精油的療效身份，代表任何一種執行方式或藥劑形式，都能夠應用這些知識。它不會侷限於特定使用方式，反而是超越各種使用形式，不論是內服或者嗅聞。

個案診斷的基本問題就是——精油的療效到底多適用在一個個案身上，或者他的狀況是否能與精油特定的症候學呼應共鳴？一個身心症狀呈現超過三分之一某支精油具體症狀的人，就是適合用該支精油的候選人。若是個案歷史曾經出現超過三分之二該配方的具體症狀，也許就需要把這配方加入日常保健之中。這種情況代表個案的體質，與這精油的療效彼此共振，適合長期使用。借用順勢療法的語言，我們可以說，這個個案有著這支精油及那支精油的體質類型，譬如說，有天竺葵或快樂鼠尾草的體質類型。本書中大多數的精油都經過精挑細選，它們可以做為日常保健用的配方，也就相當於順勢療法中的常用藥方（polycrest）。

然而，在其他情況下，一個個案或病人可能只需要有條件地使用，而不是在日常生活中使用特定精油。在這種情況下，精油的使用就是短期而非長期。

一個配方所對應的具體症狀，就是對個案失衡狀況基本的統一描述。它是該配方類型對應該個案症狀，可被制伏與評估的原型地圖。

特定症候學的臨床實務，起源於西元 15 世紀初期的歐洲，醫師暨煉金士帕拉塞爾斯（Paracelsus）創立了煉金醫學派時便開始了。三百年後，薩穆埃爾‧哈內曼（Samuel Hahnemann），將這個概念進一步發展成以配方的特定症候學為疾病命名，例如白頭翁（Pulsatilla）類型、碳酸鈣（Calc. Carb.）類型等等。從順勢療法醫師得到的靈感，自 1840 年代的老約翰‧舒卡德（John Scudder）開始，北美的折衷派醫師很快就接受了這個概念，並應用在折衷學派廣大醫療物質的主要草藥配方中。例如，在當時堪稱最完整且具權威性的草本醫學教科書《*King's American Dispensatory*》中，就列出了幾乎所有配方的特定症候學，其中當然也包括了無數的精油配方。

心理層面的作用機轉

這裡是指透過一般的呼吸或各種擴香方式，經由嗅覺系統吸入揮發性精油分子，所產生的心理效應及適應症。吸入精油的揮發性物質，將直接把嗅覺的感官刺激傳遞給大腦邊緣系統，且不會發生經由丘腦處理產生的訊息遞減。較好的嗅聞方式包括：直接吸入如從紙巾、溫熱毛巾、洗臉巾或一碗熱水（也就是吸入熱蒸氣）、使用薰香；另外還有間接吸入，如結合觸碰與吸收的身體按摩。

想更了解精油心理效應背後的邏輯，必須先理解產生心理效應的四種前置資訊：精油的「心理－神經－內分泌－免疫」（PNEI）基本功效、精油產生的大腦動力學、精油香氣類型、精油對應的心理失衡。

基本的心理－神經－內分泌－免疫功能與適應症

在此是指精油對心理－神經－內分泌－免疫系統的影響。這些資訊對於了解精油的心智及情緒影響力，也就是透過嗅覺途徑產生的心理效應，是相當重要的基礎。

可能的腦動力學作用

研究者如丹尼爾・阿曼（Daniel Amen）等人，對大腦各個結構的心理－神經－內分泌－免疫功能的研究成果，有助釐清許多臨床應用精油的經驗。對這個領域有興趣的讀者，可以參考他的著作。

心理疾患適應症

不論有沒有診斷出病症，都能有效地以精油達到心智及情緒平衡。這部分列出的心理症狀，只是可能存在或診斷出，並與本書列出的精油心理效應及適應症連結。

生理層面的作用機轉

在此是指描述當精油以液態形式，傳送到身體內部環境的應用方式，其所產生的生理效果及相關適應症。要以精油達到生理效應，建議的使用方式為：以噴霧器進行薰香、凝膠、肛門栓劑、陰道栓劑及擦劑，當然也不僅限於這些。而例如高濃度的全身按摩，除了一般所知透過嗅覺途徑吸收的心理效果外，也可能產生一定劑量的內部吸收。這種不知不覺型的精油吸收，尤其會發生在遠離大塊肌肉、組織很薄，且循環非常接近皮膚表面的身體部位，例如腳踝及肘彎，或膝蓋後窩的皺摺處。

每一支精油列出的生理功能和適應症，都是從 19 世紀初期之後的法國治療師開始，20 世紀下半葉以後，再由歐洲及美國逐漸累積應用實務，一直到今天，有各種臨床經驗的整合。但這些臨床經驗本身，也是傳承自超過八百年以來，精油在傳統歐洲草本醫學及製藥中的實驗成果。本書也依作者身為英系草藥學家訓練的臨床經驗及參考，持續不斷更新精油的相關研究，對自己應用精油的原則做了一些調整。

作用向性

就治療的觀點而言，在探究每支精油的臨床表現及適應症細節之前，了解該支精油的趨向性及診斷性功能，是非常重要的。如同任何一種植物性處方藥劑，一支精油擁有一種特殊的趨向性，或者對特定身體組織、器官，甚至全身部位的親和性。這種趨向性從藥物處方的傳統命名，便可以看出端倪，如提振劑 cordials（治療心臟的）、保肝藥 hepatics（治療肝臟的）、呼吸藥 respiratories（治療肺臟的）。有種推測是，精油的化學組成中，含有一些可以解鎖特定組織的引導性分子。這裡僅列出小部分精油影響的主要身體系統，例如玫瑰草與依蘭精油對於心臟、神經系統及消化道，具有強烈的趨向性，它們的療效特別會展現在這些系統的器官上，對其他器官的療效，就比較不那麼明顯。而像綠薄荷精油，就在呼吸道、消化道及泌尿道系統，展現強大的親和力與療效性。精油的一般趨向

性，在我們為病患特定症狀尋找適當療效配方時，經常被忽略。

主要的診斷功能

這部分的內容總結了該精油在活力功能醫學（vitalistic functional medicine）的診斷與治療方面，針對個人體質的主要診斷功能。它的功能奠基於西方眾多治療師所開發的六種基本藥方作用。這些功能包含了三組相反作用的對體（dyads），分別為 修復（restoring）／放鬆（relaxing）、提振（stimulating）／舒緩（sedating）、以及濕潤（moistening）／疏通（decongesting）。每一組作用服務病理學中的一對功能症狀。本書中，我們以「六原辨證」的樣板系統呈現（見附錄 B）。這個新的功能診斷模型，整合並更新了用於傳統希臘醫學、傳統中醫學、印度阿育吠陀醫學的診斷框架，並且分別對應到基本的六種療方作用。

精油的生理功能及適應症，將從最系統性及概括性的，到局部性及特殊性的一一列出。一旦我們知道一支精油廣泛的臨床應用主軸，它許多的細部療效，也就更清楚、更容易理解了。因此，關於內分泌平衡、中樞神經系統及動脈循環等，比較龐大的系統性功能將優先列出，它們在臨床上的重要性，通常也更高，它們系統性的影響力，通常支撐了其他生理系統的運作，也真正彰顯出該支精油的特性。有時，若一個局部性功能的臨床療效性，遠大於其他整體性功能，該特定功能則將會被優先列出。

一般情況下，一支精油的各種功能與用途，被歸類成兩到三種主要的「功能主軸」。以快樂鼠尾草精油為例，最適合被理解為既具有恢復性，也具有放鬆性的功能。快樂鼠尾草的其他功能，不是可被歸類於恢復性，就是可被歸類為放鬆性。環繞著精油的功能主軸，梳理各種療效表現，可以釐清精油重要的療癒本質，以及其他比較次要或少為人知的效果。從實務的角度來說，從精油的一般性到特殊性的思考途徑，也能讓臨床應用更清晰簡單，且容易記憶。

抗微生物作用

為了便於參照某些精油在治療各種感染的優異能力，大部分的精油都有抗微

生物（抗感染）的獨立敘述。值得注意的是，精油各種抗病原能力的相關資訊，完全是產生於科學研究之中，即表示是有科學證據。然而，精油的適應症卻多出自於臨床經驗的累積，這便是科學研究及臨床實務真實的交集點。1969 年，莫里斯・吉霍（Maurice Girault）博士，發明「精油抗菌實驗法」（aromatogram），以病患的體液標本，包括痰液、唾液、尿液、血液及陰道分泌物，協助精油抗微生物特性的分類製表。

以玫瑰草精油為例，它強大的抗真菌、抗細菌及抗病毒能力，格外適用於各種廣泛的感染症。但要注意，絕大多數抗微生物的精油，不只以抑制微生物的方式降低特定感染，它們也會刺激特定器官或組織，加入協助移除病原與病原產生的身體毒素。精油的抗感染功能，可以歸類成以下兩種：

1、與病原直接接觸，抑制病原的活動及繁殖。

2、協助宿主的感染組織處理非共生性的微生物，以及它們的毒性副產物。

此外，也有研究顯示，許多精油都能直接提振免疫系統，例如茶樹、沉香醇百里香及百里香酚百里香、沙羅葉及桉油樟。

精油的抗微生物能力，通常是在實驗室的體外研究中被決定，而實施的方式，是精油抗菌實驗法。唯有對臨床治療結果重複的執行及觀察，才能確認精油在體內組織及身體表面的實際生理效果。

精油中能直接對抗微生物，同時又能刺激組織，產生抗感染力的好例子，是綠薄荷。跟玫瑰草、綠花白千層或茶樹精油相比，它的細菌抑制力相對溫和，但綠薄荷在呼吸道及泌尿道感染的治療能力，尤其祛痰及利尿功能卻一點也不遜色。

正是基於精油的這兩種抗感染能力，感染症狀既被列在精油檔案主要部分，同時也會出現在抗微生物的單獨篇幅。

儘管精油對抗病原的效果，表面上看起來跟藥物的作用一樣，我們不應該落入把精油當作藥的替代品這樣的陷阱。精油畢竟是特定的植物萃取物，就像其他的植物配方一樣，本身的成份複雜，也透過複雜全面的方式處理感染症狀。精油

中常見數種化學成份同時作用，以綜效達到特定的抗微生物性。例如，茶樹精油中主要的抗微生物分子，是單萜醇類（著名的萜品烯 -4- 醇），但也有單萜烯分子與 1,8 桉樹腦分子的協同作用，後兩者有助於單萜醇類分子接近並滲透感染區域的組織細胞。

　　整體而言，精油是與個體能量及生命力的合作，而達成療癒效果，但合成的藥物是靠凌駕於個體本身的能量之上，才能產生作用，這是精油與藥物間重要的關鍵差異之一。這也是比起用藥，在適當的臨床情境下使用適合的精油，出現副作用比較少的原因。拿精油及抗生素在腸道展現的抗微生物能力比一比，精油不會對腸道共生菌叢產生太多危害，但抗生素就不同了。以肉桂精油為例，被認為會選擇性地抑制腸道病原，不論是腸道菌叢生態的失衡或感染所致，但酚類分子比例高的精油，如丁香、野馬鬱蘭、百里香酚百里香，通常被認為對腸胃道益菌叢有負面影響。比起常規的 NSAIDS 非類固醇消炎止痛藥，德國洋甘菊、藍艾菊與乳香精油的抗感染能力，則沒有任何的副作用。

　　簡言之，抗微生物功能這個部分，只是為感染症狀提供快速簡便的精油使用參考，沒有更多衍生的暗示。

協同性與互補性複方

　　精油就像其他的藥草處方一樣，當進行體內使用時，比較常見的是複方而非單方。應用複方的原理，在於提升藥方的有效性，並能針對個別個案的情況，提供適當協助。世界三大主要傳統醫學系統──中醫、希臘醫學及阿育吠陀醫學，都已從整合單一藥材的臨床藝術中，創造出有效的複方藥方。這三大草藥醫學傳統，都從單一的藥材開始，嘗試並實驗不同的藥材組合，組成更複雜、更全面性處方的基石。數千年來，醫師們寫下了數百本的處方參考書，記載了各種特殊症狀與疾病的治療處方。以精油處理生理症狀時，我們也可以做相同的紀錄整理。

精油只有兩種形式的複方——協同性的與互補性的。

請記住，本書所提及的複方，只是一些參考例子，即使它們都是重要案例，但它們沒有排他性，僅是提出來做為其他臨床實驗配方的思考刺激。畢竟，個案的治療需求，才是治療師要面對的真實臨床情境，這也是最終應用哪些特定精油的決定因素。

協同精油組合

結合兩支以上、擁有同樣治療特質精油的配方，將會相互提升特定治療力的強度及有效性，創造出協同性的療效。例如，當薰衣草及快樂鼠尾草一起使用，會創造比個別單獨使用更強的效果。比起各自與其他精油搭配，這兩支精油配對最獨到的效果，就是產生更強大的修復及放鬆神經系統的能力。另外一組精油配對成立的協同性療效案例，是甜馬鬱蘭與歐薄荷。一起用時，它們在腸道展現的抗痙攣及止痛能力，優於單獨使用的效果。

儘管臨床上已經透過實務經驗，證實了這種配方類型組合的有效性，我們仍然需要了解效果背後的邏輯與科學原理。若向精油的化學組成尋求答案，我們會發現，協同作用通常出現於個別精油裡有一致的主導性化學分子。薰衣草與快樂鼠尾草的例子中，協同作用是來自於酯類分子與酯類分子的結合作用。把這個例子看得更遠更深一點，兩支精油中第二主要的化學成份，都是單萜醇類，當融為一體便相互提升了這類分子的效果。

甜馬鬱蘭及歐薄荷的例子中，共同的主導性化學分子是單萜醇，而協同性則是兩者「相同與相異」的單萜醇分子融合之後，共同展現的結果。當這兩種類型單萜醇分子的存在，都令人無法忽視時，彼此的連結力就會更加強大豐富。而這兩支精油的次要化學分子，都是具有一定比例的單萜烯，有助於這兩支精油的組合創造出另外一種功能性。這兩對精油組合，都是很具代表性的協同性複方。

其他展現良好效力的協同性精油配對例子，還包括：以多重單萜醇分子互補，增強抗真菌效果的茶樹及沉香醇百里香；以 1,8 桉樹腦及多種單萜烯分子串連，

共構抗病毒效果的綠花白千層與桉油樟，它尤其適用於急性呼吸道感染；黑雲杉與蘇格蘭松中，各種單萜烯分子協同，所達成的強大神經內分泌修復力。

如果缺乏精油化學的知識，要組成協同複方的另一個方法，是向香氣能量特質的經驗法則借鏡。以薰衣草及快樂鼠尾草的例子來說，兩支都是青綠調精油，都具備放鬆與降緩的療癒潛力──這也暗示了在高張性／緊證、亢進性／熱證的適用性。即使這些都代表整體性治療的優勢，也就是可以同步影響身體跟心理，當我們談到理解配方適應症生理性效果背後的邏輯時，這些仍然是缺乏化學藥理學的模糊論述。所以，比較平衡的說法是，以香氣類型屬性調製複方的臨床模式，比較適用於著重恢復整體身心平衡的治療情境，而非處理特定的生理症狀。當然，這兩者最終都會對理解精油的臨床應用，帶來巨大的貢獻。

互補精油組合

結合兩種以上擁有不同療癒能力的精油，以一支屬性不同的輔助精油，支持強化另一支精油的療效，就產生所謂的互補性。與創造單一協同性療效的配方不同，這裡是指結合兩支精油彼此不同的療癒作用，效力互為增強。例如薰衣草精油與甜馬鬱蘭精油的結合，就是以互補性舒緩高張性症狀或緊繃神經肌肉症狀的好例子。兩支精油都帶有放鬆的特質，但各自具備不同的能量性質及化學分子。薰衣草是由酯類分子主導、帶有甘甜青綠氣味的精油，甜馬鬱蘭精油則帶著清新穿透的青綠氣味，主導的化學分子是單萜醇及單萜烯。這兩種互補的香氣特質與化學分子結合，帶來更完整強大的放鬆效果，對心臟、冠狀動脈循環及消化道痙攣性疼痛的臨床治療，尤其有效。

另一個產生互補性療效的例子，是運用甜馬鬱蘭精油及藍艾菊精油來治療氣喘。兩支精油都是全身性神經系統的放鬆劑，也有良好的抗支氣管痙攣與止痛效果。甜馬鬱蘭尤其擅長舒張肺部與平緩氣喘，處理平滑肌與橫紋肌的放鬆；藍艾菊的另一個強項，則是抗發炎及抗組織胺，有助於處理氣喘的發炎症狀。於是，這兩支精油原本共同對於支氣管平滑肌的舒張效果，就被各自其他的功效強化，

讓治療氣喘症狀的整體效果更為突出。

好的互補性複方精油，通常含有兩種性質不同，但可達到相同療效的主導性化學分子。以薰衣草及甜馬鬱蘭為例，薰衣草的酯類分子，在甜馬鬱蘭的單萜醇分子協助下，效果更為顯著。在甜馬鬱蘭及藍艾菊的例子裡，互補效應則出現在倍半萜烯分子，支持強化了單萜醇分子。當然也不要忘記，兩支精油都含有一定比例的單萜烯類分子，這增加了兩者之間的相似性，以及些微協同性，共同創造出正面積極的臨床效果。

另外一個互補性複方的範例，就是同屬桃金孃科的茶樹及綠花白千層精油，兩者加在一起，發揮強大的抗感染力，能夠廣泛處理各種的感染症狀。這裡的加強版抗感染力，來自於氣味清新穿透的綠花白千層精油中的 1,8 桉樹腦（氧化物分子），補強了甘甜茶樹中的單萜醇類分子。這兩支精油也都具有足量的單萜烯類分子，因此能以次要的協同力，強化主要的互補性。

藍艾菊精油及永久花精油都有抗發炎及抗組織胺的能力，組合起來，可產生處理立即過敏的互補性效果。藍艾菊所含的倍半萜烯，尤其是以消炎著稱的母菊藍烯，與永久花的酯類及酮類分子互為補強。當要處理下肢靜脈阻塞造成的靜脈曲張，甘甜木質調廣藿香精油中的倍半萜烯及倍半萜醇類分子，在天竺葵的單萜醇類分子協助下，效果更為增強。

要如何發現一支精油在另一支精油的協助下，會產生協同作用，或出現互補性的效果？例如薰衣草及檸檬香茅的互補性，便是青綠調精油在柑橘調精油支持下，發揮強大的抗感染及退燒療效。兩支精油同樣都具有降緩的特質，薰衣草及檸檬香茅的能量特質都是「清熱」，透過青綠調及柑橘調的不同香氣特質結合，展現相同的療癒能量。所謂的「清熱」功效，廣泛指涉了身—心—情緒整體系統，生理的熱與心智情緒的燥，都代表類似的能量。若以化學分子而論，薰衣草精油甘甜青綠的酯類及單萜醇類分子，獲得帶著檸檬香茅中帶柑橘香調的單萜醛類（檸檬醛、牻牛兒醛）補強，共同展現抗感染及退燒的效果。這個特殊的例子，正好明確展現了複方精油中能量經驗及藥理邏輯的完美結合。但一般來說，最

好還是先遵從精油化學分子的原則，再尋求相對應的香氣能量特質。

外用時的作用機轉

若明智地選擇了對的精油，以需要的濃度加入適合的基質中，精油對皮膚與軟組織的各種急性與慢性相關症狀，療效將會非常好。這個內容提供了精油在身體局部外用作用以及適應症資訊，使用的形式包括濕敷、擦劑、乳液、霜、精華液、洗劑與其他。外用法基本上分成兩種類型：首先是美容護膚用途，另一個是治療一般的表面症狀，範圍包括皮膚、頭髮與頭皮、肌肉及其他軟組織和關節。兩者之間有很大的重疊性，治療與美容的應用便合併敘述。

這部分的清單，會從皮膚護理開始，尤其強調哪種皮膚類型最適合該支精油製成的護膚用品。例如，玫瑰草精油是皮膚的潤膚劑，特別適合乾性、敏感以及失去生氣的皮膚。不論是哪種類型的皮膚，玫瑰草都能從功能面及結構面更新重生皮膚，所以皺紋、毛細孔受損、皮膚發癢與青春痘問題，都能夠有效處理。反過來說，這些潤澤與更新皮膚的能力，也非常適用於其他的皮膚失衡問題，如皮膚炎。

治療注意事項

不論局部外用或內用，當談到精油臨床應用的安全性與有效性時，注意事項也同時會被提起。注意事項，是指體內吸收或外部應用精油，以達成治療效果時的安全性相關事宜。如果是以空間擴香達成心理療癒效果，就沒有特殊的注意事項，大腦對於不喜歡或者暴露太久的氣味，有自動關閉感知的機制。這種生理機制來自於嗅覺疲勞，至於何時會發生，則看個人的忍受度而定。

注意事項分成「警語」，指需調整或監測的特定使用情境，以及「禁忌症」，指必須嚴格遵守的事項。

內用精油使用有兩方面注意事項：療效的及藥理的。療效性的注意事項與精油臨床應用的特定功能有關，也就是在特定狀況或特殊情境下，精油展現出來的所有療癒能力。例如檸檬精油、冬青精油及檸檬尤加利精油，都被認為是屬於涼

性或寒性的，因此，不應該使用在衰弱無力的患者，或寒涼症狀及患部，寒涼的體況會以緩慢遲鈍的脈相呈現。相反地，本性溫暖或熱性的精油，例如野馬鬱蘭、黑胡椒與肉桂皮，在激動發熱的情況下，就需要非常謹慎或者完全禁止，可能呈現急性發炎、發燒、情緒激動、失眠或心跳過快的副作用。同理，強力放鬆的羅馬洋甘菊精油與羅勒精油（甲基蔞葉酚化學類型），通常對虛弱低張的症狀或患部，就有使用禁忌；強力收乾或者收斂的精油，例如沒藥、岩玫瑰與肉豆蔻，就不應使用在乾性症狀上，例如乾咳、口渴、便秘等等。

再次提醒，在孕期中或哺育嬰兒時，使用精油上有其他的注意事項，可能對子宮有刺激性，或單純與氣味強度有關，有些精油氣味有新鮮強烈的刺激感，如白千層、綠花白千層與桉油樟。

藥理作用注意事項

源自精油的本質，尤其與精油的藥理學有關；目前，對這類注意事項的理解，比精油療效的注意事項更深入，且會影響稀釋比例以及適合的應用方式。若進行內用，通常要考慮膠囊或噴霧形式，也會影響使用劑量與天數。例如，含有高比例單萜烯類分子的葡萄柚精油，若應用在皮膚上，必須選擇未氧化的高品質精油，一旦氧化，它可能會變成皮膚刺激物及致敏物質。此外，葡萄柚精油也有光敏性，暴露於日曬或其他紫外線光源前，應避免使用。再舉一個例子，高血壓或者容易偏頭痛及帶有癲癇體質的患者，不應該以膠囊或者噴霧形式內服使用牛膝草精油，因為它具有中度慢性累積的毒性。其他藥理學的注意事項，則與個案正在使用的特定藥物有關。

配製原則

精油素以能做成不同的製成品形式以及運用方式而聞名。在本章中，每支精油的單獨檔案會以逐漸上升的暴露強度，及從心理到生理的療效性光譜，依序提供薰香、按摩油、擦劑及膠囊等，不同精油製成品的最適劑量配方範圍。

🍃 **薰香與按摩油**是主要的嗅覺傳導吸收形式，具有強大的心理影響力。

🍃 **擦劑、油膏與凝膠**，都是局部外用的形式，主要在局部表面部位提供密集性治療，也就是在皮膚、軟組織及肌肉關聯組織（肌肉、關節及韌帶）發揮療效。

🍃 **膠囊、噴劑、肛門栓劑及陰道塞劑**，則是處理生理症狀的主要劑型。

我們會發現，絕大多數的精油最適劑量，都在差不多的範圍內。如果出現較低建議劑量，都是因為該精油有某些特殊的使用注意事項。

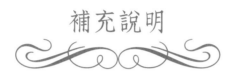

補充說明

這部分總結了每個精油檔案，以更容易閱讀的資訊形式摘要呈現。摘要的目的，是要呈現比其他資訊更重要的面向。把精油的功能及對特定症狀的適用性結合起來、優先明列，可幫助使用者精準選出適合的精油。同時，在那些真正重要的關鍵資訊之後，藉由整合歷史性的使用經驗與精油產地資料，更能深入而完整地傳達這支精油到底是什麼。若讀者在閱讀特定精油資料時配合品聞或擴香，也能幫助你更了解該支精油。隨著香氣一起吸收精油的概念性知識，會是事半功倍的，尤其當我們沉浸於探索理解精油的情緒、情感、精神性及靈性功能。當我們試著以理解每一支精油帶有獨特的個性，有各自的癖好及偏愛，為客戶及病患選擇正確的精油，就會變得越來越容易。

大西洋雪松（Atlas Cedarwood）

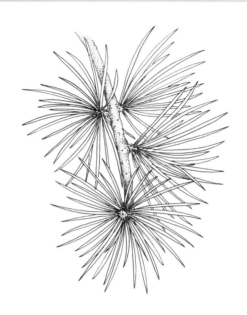

精油基本資料

植物來源：大西洋雪松（*Cedrus atlantica*），松科的心材，是原生於氣候溫和的摩洛哥與阿爾及利亞常見的常綠針葉喬木。

別名：藍色大西洋雪松、摩洛哥雪松，Bois de cèdre（法語），Ars（阿拉伯語），Zeder（德語），Cedro del Atlas（義大利語），Cedron Atlas（西班牙語）。

外觀：介於橙色與琥珀色之間的黏稠液體，帶有木質的溫暖甜味，與淡淡的松脂前調。

香氣類型：帶有木質與甘甜的基調。

香氣特徵：中強度的基調，持久性佳。

萃取方法：多於夏季蒸餾心材。

產生 1 公斤精油所需原料：30 至 50 公斤的乾燥木屑（優質的產量）。

產區：位於摩洛哥與阿爾及利亞的亞特拉斯山脈中部。

精油化學成份與摻混

基本成份：

倍半萜烯 <50%	β- 喜馬雪松烯（β-himachalene）31-40%、α- 喜馬雪松烯（α-himachalene）10-16%、α- 與 β- 柏木烯（α-and β-cedrene）、杜松烯（cadinene）2%、β- 石竹烯（β-caryophyllene）、長葉烯（longfolene）、薑黃烯異構物（curcumene isomer）
倍半萜醇 30%	大西洋雪松醇（atlantol）、雪松醇（cedrol）、α- 甜沒藥醇（α-bis-abolol）、杜松二烯醇（cadinadienol）
倍半萜酮 20%	α-/β-/γ- 大西洋雪松酮（α-/β-/γ-atlantone）
脂肪醛	

摻混可能性： 幾乎等於零，此精油產量優、成本低。可能使用以下杜松科的假雪松精油之一進行摻混。

相關精油： 喜馬拉雅雪松（*Cedrus deodora* [Roxb. Ex. D.Don] G. Don），來自喜馬拉雅西北部（克什米爾、巴基斯坦與阿富汗），品種繁多。其香氣與大西洋雪松相當類似，但具有更強烈的樹脂、乾木基調與較少的甘甜、溫暖香調。其藥理學特徵也非常相似，由相同的成份組成，但百分比有所不同。因此，兩者療效作用與適應症被認為是相同的。

　　來自黎巴嫩、敘利亞與土耳其山區的黎巴嫩雪松（*Cedrus libani* A. Rich. [syn. C. libanotica Link]），與大西洋雪松密切相關。歷史上，黎巴嫩雪松在幾個世紀以前受到廣泛蒸餾，生產了最初的雪松精油。如今，由於該樹的供應減少與瀕臨滅絕，精油的生產愈趨減少。然而，黎巴嫩於最近幾十年來，已進行了大規模的重新栽植。

　　一般而言，常見的俗名如「雪松（cedar）」、「杜松（juniper）」、「絲柏（cypress）」與「東方側柏（arbovitae）」或「側柏（thuja）」等，通常與它們的植物科和屬無關。柏樹（Cupressaceae）家族中的眾多其它雪松木，通過商業蒸餾以生產精油，這些樹木通常被稱為「假雪松」。

◎ 維吉尼亞雪松或東部紅雪松（*Juniperus virginiana* L.），來自北美東部到墨西哥灣。

◎ 德州雪松（*Juniperus ashei* J.Bucholz），來自德克薩斯州中部與墨西哥東北部。

◎ 西班牙雪松或卡德杜松（*Juniperus oxycedrus* L.），遍佈整個地中海地區。

◎ 側柏、白雪松、雪松葉或東部側柏（*Thuja occidentalis* L.），來自北美東北部。這是從蒸餾針葉產生的精油，內服有相當高的神經毒性。

◎ 日本檜、日本絲柏（Hiba 或 Asunaro；*Thujopsis dolabrata* Sieb. et Zucc.），來自日本，與側柏（*Thuja spp.*）有關

◎ 日本柳杉（Sugi）或日本雪松木（*Cryptomeria japonica* D.Don），來自日本、韓國與中國東北。這是日本國樹，此樹種目前瀕臨絕種。

療效作用與適應症

療效性質：不會累積毒性的溫和藥方。

外用安全程度：不會造成皮膚刺激與敏感。

具體症狀－*所有應用法皆宜*

輕度焦慮、缺乏安全感、恐懼、**自卑**、**逆來順受**、**意志力低下**、毅力不足、虛弱、**倦怠**、咳嗽帶多痰、膀胱疼痛、陰道搔癢、**體重過重**、水腫、嗜睡、靜脈曲張、淋巴結腫大、痔瘡。

心理層面的作用機轉－*適用方法為薰香、全身按摩*

基本的心理 - 神經 - 內分泌 - 免疫功能與適應症：調節失調病症。

可能的腦動力學作用：降低基底神經節與扣帶系統功能亢進。

心理疾患適應症：注意力不足過動症、解離症、強迫症。

安定精神並促進情緒整合與穩定

🌿 精神－情緒波動、焦慮、易怒。

🌿 恐懼、生氣、躁狂症的躁狂發作。

🌿 妄想意念、解離。

促進認知靈活性

🌿 擔憂、固執、強迫。

🌿 重複或分散性思考。

生理層面的作用機轉－*適用方法為噴霧器吸入、膠囊、肛門栓劑、擦劑*

作用向性：神經、循環、消化、泌尿、呼吸系統。

主要的診斷功能：放鬆高張性病症／緊證、緩解瘀堵性病症／濕證。

主要的鎮靜作用

🌿 鎮靜與輕度修復神經：伴隨疲倦、虛弱、倦怠、性功能低下，與輕度焦慮的慢性高張性病症（緊證）與低張性病症（弱證）；一般慢性壓力相關疾病、精神亢奮、注意力不足過動症。

🌿 消炎、抗菌：支氣管炎、肺結核、喉炎；泌尿系統感染、膀胱炎、尿道炎、風濕性疾病。

🌿 抗組織胺、抗過敏：II 型與 IV 型（遲發型）超敏反應，包括食物過敏；組織胺分泌過度症候群。

主要的緩解瘀堵作用

🌿 收斂、抑制黏液分泌、修復黏膜：黏液過度生成與分泌；痰性慢性支氣管炎；黏液性糞便、慢性陰道炎伴隨白帶、淋病、慢性黏液性膀胱炎、陰道搔癢症。

🌿 緩解靜脈與骨盆腔瘀塞、利尿：靜脈充血伴隨靜脈曲張、骨盆腔阻塞、痔瘡；水腫、腹型肥胖。

🌿 促進淋巴回流、緩解瘀塞：淋巴瘀塞伴隨淋巴結腫大。

🌿 抗動脈粥樣硬化，分解脂肪：動脈粥樣硬化、高脂血症、脂肪瘤、橘皮組織。

🌿 修復動脈：動脈粥樣硬化、動脈硬化。

抗微生物作用

🌿 抗真菌：皮膚真菌感染。

協同精油組合

✒ 大西洋雪松＋廣藿香／岩蘭草：鎮靜與修復神經，適用於伴隨焦慮、虛弱、失眠、倦怠與腎上腺疲勞的慢性壓力相關病症。

✒ 大西洋雪松＋廣藿香：緩解靜脈堵塞，適用於靜脈堵塞伴隨靜脈曲張、痔瘡、踝關節水腫。

✒ 大西洋雪松＋檀香／沒藥：抑制黏液分泌與修復黏膜，適用於單純性或感染性的慢性泌尿、生殖系統與腸道分泌物，包括慢性膀胱炎、陰道炎、膀胱炎、白帶、淋病。

✒ 大西洋雪松＋德國洋甘菊：消炎與鎮定神經，適用於廣泛的發炎性病症，尤其伴有焦慮、壓力與過敏。

✒ 大西洋雪松＋藍艾菊／西洋蓍草：抗過敏、抗組織胺，適用於高敏感的過敏病症。

互補精油組合

✒ 大西洋雪松＋快樂鼠尾草：修復與鎮定神經，適用於伴隨壓力、疲憊與焦慮的慢性緊證與弱證。

✒ 大西洋雪松＋綠薄荷／綠香桃木：抑制黏液分泌，適用於痰多的支氣管炎。

✒ 大西洋雪松＋綠香桃木／快樂鼠尾草：抑制黏膜分泌，適用於伴隨白帶、黏液性膀胱炎的慢性陰道炎。

✒ 大西洋雪松＋豆蔻：抗過敏，適用於遲發性過敏，包括食物過敏與敏感、腸道通透率過高。

✒ 大西洋雪松＋茶樹：消炎，適用於慢性腸道炎症、消化性潰瘍、發炎性腸道

疾病、大腸激躁症。

⟋ 大西洋雪松＋義大利永久花：抗動脈粥樣硬化與分解脂肪，適用於動脈粥樣硬化、高脂血症。

⟋ 大西洋雪松＋絲柏：緩解靜脈堵塞與利尿，適用於靜脈堵塞伴隨靜脈曲張、痔瘡、水腫；治療橘皮組織可使用 1-5% 稀釋度的局部灌流。

⟋ 大西洋雪松＋天竺葵：修復靜脈與緩解骨盆腔瘀塞，適用於靜脈曲張、踝關節水腫、瘀塞性痛經。

⟋ 大西洋雪松＋葡萄柚：緩解淋巴堵塞，適用於淋巴結腫大、淋巴阻塞。

⟋ 大西洋雪松＋杜松果：排毒、利尿、復原與抑制黏液分泌，適用於代謝性自體中毒，尤其伴隨心神不寧、疲勞與慢性黏液分泌。

外用時的作用機轉－_濕敷、擦劑、乳液與其他美妝保養方式_

皮膚護理：油性膚質。

🌢 疏通、溶脂作用：油性膚質、痤瘡、皮脂漏、橘皮組織。

🌢 止癢、消炎：所有的皮膚過敏、皮膚癢或炎症；濕疹、皮膚炎、昆蟲叮咬。

🌢 創傷癒合：皮膚再生、殺菌、抗真菌、收斂傷口、乾癬、皰疹、皮膚真菌感染、皮膚寄生蟲，包括疥瘡。

頭髮與頭皮護理

🌢 修復頭髮，抗脂漏：油性頭皮與髮質、脂漏性皮膚炎伴隨頭皮屑，脫髮。

🌢 刺激頭髮生長：掉髮、脫髮。

治療注意事項：大西洋雪松具有收斂與燥濕的特性，性質偏向乾燥，應避免在所有乾燥病症或證型下使用，特別是對存在的液體會造成損害時。

藥理作用注意事項：儘管傳統上或現代研究並沒有列出大西洋雪松內用給藥的禁忌症，但由於其高含量的酮類，法國現代文獻中仍警告或禁止使用大西洋雪松精

油，尤其是在懷孕與哺乳期間。然而，直到 20 世紀中葉，法國所有的醫療應用，都沒有出現由於大量內服劑量而引起的案例。此精油的酮類作用，很可能被其他成份消減，這種現象在藍艾菊與其他精油中也可見。

配製原則

- 薰香：於水中加入 3-4 滴。
- 按摩油：稀釋 2-5% 於植物基底油中。
- 擦劑：稀釋 2-10% 於植物基底油中。
- 膠囊：在些許植物油中加 2-3 滴。

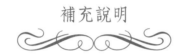

補充說明

1899 年，特拉畢醫生[註]率先應用大西洋雪松的療效，拜他所賜，從 1880 年代以後，大西洋雪松精油一直在阿爾及利亞進行蒸餾。如今，摩洛哥安特拉斯山脈中壯麗的雪松森林外圍，依舊生產著此珍貴的精油。它溫暖、甜美、流動與深沈的木質香氣，吸入時能讓人瞬間感覺集中、踏實與存在，並直覺地連接上針葉林國度永恆的生命力。

此精油已經成為甘甜木質調香氛配製時的經典元素。正如同同類的廣藿香與檀香，嗅聞大西洋雪松能鎮靜與穩定思緒，適合用於**精神與情緒不穩定**的病症，尤其當伴隨焦慮與精神亢奮時。此精油最適合用於常見的、最終會導致疲憊與倦怠的慢性病症中，並同時具有緊證與弱證的個體。在特定心理功能的心智圖定位中，大西洋雪松可以安定扣帶系統亢進所顯示出的擔憂、固執與思緒重複症狀。

此精油所引導的能量中軸穩定，對於與周圍環境或自身分離的個體相當有益。這些個體往往表現出精神恍惚與解離，甚至妄想與偏執。

廣角來看，大西洋雪松的支持與向心能量，能幫助我們接受現實原本的狀態，而不是我們所期望的結果。在面對挑戰與逆境時，它最終能提升堅定不移的

毅力與耐力，它是靈魂力量與韌性真正的象徵與源泉。

從大西洋雪松精油的化學成份特徵得知，作為生理層面的藥物時，倍半萜烯與倍半萜醇的主導組合，足以證明其具有良好的消炎作用。對於多數食物過敏，包括**遲發性過敏反應**而言，大西洋雪松是舉足輕重的用油。內服的臨床應用，也證實了其減少動脈粥樣硬化斑塊的卓越功效。

在體液環境中，大西洋雪松乾化、支持與收斂的特性，能有效地疏通靜脈與淋巴循環阻塞。大西洋雪松精油能與其他木質調或穿透調的精油結合，協同作用於**骨盆腔與靜脈淤塞**，針對泌尿系統、生殖道或腸道，此油可以發揮其穩定粘膜作用，有效地改善**慢性黏液分泌**。

註：特拉畢（Louis Charles Trabut），法國植物學者與醫生，以研究阿爾及利亞與突尼西亞的植物群落而聞名。

佛手柑（Bergamot）

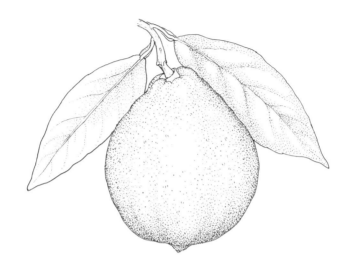

精油基本資料

植物來源：佛手柑（*Citrus* x *bergamia* L. bergamot-group or syn. *Citrus bergamia* Risso & Poiteau），芸香科的果皮，是原生於義大利南部卡拉布里亞區的雜種柑橘樹。

佛手柑的三種品種分別為卡斯塔戈諾（Castagano），菲米涅洛（Feminello）和因色列托（Inserto）。近年 DNA 分析顯示，佛手柑是苦橙（Citrus x auranium）與甜萊姆（Citrus limetta）雜交後的雜種。

別名：Bergamote（法語），Bergamotte（德語），Bergamotto（義大利語），Laymun adalya barnati（阿拉伯語）。

外觀：淡翡翠或橄欖綠的流動液體，帶有水果的溫暖甘甜與清新柑橘的隱調。

香氣類型：帶有甘甜與柑橘香氣的中調。

香氣特徵：中等強度的前調，持久性差。

萃取方法：於 12 月至 3 月，進行未成熟佛手柑果皮的冷壓萃取。

產生 1 公斤精油所需原料：200 至 250 公斤的果皮（產量中等）。

產區：義大利南部卡拉布里亞區、幾內亞、象牙海岸。西西里島和卡拉布里亞區的商業生產，大約是從 1690 年開始的。

精油化學成份與摻混

基本成份：

酯類	乙酸沈香酯（linalyl acetate）17-58%、乙酸牻牛兒酯（geranyl acetate）、乙酸橙花酯（neryl acetate）
單萜烯類	檸檬烯（limonene）19-52%、β- 松烯（β-pinene）3-13%、γ- 萜品烯（gamma-terpinene）4-13%、香檜烯（sabinene）1-13%、月桂烯（myrcene）、傘花烴（cymene）
單萜醇類 <23%	沈香醇（linalool）2-21%、橙花醇（nerol）、牻牛兒醇（geraniol）、二氫薑黃醇（dihydrocumin alcohol）
倍半萜烯	
呋喃香豆素 0.44%	佛手柑素（bergamottin）<2.75%，佛手柑腦（bergapten）<0.33

摻混可能性：常見，例如以合成的沈香醇、檸檬烯、乙酸沈香酯、檸檬醛與乙酸萜品酯取代；以萊姆、苦橙和檸檬精油取代，或者以精餾或乙醯化的芳樟精油取代。佛手柑精油也有將致光敏性的呋喃香豆素，以蒸餾方式除去的類型。這種去佛手柑腦的佛手柑（bergapten-free Bergamot）精油，通常用以製作護膚產品。

相關精油：為數眾多的柑橘類精油，特別是柑橘的其他品種，如桔（Citrus reticulata）和甜橙（Citrus sinesis）。

療效作用與適應症

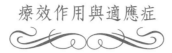

療效性質：不會累積毒性的溫和藥方。

外用安全程度：不會造成皮膚刺激，具有強烈的致光敏性。

具體症狀－*所有應用方法皆宜*

情緒化傾向、**情緒波動**、**煩躁**、沮喪、**情緒混淆和精神錯亂**、悲觀、抑鬱、早晨精神不濟、雜亂無章、**因壓力而惡化的消化問題**、口臭、油性或無光澤的皮膚。

心理層面的作用機轉－*適用方法為薰香、全身按摩*

基本的心理‐神經‐內分泌‐免疫功能與適應症：調節失調病症。

可能的腦動力學作用：降低深層邊緣系統功能亢進。

心理疾患適應症：躁鬱症、注意力不足過動症、輕度抑鬱、成癮與一般成癮行為。

促進情緒穩定與洞察力

🍃 情緒波動、沮喪、混淆、情緒不穩定。

🍃 判斷力差、缺乏洞察力與遠見。

🍃 感覺與思考衝突。

提昇警覺心和樂觀心態

🍃 注意力分散、迷失方向或目標、精神混淆、腦霧現象。

🍃 悲觀、輕度抑鬱。

生理層面的作用機轉－*適用方法為噴霧器吸入、膠囊、肛門栓劑*

作用向性：神經、消化、泌尿、呼吸系統。

主要的診斷功能：平衡並協調體質環境病症。

主要的平衡作用

🌿 調節自主神經、舒緩與修復神經：失調與輕度的高張性（緊證），與無張性（弱證）的慢性病症，伴有緊張、情緒波動、失眠、焦慮；慢性神經衰弱，所有慢性壓力相關病症、躁鬱症、厭食症。

🌿 提振膽道與胃、利膽、解痙、驅風：膽汁與胃液不足伴隨食慾不振、消化不良、脹氣、絞痛、口臭。

🌿 退熱劑：發熱，特別是感染引起的，包括瘧疾。

抗微生物作用

🌿 抗病毒：單純型皰疹、帶狀皰疹。

🌿 中度抗細菌：口腔、咽喉、皮膚、膀胱和呼吸道感染，包括喉炎、鏈球菌性咽炎、扁桃腺炎。

🌿 中度驅蟲、驅蟯蟲：腸道寄生蟲。

協同精油組合

🌾 佛手柑＋桔：鎮靜神經，適用於所有急性與慢性壓力相關病症，特別是焦慮、失眠。

🌾 佛手柑＋薰衣草：鎮靜神經、催眠、提振膽道與胃，適用於所有亢進、壓力相關病症，特別是上消化道機能不足。

互補精油組合

🌾 佛手柑＋檸檬香茅：退熱劑，適用於一般發熱。

🌾 佛手柑＋迷迭香／歐薄荷：利膽、解痙、驅風，適用於上消化道分泌不足伴有消化不良、腹脹、脹氣。

🌾 佛手柑＋綠花白千層＋歐薄荷：抗病毒，適用於帶狀皰疹與其他病毒病症。

外用時的作用機轉－_濕敷、擦劑、乳液與其他美妝保養方式_

皮膚護理：油性、阻塞性膚質。

🜍 發紅劑，化妝水：暗沉、無光澤，或皺褶的皮膚、皺紋、橘皮組織。

🜍 抗濕疹，止癢：濕疹、乾癬、搔癢症。

🜍 殺菌清潔：油性皮膚、痤瘡、濕疹、皮脂漏與頭皮屑、感染性傷口。

🜍 創傷癒合、組織修復：創傷、燒燙傷、唇皰疹、靜脈曲張性潰瘍、昆蟲叮咬。

🜍 致光敏劑：白斑病。

🜍 去異味：環境的擴香。

治療注意事項：無。

藥理作用注意事項：佛手柑精油會引起皮膚光敏反應，在任何方式的應用後，十八小時內應避免暴露在陽光或紫外線下。

配製原則

✍ 薰香：於水中加入 3-5 滴。

✍ 按摩油：稀釋 2-4% 於植物基底油中。

✍ 擦劑：稀釋 2-10% 於植物基底油中。

✍ 膠囊：在些許橄欖油中加 2-3 滴。

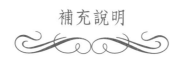

補充說明

　　十世紀初期，阿拉伯人將先進的農業技術，引進馬爾他島與西西里島，建立了廣闊的柑橘園，其中有檸檬、各種柳橙與其他柑橘類。他們將苦橙與波斯香櫞雜交，產生了佛手柑，這是他們給予這個地區與西方世界的特殊禮物。佛手柑這個名字，也可能植根於散佚的西西里阿拉伯語。在陽光普照的義大利南部，佛手柑精油早已成為所有冷榨柑橘精油中的經典，沒有它，香氛、芳香療法與伯爵茶即不復相同。

佛手柑精油如眾所預期的，能出色地讓人同時放鬆、恢復體力與振奮精神。在甘甜－果香調中一抹淡淡的清新－柑橘香，嗅聞時能讓人放鬆身心的緊繃感，克服任何可能存在的沮喪情緒。透過嗅覺的鎮靜效果，佛手柑精油能讓喜怒無常、煩躁等狀態煙消雲散。

然而，佛手柑精油也能發揮恢復與提振精神的效果，在負面思考、輕度抑鬱與**失去洞察力與識別力**等情況下，可能是有益的。佛手柑能促進樂觀心態，並作為情緒轉換的平臺。是什麼讓佛手柑具有獨特的能力，能駕馭放鬆和提振這兩種相反的特質？

臨床經驗顯示，構成佛手柑的心理與生理功能的基礎，主要是其平衡與協調的效果。在精神與情緒方面，佛手柑明顯地能促進歡欣與抑鬱、提振刺激，與鎮靜這兩種極端間的平衡，喜怒無常、情緒衝突與不穩定，是其應用的主要適應症。因此在臨床上，佛手柑是用於治療包括躁鬱症與多動症等**失調病症**的基礎精油，這些病症表現出的症狀，既非真正的功能亢進，也並非功能不足，而僅僅是功能障礙的問題。在香氣能量方面，我們留意到，佛手柑甜美的柑橘香氣所帶來的平衡與放鬆作用，剛好能抵消掉其清新、穿透醒鼻的前調，所帶來的興奮、提升心神的作用；這兩種香氣調性，同時能導向一種相淨平衡的效果。

佛手柑精油絕對足以被視為有卓越的協調作用，它能促進身心靈整合，當衝突存在時，有助於加強思維與感覺之間的連結。

在生理層面，佛手柑主要能處理**失調病症**。該精油是極少數的自主神經調節劑之一，可以減少交感神經與副交感神經功能之間的震盪。當治療壓力相關疾病，伴隨症狀在功能亢奮與功能不全之間波動時，佛手柑是理想的選擇，這種波動也是功能障礙的指標。佛手柑對上消化道以及腸道神經系統，具有選擇性親和力，因此，它能夠應用在涉及上消化道與膽囊的所有與壓力相關，需要同步放鬆與提振的病症。當口服時，佛手柑能促進胃液膽汁分泌，也可做為解痙放鬆劑。

佛手柑的平衡性質，反映在其化學成份上，是相當有趣且具啟發性的。除了本質是以平衡的酯類（乙酸沈香酯為主）為主體，另外有平等對立的放鬆劑單萜

醇類，和提振劑單萜烯類分子。

在心靈覺醒方面，佛手柑幫助我們放棄**先入為主**的想法、執念與**自以為是**。它能優雅地減輕使我們陷入停滯、刻痕、重複模式的思想負擔。佛手柑似乎通過大腦的習慣性刺激－反應路徑的短迴路，以重啟大腦，並通過刺激海馬迴，以幫助大腦的不同區域聯絡與整合記憶束。在這方面，佛手柑對於戒除任何壞習慣，以及治療一般成癮症，是相當有助益的。

最後，我們可以說，佛手柑最優良的天賦，是在不受過往感受與觀念的束縛下，幫助我們保持自己的經驗，並對生命中每一個瞬間的發生與展開，保持開放、好奇與驚奇。身為讓心靈充滿光明的提振劑，佛手柑建議我們首先接受每個時刻當下的體驗，而非事先的期望，才能以平衡的方式體驗生活。

黑雲杉（Black Spruce）

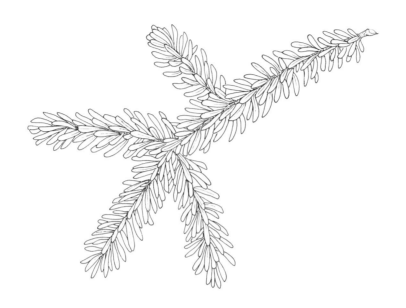

精油基本資料

植物來源：黑雲杉（*Picea mariana* [Mill.] Britton. et al.），松科的嫩枝與針葉，是北半球溫帶與極北林區的針葉喬木。

別名：Epinette noire（法語），Schwarze Fichte（德語），Abete nero（義大利語），Abeto negro（西班牙語）。

外觀：清澈的流動液體，帶有清新針葉香氣與深沈木質、土質、濕霉的隱調。

香氣類型：穿透醒鼻的樟腦與木質前調。

香氣特徵：中強度的前調，持久性差。

萃取方法：通常於 9 月～ 12 月，以及 3 月～ 5 月之間，進行新鮮的嫩枝與針葉的蒸餾。

產生 1 公斤精油所需原料：100 至 200 公斤的嫩枝與針葉（相當優質的產量）

產區：加拿大東部。

精油化學成份與摻混

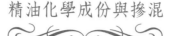

基本成份：

雙環與三環單萜烯，至多 55%	樟烯（camphene）14-19%、α- 松烯（α-pinene）13-16%、β- 松烯（β-pinene）4-10%、檀烯（santene）2-3%、δ -3- 蒈烯（δ -3-carene）4-11%、檸檬烯（limonene）5%、月桂烯（myrcene）2-4%
類萜酯 30-52%	乙酸龍腦酯（bornyl acetate）31-49%、乙酸異冰片酯（isobornyl acetate）、乙酸牻牛兒酯（geranyl acetate）
倍半萜烯	長葉烯（longifolene）、長環烯（longicy- clene）、杜松烯（cadinene）、石竹烯（caryophyllene）、依蘭油烯（muurolene）
單萜醇	龍腦（borneol）、側柏醇（thujanol）、萜品烯 -4- 醇（terpinen-4-ol）
倍半萜醇，長龍腦醇	

摻混可能性：不常見，儘管理論上會使用較為廉價的冷杉屬（Abies）精油。

相關精油：一般松科的針葉樹精油，包括冷杉、松樹與落葉松等，以及下列其他種類的雲杉蒸餾。

✍ 白雲杉（*Picea glauca* [Moench.] Voss.）來自加拿大各地，因為單萜烯含量高，帶有強烈的清新、青綠的樟腦香調。

✍ 挪威雲杉（*Picea albies* [L.] H.Karst.）來自巴爾幹半島與加拿大，帶有鹹味、清新的樟腦香調。

✍ 美國西川雲杉（*Picea sitchensis* [Bong.] Carr.）來自北美太平洋區與加拿大，帶有新鮮針葉與些微甜薄荷香調。

✍ 鐵杉（*Tsuga canadensis* [L.] Carriere.），又稱為東部或加拿大鐵杉，來自加拿大東部與歐洲高山區，前調較為強烈。

✍ 紅雲杉（*Picea rubens* Sarg.）

療效作用與適應症

療效性質：不會累積毒性的溫和藥方。

外用安全程度：不會造成皮膚刺激與敏感。然而，當 δ-3- 蒈烯含量顯著時，可能造成部分皮膚過敏；氧化後的精油也會造成皮膚的刺激。

具體症狀－_所有應用法皆宜_

　　精神疲憊或倦怠、冷漠、**沮喪**、動力不足、自信心不足、抑鬱、幻覺；**耐力低下**、活力不足、體重增加；**慢性感染**、呼吸淺短、慢性輕咳、**月經紊亂**、**肌肉痠痛與疼痛**、體重減輕；皮膚乾燥、手腳冰冷。

心理層面的作用機轉－_適用方法為薰香、全身按摩_

基本的心理 - 神經 - 內分泌免疫功能與適應症：虛弱病症的提振劑。

可能的腦動力學作用：增強前額皮質與基底神經節的功能。

心理疾患適應症：注意力缺失、抑鬱、精神病與精神分裂症。

提升意志力和耐力

🪷 意志力薄弱或體力不足、猶豫不決。

🪷 耐力不足或堅持不久、沮喪。

🪷 精神和情緒倦怠。

提昇動力和自信心

🪷 缺乏動力，伴有冷漠、拖延、自我忽視。

🪷 自尊低下與自信心不足、抑鬱。

生理層面的作用機轉－_適用方法為噴霧器吸入、膠囊、肛門栓劑、擦劑_

作用向性：神經內分泌、呼吸、生殖、消化、肌肉骨骼系統。

主要的診斷功能：重建低張性病症 / 弱證，緩解瘀堵性病症 / 濕證。

主要的修復作用

- 修復與調節全身性神經內分泌－免疫、生理調節作用：慢性低張性病症（弱證），涉及功能性腦下垂體／腎上腺／甲狀腺／胸腺／卵巢（和其他內分泌）與免疫缺陷與失衡，伴有慢性疲勞、衰弱。

- 強化免疫：伴隨反復發作或慢性感染的免疫障礙；所有免疫缺陷疾病，包括慢性疲勞症候群、纖維肌痛症與後天免疫缺乏症候群。

- 修復與調節腦下垂體－腎上腺和腦下垂體－甲狀腺：腎上腺疲勞或耗竭，伴隨耐力低下、午後疲勞、嗜鹽；甲狀腺功能低下症候群（甲狀腺素抵抗）、下丘腦－腦下垂體－腎上腺軸障礙；合成代謝與分解代謝障礙，伴隨體重增加或體重減輕、衰弱；一般的代謝紊亂；慢性疲勞症候群，神經衰弱，慢性哮喘。

- 修復和調節腦下垂體－性腺／生殖：荷爾蒙失調伴隨雌激素／黃體酮缺乏，包括痛經、閉經、經前症候群、更年期症候群、性冷淡、陽痿。

主要的提振與緩解瘀堵作用

- 提振動脈循環：血液循環不良伴隨手腳冰冷。

- 修復呼吸系統與緩解瘀堵、分解粘液與祛痰：慢性下呼吸道無力與阻塞，包括肺功能虛弱、慢性咳嗽、支氣管炎、肺氣腫。

- 提振解痙：肌肉痙攣、胃痙攣、腸絞痛、哮喘。

- 緩解前列腺阻塞：前列腺阻塞／肥大、前列腺炎。

- 抗發炎：類風濕關節炎與關節炎、哮喘。

抗微生物作用

- 抗菌，免疫提振：細菌性呼吸道感染，包括傷風感冒、支氣管炎、流感；一般的慢性與復發性感染。

- 抗真菌：腸道真菌生態失調、念珠菌病。

- 驅蟲、抗原蟲：腸道寄生蟲，包括梨形鞭毛蟲、鉤蟲。

備註：白雲杉（*Picea glauca*）具有與黑雲杉相似的功能，但對神經內分泌免疫功能，沒有明顯的修復作用。相反地，白雲杉的酯與倍半萜烯（含量零）無法制衡高含量的單萜烯，因而形成提振性較強的精油。白雲杉主要作為提振與祛痰劑，透過其少量的樟腦成份，加強粘液分解作用。

協同精油組合

- 黑雲杉＋蘇格蘭松：修復全身性神經內分泌－免疫系統，適用於所有類型的慢性內分泌與免疫障礙。

- 黑雲杉＋蘇格蘭松：修復呼吸系統、祛痰與殺菌，適用於所有慢性下呼吸道感染，包括慢性氣喘、肺氣腫。

- 黑雲杉＋綠花白千層：修復腦下垂體－卵巢，促黃體酮分泌，適用於慢性痛經、經前症候群、性冷淡、更年期症候群。

- 黑雲杉＋綠花白千層：緩解前列腺肥大，適用於良性前列腺肥大。

互補精油組合

- 黑雲杉＋岩蘭草：修復全身性神經內分泌－免疫系統，適用於所有類型的慢性內分泌與免疫障礙、病後恢復期。

- 黑雲杉＋岩蘭草：修復調節荷爾蒙，適用於慢性閉經、痛經、經前症候群、性冷淡、更年期症候群。

- 黑雲杉＋快樂鼠尾草／天竺葵：修復調節荷爾蒙，促黃體酮分泌，適用於痛經、經前症候群、性冷淡、更年期症候群。

- 黑雲杉＋迷迭香＋天竺葵：修復腦下垂體－腎上腺，適用於所有代謝疾病、慢性腎上腺皮質障礙與失調。

- 黑雲杉＋沒藥：恢復與提振甲狀腺分泌，適用於甲狀腺機能低下。

- 黑雲杉＋綠香桃木：修復呼吸系統與祛痰，適用於慢性肺阻塞，伴有咳嗽、咳痰、疲勞。

- 黑雲杉＋丁香：驅蟲，適用於多種腸道寄生蟲。

外用時的作用機轉－*濕敷、擦劑、乳液與其他美妝保養方式*

皮膚護理：乾性膚質。

🌿 發紅劑，提振微血管循環：乾性濕疹、皮膚乾燥無光澤、痤瘡；運動後肌肉疲勞。

🌿 殺蟲：頭蝨、壁蝨、疥瘡。

🌿 其他：乳房增大。

治療注意事項：孕期的頭三個月，應避免口服黑雲杉精油。

藥理作用注意事項：當外用黑雲杉時，不要超過下列的配製濃度。當黑雲杉精油的 δ-3- 蒈烯含量較高，或精油閒置過久氧化時，可能會造成皮膚過敏發紅，皮膚敏感者慎用。

配製原則

🌿 薰香：於水中加入 3-4 滴。

🌿 按摩油：稀釋 2-3% 於乳液或植物基底油中。

🌿 擦劑：於貼布實驗後，稀釋 4-10% 於植物基底油中。

🌿 膠囊：在些許橄欖油中加 2 至 3 滴。

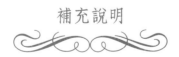

補充說明

　　1960 年代，才開始在加拿大東部廣闊的極北針葉林區中生產的黑雲杉，終於在國際精油治療領域中佔有一席之地，這是加拿大對歐洲品種的蘇格蘭松與俄羅斯西伯利亞冷杉最好的回應。在這些貴重的針葉樹精油中，黑雲杉的香譜寬廣，從深沈木質／土質基調，到新鮮針葉樹前調，不可否認地展現了最大範圍的治療效果。

歐洲治療師們在得知黑雲杉豐富的單萜烯組成中，含有優質的 δ-3- 蒈烯後，便長期地使用黑雲杉作為下丘腦－腦下垂體－腎上腺軸的補強劑與調節劑，並建立了良好的臨床結果。內服黑雲杉，可以從核心改善**腎上腺功能失調與疲勞**的症狀。黑雲杉在調節腦下垂體－甲狀腺，與腦下垂體－性腺功能方面，有正向結果，顯示其有益於**功能性甲狀腺機能低下**，以及**女性荷爾蒙失調**。此外，**免疫功能**方面，也表現出短期與長期的改善。

從那時開始，黑雲杉已經顯示出更新、更大的臨床特徵，使其與紅景天、人參等藥草，一起被歸類於真正的生理調節（適應原）一族。啟動適應原效應的先決條件，是必須涉及神經、內分泌與免疫系統的生理核心三角，並且本質上必須具有廣譜的調節與正常化作用，黑雲杉明顯地滿足這兩個特徵。它似乎能廣泛地調節幾乎所有的內分泌腺，證明其對於種類繁多的虛弱病症是有益的。其中，最有說服力的適應症，可能是伴隨**長期神經荷爾蒙**與**免疫障礙**的慢性疲勞症候群。這裡要強調的是，治療慢性而非短期的障礙，所以應該將黑雲杉納入針對慢性障礙與失調的複方中。

地球的溫帶針葉林如同熱帶雨林一樣，是地球的肺，也是正常運行的重要元素。不意外地，在所有醫學傳統中，針葉樹及其提取的精油，數千年來一直用於治療呼吸道疾病，黑雲杉也不例外。與大多數芳香呼吸藥方相比，黑雲杉與蘇格蘭松精油一樣，其優勢在於能修復深層呼吸系統與恢復全身活力。如此說來，它顯然超越了簡單的提振祛痰作用。黑雲杉可以用於任何類型的**慢性虛弱病症**、**阻塞性支氣管病症**，特別當伴隨慢性咳嗽與哮喘時。

如同高大的針葉樹本身的針葉伸向青天，樹根深植土地，黑雲杉精油縱向貫穿肺與腎的天地軸心，也貫穿著產前與產後的能量軸心。在體內，這條原始軸是以脊柱的胚胎發育作為結構，以督脈作為能量。在實際治療中，黑雲杉對這兩項都表現出驚人的親和力。

古老的針葉樹森林散發出永恆的存在感，作為神經內分泌－免疫修復劑，黑雲杉是祖先的遺產、能量的寶庫，與人類的長期進化的象徵。可以這樣說，它能

使我們重新感知家族的根源、先祖的智慧，以及生命本身不斷進化的過程。當邁向未來時，黑雲杉可以將我們與全體的過去，與基因的傳統連結起來，成為深層與持久力的源泉。

嗅聞黑雲杉時，其高大、強壯、脊柱般頂天立地的姿態，可以喚起靈魂層面的力量與耐力。它強烈木質香氣所具有的集中、強化與增加活力的作用，也證明了這一點。具體來說，黑雲杉可以幫助我們在面對挑戰時，激發所需的內在力量與自信。當內在資源枯竭，困境耗盡堅持到底的意志時，黑雲杉可以成為寶貴的盟友，幫助我們從深層源泉中汲取深藏的內在力量與希望。從這些療癒的能力集合，重新感知先祖的根源與集體的歷史，我們可能會發現前所未有的意志力與勇氣。

藍艾菊（Blue Tansy）

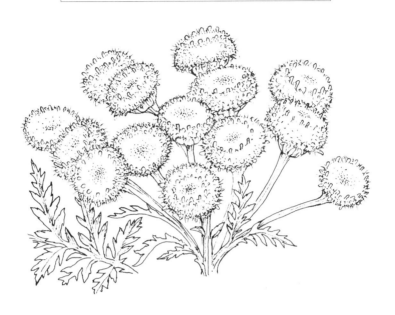

精油基本資料

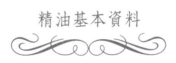

植物來源：藍艾菊（*Tanacetum annuum L.*），菊科－雛菊家族的草本全株，原產於北摩洛哥的溫帶一年生草本植物。

別名：一年生艾菊、摩洛哥藍艾菊，Babounj azdrak（阿拉伯語），Tanaisie bleue ou annuelle（法語），Blauer Rainfarn（德語）。

外觀：深藍海洋般的流動液體，帶有濃郁的甘甜、青草果香與淡淡的松脂隱調。

香氣類型：甘甜、青綠的中調。

香氣特徵：香氣強度高的中調，持久性差。

萃取方法：七月中至九月初，當花苞一出現時立即進行全株蒸餾。

產生 1 公斤精油所需原料：300 至 400 公斤的新鮮植株（中等產量）。

產區：摩洛哥北部。

精油化學成份與摻混

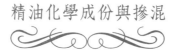

基本成份：

倍半萜烯 18-39%	母菊藍烯（chamazulene）17-38%，二氫天藍烯（dihydroazulene）、β- 石竹烯（beta-caryophyllene）、大根香葉烯 -D（germacrene-D）1%、γ- 薑黃烯（gamma-curcumene）、γ- 依蘭油烯（gamma-murolene）、α- 蛇麻烯（alpha-humulene）、β- 欖香烯（beta-elemene）、氫化馬兜鈴酸（hydroaristolochine）
單萜烯 12-35%	香檜烯 4-25%（sabinene）、β- 松烯（beta-pinene）2-9%、α- 松烯（alpha-pinene）0.7-4%、β- 月桂烯（beta-myrcene）1-14%、α- 水芹烯（alpha-phellandrene）2-5%、檸檬烯（limonene）1%、對傘花烴（para-cymene）5%、莰烯（camphene）、α- 側柏烯（alpha-thujene）
單萜酮	樟腦（camphor）3-12%、微量香旱芹酮（carvone）、香芹鞣酮（carvotanacetone）
倍半萜醇 7-10%	β- 桉葉醇（beta-eudesmol）5-7%、蓽澄茄醇（cubenol）和 γ- 桉葉醇（gamma-eudesmol）
單萜醇	龍腦（borneol）0.5-4%、萜品烯 -4- 醇（terpinen-4-ol）< 2%
酚類	百里酚（thymol）1-2%
氧化物	1,8- 桉樹腦（1,8-cineole）1%，石竹烯氧化物（caryophyllene oxide）0.7-1%

摻混可能性：相當可觀。主要是因為與香氣及顏色有些微差異的白艾草（*Artemisia herba alba*），同時採集時混合。含有印蒿酮的白艾草精油，是翡翠綠而非深藍色，帶有較重的草本青綠調與醒鼻的氣味，果香較淡微。口服白艾草精油，會產生中度的神經毒性。

相關精油：由於呈現深藍色與高含量的天藍烯，藍艾菊精油與以下這些藍色精油密切相關。德國洋甘菊（*Matricaria recucita*）、西洋蓍草（*Achillea vulgaris*），以及某種程度上的羅馬洋甘菊（*Anthmis nobilis*）。植物學上來說，藍艾菊與常見艾菊（*Tanacetum vulgare*）相關，艾菊精油口服，會產生高度的神經毒性。

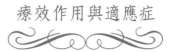

療效作用與適應症

療效性質：不會造成積蓄毒性的溫和藥方。

外用安全程度：不會造成皮膚刺激與敏感。

具體症狀－*所有應用法皆宜*

　　情緒沮喪、憤怒、**煩躁**、易怒、**突如其來的憤怒**、放縱情緒化、嚴重喜怒無常、情緒波動、**過度敏感**、**焦慮**、恐懼、內疚、自尊心低下、抑鬱伴有焦慮或易怒；**失眠**、睡眠不安、噩夢；**過敏與敏感**、皮膚紅癢；隨壓力加重的痠痛與疼痛、頭痛、肌肉疼痛、**突發性神經刺痛**、皮疹，所有隨壓力加重的症狀。

心理層面的作用機轉－*適用方法為薰香、全身按摩*

基本的心理 - 神經 - 內分泌免疫功能與適應症：調節失調與緩解亢奮病症。

可能的腦動力學作用：降低深層邊緣系統與基底神經節的亢奮，解除顳葉功能失調。

心理疾患適應症：躁鬱症、焦慮、抑鬱、恐懼症、恐慌發作、創傷後壓力症候群。

促進情緒穩定、靈活性和內在新生

- 煩躁、情緒波動、憤怒管理問題。
- 伴隨苦惱的情緒不穩定，包括悲觀、憤世嫉俗、羞恥、嫉妒、自我貶低、自殘傾向。
- 精神／情緒衝突，伴有僵硬、無法釋懷並前行。

鎮靜心靈，促進放鬆

- 神經緊張、不安，躁動，衝動。
- 焦慮、包括抑鬱；恐懼、恐慌、恐懼症。
- 易怒的抑鬱症。

生理層面的作用機轉－_適用方法為噴霧器吸入、膠囊、肛門栓劑、擦劑_

作用向性：神經內分泌、呼吸、血管、表皮系統。

主要的診斷功能：放鬆高張性病症／緊證，與降緩亢進病症／熱證。

全身神經放鬆劑：高張性（緊證）與亢進（熱證）病症，伴隨過度敏感、神經緊張、煩躁、疼痛，所有壓力相關病症。

🖐 鎮靜、催眠大腦：焦慮、失眠、易怒、經前症候群。

🖐 放鬆呼吸道、擴張支氣管／解痙：所有哮喘病，包括過敏性哮喘、百日咳、肺氣腫、支氣管哮喘。

🖐 放鬆胃腸道、解痙：神經性消化不良、腸絞痛、大腸激躁症、急性結腸炎。

🖐 放鬆心血管、降血壓：高血壓。

主要的紓緩作用

強效消炎與鎮痛作用：伴隨疼痛的炎症，特別是急性的神經、皮膚、消化、呼吸與肌肉骨骼系統方面；所有類型的頭痛；急性皮膚炎；胃炎、腸炎、口腔炎；關節炎、纖維肌痛症、神經炎、神經痛、肌腱炎、足底筋膜炎、滑囊炎。

強效抗過敏、抗組胺藥：速發型（I 型）過敏，包括異位性哮喘、鼻炎、鼻竇炎、耳炎、搔癢性異位性皮膚炎、蕁麻疹。

緩解靜脈阻塞：靜脈阻塞、靜脈曲張、靜脈炎。

抗糖尿病：糖尿病。

抗白血病：白血病。

與荷爾蒙相關的

協同精油組合

✐ 藍艾菊＋德國洋甘菊：全身性放鬆劑、鎮痛、消炎，適用於疼痛、痙攣、發炎，特別是神經性、呼吸、風濕、消化與皮膚相關病症。

✐ 藍艾菊＋大西洋雪松：消炎與鎮定神經，適用於廣泛的且伴隨焦慮、緊張的發炎病症。

✐ 藍艾菊＋大西洋雪松：緩解靜脈堵塞，適用於靜脈曲張、靜脈炎。

互補精油組合

✐ 藍艾菊＋桔：鎮定神經，適用於伴隨緊張、焦慮、失眠的一般壓力相關病症。

✐ 藍艾菊＋薰衣草：鎮定神經、消炎、鎮痛，適用於伴隨焦慮、失眠的廣泛型的發炎與疼痛病症。

✐ 藍艾菊＋義大利永久花：抗過敏、消炎、鎮痛，適用於所有急性（I 型）過敏，包括鼻炎、耳炎、哮喘、皮膚炎、蕁麻疹。

✐ 藍艾菊＋西伯利亞冷杉：擴張支氣管，適用於哮喘病症。

✐ 藍艾菊＋廣藿香：緩解靜脈堵塞，適用於靜脈曲張。

外用時的作用機轉－*濕敷、擦劑、乳液與其他美妝保養方式*

皮膚護理

🜋 皮膚消炎、止癢：所有紅、腫、癢的皮膚敏感與發炎；濕性或乾性濕疹；燒傷、曬傷、痤瘡、紅斑、酒糟鼻、帶狀皰疹。

🜋 止痛：神經性／關節炎性／風濕性疼痛；皮膚疼痛病症；拉傷與扭傷、瘀青；所有軟組織疼痛。

治療注意事項：由於其對於荷爾蒙的作用尚未經過測試，雌激素依賴性癌症與孕期的頭三個月，需避免口服藍艾菊精油。

藥理作用注意事項：無。藍艾菊不含任何已知神經毒性的酮類分子（與鼠尾草精油不同），主要的僅有安全的單萜酮樟腦。

配製原則

☙ 薰香：於水中加入 1-2 滴。

☙ 按摩油：稀釋 2-4% 於乳液或植物基底油中。

☙ 擦劑：稀釋 2-5% 於植物基底油中。

◢ 膠囊：在些許橄欖油中加 1-3 滴。

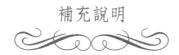

補充說明

　　藍艾菊精油是從一年生的艾菊中萃取出來的，因其深藍海洋色澤而得名，它與原產於非洲地中海西北部的艾菊是親戚。自 1960 年開始生產以來，它在傳統應用方面幾乎沒有認證，而是以特有的香氣、顏色和化學組成為人所知。藍艾菊精油有強烈的蘋果甘甜與草本香氣，比德國洋甘菊更圓潤、飽滿與和緩，關鍵成份天藍烯的含量也更高。

　　法國的醫生與草藥治療師，早已認可這種藍色精油的治療潛力，它象徵著降緩與放鬆。隨著口服與外用的臨床應用，在廣泛的急性與**慢性炎症**與**疼痛性過敏病症**中，可以見到藍艾菊優異的消炎、抗過敏和鎮痛作用。這些作用在**速發型過敏**治療中，也獲得出色的效果，其中抗組織胺作用已經被證實。從藥理學的角度來看，高含量的倍半萜烯、內酯與倍半萜醇支持著這些作用。

　　自那時起，臨床經驗描繪出逐漸成形的精油特徵，首先是治療**緊證**的放鬆劑；第二是治療**熱證**的降緩劑。臨床香氛能量學充分證實，藍艾菊甘甜、香草般的香氣，表現出兩大作用——能量循環與促進放鬆和清熱。

　　如同依蘭，於生理基礎上使用時，藍艾菊是全身性放鬆劑，用於影響大腦、神經系統與平滑肌器官的緊張狀態。在血管、呼吸與胃腸系統中，它能解痙與擴張血管，且能鎮靜神經與免疫系統，緩和過敏和過度反應。與此同時，藍艾菊的減緩與降緩作用，能妥善地處理所有壓力相關病症，這些症狀會引起**發熱與炎症**、**痙攣與疼痛**。這款精油適用於緊張、易怒、反應敏感的個體，他們在一般的緊張狀態下表現出的發熱、情緒不穩定，伴有焦慮與憎恨。

　　透過嗅覺途徑，藍艾菊在心理方面更能發揮作用。它的鎮靜作用特別適用於**焦慮狀態**、**易怒性抑鬱症**與**急性恐慌狀態**。此外，當存在痛苦情緒、僵化態度與

普遍消極情緒的衝突時，它可以幫助情緒穩定。這部分的作用與佛手柑相似，雖然後者能令人振奮，但是藍艾菊還能鎮靜與舒緩。

在身體方面，藍艾菊的焦點是緩和、放鬆與伸展腹腔神經叢，適合用於該區域呈現硬化與緊張的個體，這些症狀會導致個體的相應僵化。以上這些特定症狀，清楚顯示了在重大挑戰下的自我實現問題。僵化的思維、缺乏靈活性、控制慾與無法脫離困境，藍艾菊的特質被挫折、憤怒、煩躁、抑鬱與焦慮阻斷。透過提醒我們現實中不斷變化的、無常的本質，藍艾菊可以成為寶貴的盟友，幫助我們與世界和其他個體建立更加流動的、適應的、自發的和充滿活力的關係。

白千層（Cajeput）

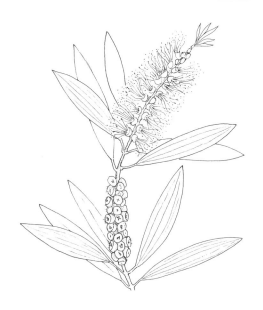

精油基本資料

植物來源：白千層（*Melaleuca cajuputi* Powell [syn. *M. leucadendron*（L.）L. var. *minor*（Smith）Duthie]），桃金孃科－香桃木家族的嫩枝與樹葉，是潮濕的太平洋地區的熱帶喬木。產生白千層精油的植物有三種亞種存在：白千層亞種（*cajuputi*，馬魯古群島）、康明亞種（*cumingiana*，爪哇島、馬來西亞、婆羅洲與越南）與寬葉亞種（*platyphylla*，澳大利亞西北端與新幾內亞）。幾乎所有市面上販售的白千層精油，都來自白千層亞種。

別名：沼澤茶樹、白茶樹、垂枝茶樹、白木樹、火種樹，Kayu putih（印尼語、馬來語），Gelam（爪哇語、馬都拉語）。

外觀：淡黃色的流動液體（有時帶有藍綠色調），帶有清新醒鼻、輕微甘甜果香與香料的香氣。

香氣類型：穿透的前調。

香氣特徵：中強度的前調，持久性差。

萃取方法：新鮮的樹葉與嫩枝或小分枝的蒸餾。

產生 1 公斤精油所需原料：100 至 150 公斤的樹葉與嫩枝（優質的產量）。

產區：印尼（原產），尤指馬魯古（摩鹿加群島）與努沙登加拉，包括布魯、西蘭和帝汶，越南、馬來西亞與菲律賓。白千層精油的蒸餾，最初開始於 18 世紀早期，座落於馬魯古群島的野生林。1926 年，在中爪哇開始培育第一批用以萃取精油的人造林，現今產量相對較少。

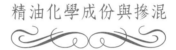

精油化學成份與摻混

基本成份（白千層亞種）：

氧化物	1,8- 桉樹腦（1,8-cineole）16-65%、石竹烯氧化物（caryophyllene oxide）<7%
單萜烯	α- 與 β- 松烯（alpha- and beta-pinene）10-40%、檸檬烯（limonene）微量至 7%、萜品烯（terpinene）4%
倍半萜烯	β- 石竹烯（beta-caryophyllene）1-6%、綠花白千層烯（viridiflorene）1-9%、α- 水芹烯（alpha-phellandrene）2%、蛇麻烯（humulene）微量至 2%、萜品油烯（terpinolene）、依蘭烯（ylangene）
單萜醇	α- 萜品醇（alpha- terpineol）6-10%、沈香醇（linalool）0.3-4%
倍半萜醇	藍桉醇（globulol）<9%、綠花白千層醇（viridiflorol）、斯巴醇（spathulenol）、橙花叔醇（nerolidol）
醛類	戊醛／丁醛／苯甲醛（valeric/butyric/benzoic aldehydes）
酯類	乙酸萜品酯（terpineol acetate）

　　白千層精油沒有國際公認的質量標準，其化學組成可能有很大的差異。一部分是因為在不同地區與國家發現的固有亞種種類，另一部分是來自其他白千層屬的商業用混合精油。

　　摩鹿加群島的白千層精油（白千層亞種），根據其地理來源與香氣強度，生

產與貿易時分為三種等級，最高等級來自坡地的樹木，含有 55-65% 的桉樹腦；第二等級來自低處的樹木，含有 22-55% 的桉樹腦；第三等級來自低地和其他地方的樹木，桉樹腦含量極低。

摻混可能性：相當常見，通常是來自其他各種白千層屬的精油摻混，例如：綠花白千層（*M. quinquenervia*）與擦劑樹（*Asteromyrtus symphy-ocarp*a [F. Muell.] L.A. Craven, syn. M. *symphyocarpa* F. Muell.）；有時來自尤加利、樟腦、迷迭香或薰衣草精油；有時候還有化學合成成份。

相關精油：白千層精油只是白千層屬眾多植物精油的來源之一。

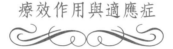

療效作用與適應症

療效性質：不會累積毒性的溫和藥方。

外用安全程度：對皮膚刺激輕微，不會造成敏感。

具體症狀－*所有應用法皆宜*

手腳冰冷、活力低下、精神與身體疲勞、興趣缺缺、**自信心低下**、沒有安全感、退縮、**決策困難**、沮喪、抑鬱；**急性與慢性消化和呼吸問題、關節與肌肉痠痛和疼痛**、腰痛、嚴重經痛、痔瘡。

心理層面的作用機轉－*適用方法為薰香、全身按摩*

基本的心理 - 神經 - 內分泌免疫功能與適應症：弱證的提振劑。

可能的腦動力學作用：增強前額皮質與基底神經節的功能。

心理疾患適應症：注意力缺乏、抑鬱。

振奮精神，提升警覺心

🌿 腦霧現象、嗜睡、麻木。

🌿 分心、精神錯亂、迷失方向、注意力不集中、短期記憶力不足。

提昇積極心態和自信心

🌿 失去動力,伴有冷漠、拖延、自我忽視。

🌿 自信心與自尊心不足、悲觀、抑鬱。

生理層面的作用機轉─*適用方法為噴霧器吸入、膠囊、栓劑、擦劑*

作用向性:心血管、消化、呼吸、肌肉骨骼系統。

主要的診斷功能:溫暖並修復虛/寒證,與低張性/弱證。

主要的修復與提振作用

🌿 神經與大腦修復:神經衰弱,伴隨疲勞、活力低下、衰弱、精神障礙、抑鬱;慢性疲勞症候群、恢復期。

🌿 動脈循環提振:廣泛的虛弱(寒證)與阻塞病症,伴隨血液循環不良、皮膚發冷。

🌿 強效呼吸道提振、祛痰、擴張支氣管作用:上呼吸道與下呼吸道阻塞性病症,包括慢性喉炎、慢性支氣管炎、哮喘。

🌿 胃腸道提振與放鬆、解痙、止吐作用:消化不良、胃痙攣、絞痛、打嗝、神經性吞嚥困難、神經性嘔吐。

🌿 肌肉骨骼系統提振與鎮靜作用:抗風濕、鎮痛、消炎;慢性風濕性關節炎伴隨疼痛;神經痛、月經/卵巢疼痛。

🌿 輻射防護:背景環境的輻射、暴露於遊離輻射中,包括 X 光、電腦斷層掃描、燒傷時的輻射治療。

主要疏通阻塞作用

🌿 疏通骨盆腔與子宮淤塞:瘀堵性痛經、痔瘡、前列腺腫脹。

🌿 疏通靜脈淤塞:骨盆腔瘀堵伴隨靜脈阻塞、靜脈曲張、痔瘡。

抗微生物作用

🌿 廣譜抗感染:抗微生物、解毒、免疫提振、抗發炎;適用於廣泛的感染,尤其是細菌與呼吸道、耳鼻喉、胃腸道、泌尿生殖系統。

- 強效抗菌作用（廣譜）：大範圍的革蘭氏陽性與革蘭氏陰性細菌感染，包括大腸桿菌、假單胞菌、金黃色葡萄球菌、化膿性鏈球菌，包括呼吸道、胃腸道、泌尿生殖系統；包括感冒、喉嚨痛；胃炎、腸炎、支氣管炎、百日咳、傷寒、霍亂、瘧疾；膀胱炎、尿道炎。

- 強效抗病毒作用：病毒感染、包括流感、腺病毒、鼻病毒；感冒、流感、鼻炎、鼻竇炎。

- 抗真菌作用：念珠菌屬、毛癬菌屬、麴黴屬、微孢子蟲屬造成的真菌感染，包括念珠菌感染、鵝口瘡、圓癬／癬、麴菌病。

- 驅蟲作用：腸道寄生蟲，尤指蛔蟲（線蟲）。

協同精油組合

- 白千層＋綠花白千層／藍膠尤加利：廣譜抗菌與循環系統提振作用，適用於多種細菌感染，特別當伴隨末梢循環不良與衰弱。

- 白千層＋桉樹腦／樟腦迷迭香／桉油樟：抗風濕、鎮痛，適用於風濕性與關節性痛症，特別當伴隨發冷、活力低下、抑鬱。

互補精油組合

- 白千層＋快樂鼠尾草：疏通子宮與靜脈淤塞，適用於經血過多的阻塞性痛經，靜脈阻塞伴隨靜脈曲張、痔瘡、腳踝水腫。

- 白千層＋沈香醇百里香：提振呼吸系統機能，適用於支氣管炎、哮喘、咳嗽。

- 白千層＋丁香：提振／放鬆胃腸道，適用於大範圍的上消化道與下消化道病症，特別當伴隨腸絞痛、脹氣、嘔吐、下痢與胃腸炎。

- 白千層＋歐薄荷：放鬆胃肌、止吐，適用於上腹部痙攣／腸絞痛、嘔吐。

外用時的作用機轉－_濕敷、擦劑、乳液與其他美妝保養方式_

皮膚護理：油性皮膚。

- 鎮痛、輕微發紅、消炎：風濕性、關節炎性或神經性疼痛、痙攣、燒傷、昆蟲叮咬傷、牙痛、耳痛、無痛腫瘤。

殺寄生蟲：寄生蟲性皮膚病症，包括疥瘡。

防蟲劑：蚤、蝨、蚊。

治療注意事項：白千層具有溫熱、乾燥與提振的作用，過度亢進／熱證與乾證，以及嬰幼兒禁用。由於白千層精油提振、溫暖的特質，19 世紀時折衷論的醫生們建議，口服方式不適合急性炎症，僅能用於慢性炎症。

藥理作用注意事項：放置過久的白千層精油，可能含有氧化的單萜烯，可能會造成皮膚刺激，外用時需注意。

配製原則

薰香：水中加入 3-5 滴。

按摩油：乳液或植物基底油的 1-3% 稀釋度。

擦劑：貼布測試後，植物基底油的 4-10% 稀釋度。

膠囊：在些許橄欖油中加 2-3 滴。

補充說明

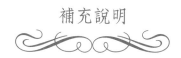

　　自 1850 年代開始，白千層以做為東南亞常見、經典的精油為傲。源自印尼東部的馬魯古群島，從沼澤茶樹中蒸餾而得，它已成為印尼、馬來西亞、泰國、越南與印度等國家，原住民與殖民者 250 多年來，普遍的家庭常備藥。白千層精油在 18 世紀初期，由荷蘭商人從東南亞進口至歐洲。今天，它仍然是各種外用製劑的常見成份，用以治療從風濕性疼痛，到消化與呼吸病症。白千層的名字源自此種喬木的印尼語與馬來語，kayu（木頭）putih（白色）。

　　沼澤茶樹本身，屬於熱帶桃金孃科的白千層屬一員。它是良好的木材來源，並且能提供野生動物棲息，包括生產蜂蜜（可以稱為白千層蜜）的蜜蜂。如同茶

樹一般，白千層的樹葉，最初被製作成藥膏，用以緩解痙痛與疼痛，並以芳香蒸氣的吸入，治療鼻塞與支氣管阻塞。白千層精油與來自同一處廣闊地理區域的其他樹類精油相關，比如綠花白千層、茶樹與尤加利樹。因此，它與這些樹類精油有許多共同特徵，比如強烈清新醒鼻的香調，與高含量的桉樹腦與單萜烯。

白千層、桉油樟和綠花白千層，並列為清新醒鼻刺激的精油，它的性質是其中最溫熱、乾燥與分散的。基於此點，美國折衷派的醫生們，早在 19 世紀晚期，便已告誡急性炎症時避免口服。基本上在對血液循環的中樞提振作用推動下，白千層是溫暖的提振劑，可持久地解決呼吸、**消化與肌肉骨骼系統的寒證與弱證**。它能有效地溫熱與放鬆平滑肌與橫紋肌，因此，可用於非常廣泛的無張性與痙攣性的支氣管與消化道病症。

此精油具有令人印象深刻的廣譜抗菌作用，可用於大多數細菌感染，尤其適用於治療**慢性**、**寒性感染**。它全身性的提振、恢復作用，非常適合虛弱、疲憊與免疫力缺乏的個體，這些個體表現出長時間的預後或預後不良，以及重複感染。與含有高含量的桉樹腦與單萜烯的精油，例如桉油樟、狹葉尤加利以及密切相關的綠花白千層相同，白千層在治療病毒感染方面也不遺餘力。它上升與擴散的能量特質，對上呼吸道與下呼吸道感染、細菌或病毒感染，都特別有效。

當同時內服與外用時，白千層不僅是主要的溫暖提振劑，對於慢性**肌肉疼痛與關節病症**，也有出色的止痛與消炎作用，這歸功於它在單萜醇與倍半萜烯的含量，比如 β- 石竹烯。

提振，也是白千層用於嗅覺時心理效應的關鍵詞。與其他許多醒鼻清新的精油一樣，它能提昇精神上的警覺心與注意力。以能量學來說，它能將身體的陽氣提昇至頭部。白千層能提昇心靈方面的自信與樂觀，同時有助於激發深層的動力，以維持這兩項特質。動力更新後，會相對地增強免疫功能。作為身體與心靈間的橋梁，免疫功能對於從慢性病的陡坡上恢復的個體來說，至關重要。

豆蔻（Cardamom）

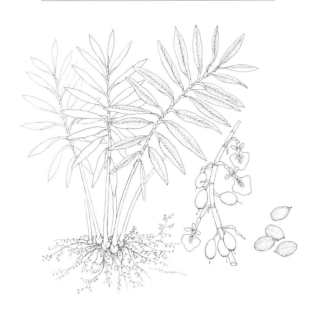

精油基本資料

植物來源：豆蔻（*Elettaria cardamomum (L.) Maton*），薑科的果莢，是潮濕的東南亞熱帶植物。

別名：邁索爾豆蔻、綠豆蔻／豆蔻；Cardamomo（義大利語、西班牙語）、Chhoti elachi（印度語）、Elekkai（泰米爾語、馬來語）、白豆蔻（中文）。

外觀：介於透明與淺黃色之間的流動液體，帶有溫暖、甜辛香氣與些微清新辛辣的暗香，以及輕微濕霉土根的隱調。

香氣類型：甘甜、穿透的前調。

香氣特徵：中度的前調與持久性。

萃取方法：以種子去蒸餾或二氧化碳（CO_2）萃取，獲得精油以及小量的精油樹脂。

產生 1 公斤精油所需原料：100 至 150 公斤的乾燥果實（中等的產量）。

產區：印度南部（原生）、斯里蘭卡、瓜地馬拉。

精油化學成份與摻混

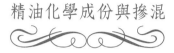

基本成份：

酯類 30-52%	α- 乙酸萜品酯（α-terpinyl acetate）<51%、乙酸沈香酯（linalyl acetate）<8%
氧化物	1,8- 桉樹腦（1,8-cineole）23-48%
單萜烯 5-17%	右旋檸檬烯（*d*-limonene）2-10%、香檜烯（sabinene）<5%、β- 月桂烯（β-myrcene）<2%、α- 松烯（α pinene）<1.6%
單萜醇 2-16%	沈香醇（linalool）1-7%、α- 萜品醇（α-terpineol）1-4%、萜品烯 -4- 醇（terpinen-4-ol）1-3%、牻牛兒醇（geraniol）<1.6%
倍半萜醇 <4%	反式橙花叔醇（*trans*-nerolidol）、順式橙花叔醇（cis-nerolidol）
醛類 <5%	橙花醛（neral）<2%、牻牛兒醛（geranial）
對甲酚	
甲基醚類	
酮類	甲基庚烯酮（methyl heptenone）
酸類	乙酸（acetic）、丁酸（butanoic）、癸酸（decanoic）、橙花酸（nerylic）與紫蘇酸（perillic acid）

摻混可能性：常見，通常以下列黑豆蔻（*Amomum costatum, A. villosum*）的品種與變種進行摻混，如尼泊爾或孟加拉豆蔻（*A. subulatum*），以及許多其他來自斯里蘭卡的「假」豆蔻，包括來自爪哇西部的圓豆蔻或爪哇豆蔻（*A. compactum* Soland ex Maton）、私生豆蔻（*A. xanthioides*）與中國豆蔻（*A. globosum*）。這些摻混使荳蔻精油的香譜更寬廣，明顯地改變了其藥理學與治療功能。另一種可能的摻混，是使用廉價的 α- 乙酸萜品酯與 1,8 桉樹腦。

相關精油：從上述黑豆蔻（*Amomum*）種類中蒸餾而得的「假」豆蔻精油。這些精油比豆蔻精油（*Elettaria*）具有更強烈的清新與醒鼻香調，而缺少溫暖辛香。這些精油的單萜烯含量一致高於 70%，而酯類含量卻非常低。在應用上，「假」豆蔻精油比豆蔻精油更具有刺激性，而缺乏放鬆的作用。**圓豆蔻**與**私生豆蔻**精

油，都有高含量的樟腦與龍腦，前者在爪哇與蘇門答臘作為香料使用，後者則是印度香料。兩者的特徵與豆蔻精油顯著不同。

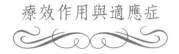

療效作用與適應症

療效性質：不會累積毒性的溫和藥方。

外用安全程度：輕度的皮膚刺激，不會引起皮膚敏感。

具體症狀－*所有應用方法皆宜*

缺乏安全感、**缺乏自信心**、**情緒壓抑**、沮喪、悲觀、喜怒無常、疲勞、**失去精神集中力**、**慢性焦慮與抑鬱**、失眠、**神經失常**、**短暫發熱**、**畏寒**；食慾減退、**慢性消化不良**、**腹脹與疼痛**、**脹氣**、**噁心**、**嘔吐**、**便秘與腹瀉交替**、胃灼熱、**慢性多痰性咳嗽**。

心理層面的作用機轉－*適用方法為薰香、全身按摩*

基本的心理 - 神經 - 內分泌免疫功能與適應症：調節失調的病症。

可能的腦動力學作用：降低深層邊緣系統的亢進。

心理疾患適應症：躁鬱症、輕微抑鬱症。

提昇自信心與勇氣

🌿 缺乏自信與不安、壓抑的情緒表達。

🌿 伴隨冷漠與悲觀的沮喪感。

促進情緒穩定與整合

🌿 喜怒無常、情緒不穩定、重複性的情感表達。

🌿 感覺－思考分離與衝突。

<u>**生理層面的作用機轉**－*適用方法為噴霧器吸入、膠囊、肛門栓劑、子宮栓劑。*</u>

作用向性：神經、消化、泌尿、呼吸系統。

主要的診斷功能：放鬆高張性病症／緊證，與溫暖虛弱病症／寒證。

主要的放鬆作用

🌿 鎮定神經與大腦、提振周邊神經系統：焦慮狀態，尤其是慢性的；失眠。

🌿 強效放鬆胃腸道、解痙、驅風：痙攣性消化道疾病，尤其是神經性消化不良伴隨脹氣、腸絞痛。

🌿 抗過敏：I 型和 III 型過敏，包括食物過敏與敏感；腸道通透率過高。

🌿 止吐：噁心、嘔吐、動暈症。

🌿 放鬆呼吸道：痙攣性呼吸困難、哮喘。

🌿 神經肌肉系統的鎮痛、消炎：肌肉痙攣、抽筋。

🌿 抗菌、抗真菌、驅蟲。

主要的修復與提振作用

🌿 修復神經與大腦：疲勞、活力低下、缺乏集中力、迷失方向、抑鬱，尤其伴有焦慮；慢性神經衰弱、神經失常；自主神經系統失調，伴隨情緒、消化與溫度調節障礙；便秘與腹瀉交替。

🌿 胃腸機能的提振劑、健胃、開胃：上消化道無力，伴隨消化不良、上腹脹痛、噁心；厭食、口臭、吞氣症伴隨胃灼熱。

🌿 提振、祛痰、鎮咳：慢性支氣管炎伴隨多痰性咳嗽。

🌿 輕效催情。

🌿 輕效通經。

🌿 抗氧化。

🌿 溫和抗菌、抗真菌、抗寄生蟲。

協同精油組合

✐ 豆蔻＋苦橙葉／芫荽籽：鎮定、修復、調節神經與大腦，適用於慢性神經衰

弱伴隨身體與精神疲憊、失眠、焦慮、抑鬱、神經失常、自主神經系統失調。

互補精油組合

- 豆蔻 + 薑 / 多香果：強效提振消化道、開胃與健胃，適用於上消化道無力伴隨消化不良、食慾減退、腹脹、脹氣。
- 豆蔻 + 薑：止吐，適用於噁心與嘔吐、動暈症與高山症。
- 豆蔻 + 香艾菊腦甜羅勒 / 甜茴香 / 肉豆蔻：強效放鬆胃腸道、解痙與驅風，適用於痙攣性消化道病症，尤其是神經性消化不良，伴隨脹氣與腸絞痛。
- 豆蔻 + 廣藿香：抗消化道過敏，適用於食物敏感與過敏。
- 豆蔻 + 桉油樟 / 白千層：提振、祛痰、止咳、殺菌與修復神經，適用於慢性阻塞性支氣管病症伴隨多痰性咳嗽、慢性疲勞。

外用時的作用機轉－*濕敷、擦劑、乳液與其他美妝保養方式*

治療注意事項：豆蔻精油具有雙向放鬆與提振的作用，應該避免在一般亢奮 / 熱證與乾證時使用。

藥理作用注意事項：由於含有 1,8- 桉樹腦，需避免應用於嬰幼兒。

配製原則

- 薰香：2-3 滴。
- 按摩油：稀釋 1-3% 於植物基底油中。
- 擦劑：稀釋 2-8% 於植物基底油中。
- 膠囊：在橄欖油中加入 2-3 滴。

補充說明

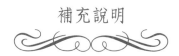

　　與東方的肉豆蔻和西方的芫荽不同，豆蔻完全是一種熱帶印度香料。它是少數幾種納入阿育吠陀醫學的草藥之一，不僅在其原生的喀拉拉邦與斯里蘭卡仍然蓬勃發展，並且還融入東方的傳統中醫與西方的傳統希臘醫學。中醫藥典中，實際上涵括三種豆蔻：白色（白豆蔻）、黑色（草果）與野生豆蔻（砂仁）。上述這些國家的植物學家與草藥學家，從早期就非常熟悉各種類型的豆蔻，能仔細地區分它們的外觀與醫療用途。

　　豆蔻在所有古代文化中都是為人熟知的，包括埃及人。西元前 700 年時的埃及象形文字，描繪了它作為香料、香水與儀式用薰香芳香成份的應用。由於其精純、高貴的香味，豆蔻被認為是「香料女王」，長期以來，一直是印度混合香料與香料茶的主要成份。中世紀早期的阿拉伯與猶太商人，將香料從馬拉巴爾海岸轉移到地中海港口，如亞歷山大港、君士坦丁堡與後來的熱那亞，因此，它也成為大多數阿拉伯國家料理的主要調味料。雖然它在中世紀歐洲的春藥中，因催情藥而小有名聲，現在認為這部分的作用僅僅是溫和的。

　　如同薑與甜茴香精油，豆蔻精油主要也是對立兩端的平衡。清新、甘甜－辛辣與振奮精神的香氣基調是相當獨特的，幾乎是泥土般深沈的濕霉味，是其他香料精油中沒有的特色。其複雜的藥理學特徵，也具有對立互補的印記，提振的 1,8-桉樹腦與鎮靜的酯類互相平衡，正如月桂與綠香桃木。在治療方面，這種對比意味著提振與放鬆作用間的平衡。

　　作為溫暖、提振性質的精油，豆蔻是用於治療消化道與呼吸道的**寒證**，以及**神經系統虛弱**伴隨精神疲勞與抑鬱的經典芳香藥方。引人注目的是，每個黑色的種子，都有點像一個迷你大腦。然而，豆蔻的放鬆、解痙、鎮靜神經作用，能治療典型的如**焦慮**與**失眠**的**緊證**。在能量醫學方面，豆蔻能在長期非生產性壓力下安定與撫慰心靈，同時也能溫和地提升精神與身體的活力。對於慢性抑鬱伴隨

焦慮，與慢性神經衰弱伴隨疲憊、**焦慮與睡眠品質不佳**的個體，豆蔻所發揮針對神經系統的雙重作用，使其成為治療上述個體而量身訂做的精油。出於相同的原因，豆蔻應該與苦橙葉一起被應用於**全身性自主神經系統**失調。

豆蔻真正的光彩再次展現在消化系統功能上，它是驅風、解痙與開胃三合一中最好的藥方之一，是少數能夠治療**腸道寒證**與**緊證**的芳香藥物之一，也是壓力引起消化不良伴隨腹脹、脹氣與食慾不振的經典用藥。研究也顯示，豆蔻具有抗過敏的功能，未來應該會更廣泛地應用於多種**腸道相關的過敏**。

豆蔻終究是一種協調的藥方，在頭部與心臟、頭部與腸道之間創造平衡。在心理層面，嗅聞豆蔻對於促進自信與表達特別有效。這支精油帶有乾淨穿透的香氣與甘甜、些微土根的基調，可能對那些抱持顧忌的個體有幫助。他們的顧忌，來自不安全感與更深層次的無法照顧自身情緒需求與自我培育。在這方面，豆蔻能支持本能，以發展合理需要，而非情感缺乏所引起的需求，也就是，因為情感上無法滿足而代償的需求。最終，豆蔻能基於快樂原則，點燃真正的慾望、對生命的熱情，並支持合理自我滿足的普世人類問題。

胡蘿蔔籽（Carrot Seed）

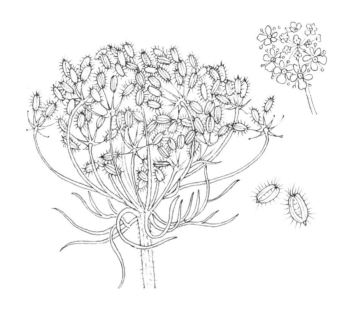

精油基本資料

植物來源： 胡蘿蔔（*Daucus carota* L. subsp. *carota*），繖形科的果實部、是分佈廣泛的溫帶草本植物。

別名： 植栽胡蘿蔔籽；Seme di carota（義大利語）、Semilla de zanahoria（西班牙語）。

外觀： 介於黃色與琥珀色之間的流動液體，帶有輕微甘甜草本與乾木香氣。

香氣類型： 帶有木質與甘甜的中調。

香氣特徵： 中等強度的中調，持久性適中。

萃取方法： 將碾碎的乾燥種子進行蒸餾。

產生1公斤精油所需原料： 70-100公斤的種子（優質的產量）。

產區： 法國、匈牙利、摩洛哥、印度。

精油化學成份與摻混

基本成份：

倍半萜醇	胡蘿蔔醇 36-73%（carotol）
倍半萜烯 <19%	β- 甜沒藥烯 <2-10%（β- bisabolene）、β- 石竹烯 1-6%（β-caryophyllene）、胡蘿蔔烯 2%（daucene）、α- 香柑油烯（α-bergamotene）
單萜烯 <32%	α- 松烯 2-14%（α-pinene）、β- 松烯 <6%（β pinene）、香檜烯 2-7%（sabinene）、左旋檸檬烯 3%（l-limonene）、β- 月桂烯 2%（β-myrcene）
β- 胡蘿蔔素	（審定注：這個成份在二氧化碳萃取比較可能會有）
酯類	乙酸牻牛兒酯 3%（geranyle acetate）
單萜醇	沈香醇 <3%（linalool）、牻牛兒醇 <2%（geraniol）
氧化物	石竹烯氧化物 <3%（caryophyllene oxide）、胡蘿蔔醇 1-4%（daucol）
酚甲醚	細辛醚（asarone）

摻混可能性：中度，可能以右旋檸檬酸與合成成份，如 α- 松烯和其他單萜烯作為添加物，也可能以野生胡蘿蔔籽精油（*Daucus carota* var. *maximum*）摻混或取代。這種精油幾乎不含關鍵的胡蘿蔔醇，反而有高含量的乙酸牻牛兒酯與香檜烯，因此，療效作用與植栽胡蘿蔔籽精油有顯著差異。

相關精油：胡蘿蔔屬中的其他種籽類精油，包括**芫荽籽、芹菜籽、小茴香籽**以及**葛縷籽**。

療效作用與適應症

療效性質：不會累積毒性的溫和藥方。

外用安全程度：不會造成皮膚刺激與敏感。

具體症狀－*所有應用法皆宜*

　　精神恍惚、過度敏感、妄想、**不安全感**、恐懼、**憂慮**、**強迫症**、重複思維、**動力不足**、悲觀、**嗜睡**、**萎靡不振**；水潴留、**泌尿道疼痛**、痠痛與疼痛、**慢性身體與精神疲勞**、分心、**早晨的後半段才開始有體力**、精神疲憊、不知原因的抑鬱；右側腹痛、**復發性尿道感染**、**慢性消化不良**、腹脹、粘液糞便。

心理層面的作用機轉－*適用方法為薰香、全身按摩*

基本的心理 - 神經 - 內分泌免疫功能與適應症：調節失調的病症；舒緩過度亢進的病症。

可能的腦動力學作用：降低基底神經節與扣帶系統功能亢進。

心理疾患適應症：注意力不足過動症、解離症、強迫症。

安定精神並促進精神整合

🌿 分離、精神分散、精神恍惚、過度敏感、解離。

🌿 異常興奮、妄想、偏執、易怒。

促進穩定與增強體力

🌿 情緒不穩定，伴隨焦慮，恐懼。

🌿 喪失情緒安全感與體力。

促進認知靈活性

🌿 擔憂、固執、強迫。

🌿 重複性思考，無法釋懷。

生理層面的作用機轉－*適用方法為噴霧器吸入、膠囊、肛門栓劑、外部應用*

作用向性：神經、肝膽、消化、泌尿、肌肉骨骼系統。

主要的診斷功能：重建低張性病症 / 弱證。

🌿 修復與調節甲狀腺 / 甲狀腺素：甲狀腺機能低下症。

🌿 修復與調節神經系統：慢性疲勞（身體與精神）、抑鬱、精神疲憊、神經衰弱。

🕉 升高血壓：輕度低血壓（尤其原因為肝臟堵塞）。

🕉 強效滋養修復肝臟、緩解瘀堵、解毒與保肝：肝膽瘀堵、黃疸、所有肝臟疾病，包括肝炎、肝硬化；代謝中毒、藥物與所有化學型中毒。

🕉 修復腎臟與緩解瘀堵：腎病、所有慢性腎臟疾病。

🕉 解毒、利尿、復原、輕度消炎：代謝中毒伴隨疲勞、萎靡不振；濕疹、乾癬、痛風、膀胱炎、前列腺炎；水腫。

🕉 抗血脂、輕度抗凝血：高脂血症，包括高血脂；動脈粥樣硬化。

🕉 粘膜再生：胃和十二指腸潰瘍。

🕉 抗貧血：貧血。

🕉 避孕。

抗微生物作用

🕉 強效抗真菌：真菌感染，包括皮膚癬菌、白色念珠菌。

協同精油組合

✍ 胡蘿蔔籽＋大西洋雪松：修復神經，適用於慢性身體或精神疲勞、神經衰弱。

✍ 胡蘿蔔籽＋廣藿香：抗真菌、解毒、抗感染，適用於真菌型腸道菌落失衡，與念珠菌感染導致的通透率過高。

✍ 胡蘿蔔籽＋德國洋甘菊：黏膜再生，適用於胃與十二指腸潰瘍。

互補精油組合

✍ 胡蘿蔔籽＋多香果：調節甲狀腺／甲狀腺素，適用於甲狀腺機能低下症。

✍ 胡蘿蔔籽＋檸檬／葡萄柚＋薰衣草：修復神經，適用於慢性精神疲勞、抑鬱。

✍ 胡蘿蔔籽＋苦橙葉／薰衣草：修復神經與調節，適用於慢性神經衰弱、失眠。

✍ 胡蘿蔔籽＋檸檬／馬鞭草酮迷迭香：強效修復肝臟與解毒，適用於所有慢性肝臟病症，包括肝中毒；所有藥物濫用。

✍ 胡蘿蔔籽＋圓葉當歸／芹菜籽：強效肝臟解毒與保肝、利尿，適用於藥物、化學物質與代謝引起的中毒。

⌀ 胡蘿蔔籽 + 甜茴香 / 杜松果：利尿、腎臟解毒，適用於腎衰、代謝中毒伴隨萎靡不振、濕疹、泌尿道感染。

⌀ 胡蘿蔔籽 + 義大利永久花：抗血脂，適用於高膽固醇血症、高脂血症。

⌀ 胡蘿蔔籽 + 檸檬香茅 + 天竺葵：抗真菌，適用於真菌感染。

外用時的作用機轉－*濕敷、擦劑、乳液與其他美妝保養方式*

皮膚護理：敏感與熟齡膚質。

🌱 化妝水與增加皮膚彈性：疲倦或敏感皮膚、皺紋。

🌱 皮膚再生、創傷修復：慢性創傷、慢性侵蝕性 / 不癒合 / 壞疽性潰瘍；燒燙傷、疔瘡、膿腫、皮膚炎、濕疹、乾癬；老化斑、疤痕、妊娠紋、紫外線傷害。

🌱 強效抗真菌：真菌性皮膚感染，包括真菌病、圓癬、足癬、股癬。

🌱 抗菌：痤瘡、膿皰瘡、酒糟鼻。

🌱 抗腫瘤（未證實）：皮膚與粘膜癌。

治療注意事項：無。

藥理作用注意事項：傳說與研究皆顯示，胡蘿蔔籽精油具有婦科避孕作用，及刺激子宮的抗妊娠作用。因此，與其酊劑一樣，懷孕期間最好都避免使用。

配製原則

✒ 按摩油：稀釋 2-5% 於植物基底油中。

✒ 擦劑：稀釋 5-20% 於植物基底油中。

✒ 膠囊：在橄欖油中加 2-3 滴。

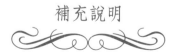

補充說明

與作為酊劑在藥草中的應用相反，精油形式的胡蘿蔔籽，是用於肝臟與腎臟

的主要藥方，從這個意義上來說，它與蒲公英根的芳香療效是相同的。作為**慢性肝臟問題**的首要精油，無論具體病症如何，胡蘿蔔籽所表現出的價值，在於它結合了解毒、保護與滋養修復的作用。由於保護的腎臟是**解毒**、利尿作用的器官，因此，該精油成為代謝或化學毒物累積造成的慢性中毒最重要的病程改變藥方。與任何有效的復原劑一樣，胡蘿蔔籽作用於血液與腸液，全身性地改變內在液體環境，以促使毒素更有效率的排出。這種效果與其他藥草復原劑一樣，對**皮膚病**特別有益。此種精油治療甲狀腺功能低下症候群，亦是十分出色，讓人好奇這其中的作用機轉，更多臨床經驗是相當值得期待的。

外用與內服胡蘿蔔籽對皮膚都有助益，它對於皮膚細胞的傑出與深層再生作用，能治療多種病症，從**慢性潰瘍膿瘡**，至**皮膚與黏膜癌症**，歐洲醫生們依賴這味藥方已達一世紀左右。如今，美容師們也堅信它能恢復**疲倦**、**泛紅**或**熟齡皮膚**的張力與彈性。它強效的抗真菌作用，也讓真菌性皮膚感染甘拜下風。

胡蘿蔔籽精油能通過嗅聞作為心理層面的應用。它木質、乾燥的香氣，代表集中、穩定的效果，如同大西洋雪松一樣。胡蘿蔔籽適合抱持不安全感、容易受傷與焦慮、精神分散、容易分心與煩擾或恐懼的個體。它香甜、輕微的藥草香調，使其應用延伸包括失去認知彈性，表現為慢性憂慮、重複性思考，甚至執念與強迫症等病症。

相關精油的治療側重

幾世紀以來，下列幾種胡蘿蔔屬（繖形科）精油的特定治療應用，也為人所知。他們的用途與酊劑非常類似，卻更為集中。幾乎所有精油的治療，皆源自希臘傳統醫學，盛行於地中海東部，到現代伊朗與印度北部。

芹菜籽（*Apium graveolens var. dulce* **L.**），是蒸餾食用蔬菜種子而得的精油，具有溫暖、強烈的辛甜與油香味。主要成份是單萜烯 55%，包括右旋檸檬烯 35-78% 與倍半萜烯 40%，也包括芹子烯（selinene）10-33%，以及少量的酞內酯（phthalides）5-15% 與香豆素醚。芹菜籽精油與酊劑，在臨床上應用既相似又相異，基本上用於**低張 / 弱證**，與**阻塞 / 濕證**伴隨**積蓄中毒**的病症。它能修復神經

與腎上腺皮質，適用於慢性虛弱病症伴隨慢性疲勞、缺乏耐力、衰弱與倦怠。同時，芹菜籽能促進代謝與提振平滑肌，適用於代謝停滯與胃腸道分泌不足；它也能通經並幫助分娩，有時會以擦劑的方式，幫助生產時的子宮達到最好的狀態。

如胡蘿蔔屬中的許多其他精油一樣，芹菜籽是主要的復原劑，對肝臟與腎臟發揮重要的解毒與緩解瘀堵作用，特別是保肝與利尿，適用於**肝臟與腎臟阻塞**伴隨 II 期解毒不良、代謝與外源性中毒（包括化學品，藥物），以及所有**慢性腎臟病症**。同時，芹菜籽對皮膚有優質解毒作用，對**乾癬**與消除脂褐質色素（一種代謝毒素）有良好的效果，不僅對皮膚上的扁平老化斑有影響，對黃斑部病變與各種神經退行性病症，如阿茲海默症與帕金森氏病也有影響。

芹菜籽的其他用途，包括適用於膀胱炎，與其他泌尿道感染的利尿及殺菌結合作用；用於骨盆阻塞，包括痔瘡的緩解骨盆阻塞作用，以及用於關節、泌尿道與動脈礦物沈積引起的急性關節痛、泌尿道結石、骨刺，還有痛風與動脈粥樣硬化可能的溶解與鎮痛作用。芹菜籽完全無毒、不會造成刺激與敏感，卻有輕微光敏性。作為子宮提振劑，直到分娩前的懷孕期間，最好避免使用。氧化後的精油也應避免，配製與劑量皆為標準應用。

小茴香籽（*Cuminum cyminum* **L.**），是蒸餾西亞植物種子而得的精油，如碾碎的種子般帶有溫暖、甜辛的香味。其化學成份以小茴香醛（20-40%）與多種單萜烯為主（主要是萜品烯 11-32%）。小茴香精油與小豆蔻精油一樣，能同時舒緩與提振全身，在草藥中被認為是具有溫暖性質的種子之一。它具有良好的鎮定神經與大腦、抑制交感神經、催眠與鎮痛作用，適用於**高張病症／緊證**，伴隨失眠、焦慮與急性和慢性疼痛。它對於消化道的放鬆平滑肌、解痙、消炎作用，能應用於壓力相關的消化不良、腸絞痛、大腸激躁症、結腸炎與發炎性大腸疾病。同時，它的提振腸胃、驅風與開胃作用，能用於脹氣、腹脹與食慾不振。上述兩種作用，使小茴香成為有價值的全方位**芳香消化藥方**。與胡蘿蔔籽精油一樣，在治療**甲狀腺機能低下**的調節甲狀腺／甲狀腺素的作用，皆有成功案例。

注意：小茴香籽有中度的致光敏性，應用後 12 小時內應避免陽光曝曬。其

他情況下，則可使用溫和無毒的正常配製與劑量。懷孕期間、嬰幼兒都應避免使用。

葛縷籽（*Carum carvi* **L.**），是蒸餾烹飪用植物而得的精油，帶有類似乾燥種子的溫暖、甜辛香氣，有時會透過精餾改善其香氣。其化學成份以酮類 50-60%（包括右旋香旱芹酮 <58%）、單萜烯 36-45%、右旋檸檬烯 26-46%，以及單萜醇（包括順式香旱芹醇 <6%）為主。葛縷籽性質溫和，不會造成累積毒性、皮膚刺激或敏感。它是**弱證**的溫暖提振劑，也是優良的消化促進劑與驅風劑，適用於上消化道消化不良、腹脹、脹氣與吞氣症，並能減少腸道發酵。其提振肝膽、緩解阻塞、促膽汁分泌與利膽作用，能用於**急性或慢性肝膽阻塞**，伴隨消化不良或右側腹痛。對於無力／虛弱型的便秘，葛縷籽能有效地幫助結腸收縮。它的抗寄生蟲作用，可以特別針對阿米巴痢疾。葛縷籽的分解黏液與排痰作用，能收乾呼吸系統內阻塞累積的過量黏液與濕痰。它也顯示出促雌激素分泌與促泌乳的作用。氧化後的精油與懷孕期間需避免使用。此溫和無毒性精油的應用，可採取適度的標準配製與劑量。

蒔蘿籽（*Anethum graveolens* **L.**），是蒸餾烹飪用植物而得的精油，帶有類似碾碎種子般的清新辛香。據說，它的名字源自古挪威語「平靜」（dilla），就像撫平嬰兒的腸絞痛一樣。需注意的是，傳統上的應用方式為種子浸泡油而非精油，精油對於嬰兒是禁用的。蒔蘿精油含有單萜烯 25-50%（包括右旋檸檬烯、水芹烯），酮類 40-60%（包括香旱芹酮 <50%）以及香豆素 <4%。與傳統的希臘醫學一樣，現代醫療重視種子與精油兩方對於上消化功能的提振作用。其精油的成份與療效應用，與葛縷籽非常相似，都能提振上消化道與驅風，以及提振肝膽與緩解瘀堵。對於**大多數急性上消化不良**，蒔蘿籽是相當全面的治療藥方。它的分解黏液、袪痰作用，可以用於**急性支氣管炎**伴隨黏痰，輕度的排水利尿作用，可以用於**腎臟虛弱**伴隨輕度中毒。氧化的精油、懷孕期間、嬰幼兒的使用都應避免。此溫和無毒性精油的應用，可採取適度的標準配製與劑量。

有兩種歐芹籽精油值得注意，必須區分出含有少量芹菜腦（apiole）卷葉歐

芹精油，與以芹菜腦為主的義大利歐芹精油，是臨床上應用的關鍵。如果無法分析辨認時，兩種精油都應避免使用。

歐芹籽精油或松烯 CT 的歐芹葉精油（*Petroselinum crispum* **Mill. ct. pinene**），是蒸餾不同植栽品種歐芹而得的精油，又稱為卷葉歐芹，帶有清新、木質與草本香氣。歐芹籽精油與歐芹葉油的產量有限，通常會交互使用，或合併成為單支精油。它具有中等強度的療效，與中度的累積毒性。這支精油有高含量的單萜烯（<75%），其中 α- 松烯、β- 松烯、β- 水芹烯的含量顯著，以及肉豆蔻醚（5-17%）與小量的倍半萜烯、單萜醇（包括沈香醇 <6%）與醛類。

歐芹籽在法國醫學中，有時作為神經肌肉放鬆劑，用於治療癲癇發作與類似的神經紊亂。其良好的解痙與消炎作用，適用於結腸炎、腎絞痛、神經性膀胱病症，如排尿困難與尿急痛，以及痙攣性痛經。與酊劑一樣，歐芹籽精油也具有解毒利尿作用，可治療水腫與代謝中毒，以及通經作用。外用的 1-4% 稀釋液，可用於治療傷口、挫傷、淋巴結腫大，與皮膚寄生蟲，如頭蝨、圓癬與疥瘡。內服應謹慎進行，每天最多只能使用 2 滴。懷孕期、哺乳期以及嬰幼兒與敏感個體，是使用禁忌。

芹菜腦 CT 歐芹籽精油（*Petroselinum sativum* **L. ct. apiol**），是蒸餾義大利或扁葉歐芹而得的精油。其強度的療效與急性毒性，來自於酚類的芹菜腦（11-68%）與酚醚類的肉豆蔻醚（1-48%）的結合，它也含有單萜烯 <35%。芹菜腦具有肝腎毒性與墮胎作用，而肉豆蔻醚有神經毒性。這種精油會引起中度的皮膚刺激。經驗豐富的治療師，偶爾會利用芹菜腦歐芹籽精油的強效通經作用，治療慢性痛經、解痙作用、治療平滑肌，以及流體化的祛痰作用。然而，與艾屬的大多數植物一樣，由於毒性過高，應盡量避免使用，特別是懷孕期與哺乳期。

快樂鼠尾草（Clary Sage）

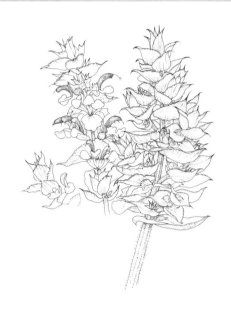

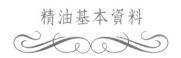

精油基本資料

植物來源：快樂鼠尾草（*Salvia sclarea L.*），唇形科的草本全株。

別名：Sauge sclarèe（法語），Muskatellersalbei（德語），Salvia sclarea（義大利語），是原生於地中海的溫帶多年生草本植物。

外觀：淡藍綠色或翡翠綠的流動液體，帶有柔和的甘甜草本、乾葉香氣與一些木質的隱調。快樂鼠尾草的香氣類型相當多元，來自法國的較有澀味、比較不甜，木質與清新香氣明顯；來自東歐與東方地區的較為甘甜、圓潤與柔和，帶有輕柔的乾木質香調。

香氣類型：青綠、甘甜與木質的中調。

香氣特徵：中等強度的中調，中度持久性。

萃取方法：通常於八月至九月時，進行帶花的新鮮草本全株的蒸餾。如果只有蒸餾花朵的部分，會導致精油的酯類含量升高。

產生 1 公斤精油所需原料：100 至 150 公斤的草本全株（優質的產量）。

產區：法國南部、保加利亞、克里米亞、英國、匈牙利。

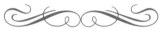

精油化學成份與摻混

基本成份：

酯類	乙酸沈香酯（linalyl acetate）49-80%、乙酸牻牛兒酯（geranyl acetate）0.3-3%、乙酸香茅酯（citronellyl acetate）、乙酸橙花酯（neryl acetate）、乙酸龍腦酯（bornyl acetate）、丁酸脂（butyrates）、戊酸脂（valerates）
單萜醇 17%	沈香醇（linalool）8-28%、牻牛兒醇（geraniol）、萜品醇（terpineol）、香茅醇（citronellol）、龍腦（borneol）、側柏醇（thujol）
雙萜醇 5-7%	香紫蘇醇 1-3%（sclareol）
倍半萜烯 5%	β- 石竹烯（beta-caryophyllene）1-2%、大根香葉烯（germacrene- D）D<4%、反式菖蒲烯（trans-calamene）、反式羅勒烯（trans-ocimene）、萜品油烯（terpinolene）、胡椒烯（copaene）、波旁烯（bourbonene）
單萜烯 2-3%	松烯（pinenes）、香檜烯（sabinene）、莰烯（camphene）、月桂烯（myrcene）、萜品油烯（terpinolene）、檸檬烯（limonene）
倍半萜醇	甜沒藥醇（bisabolol）
氧化物	1,8- 桉樹腦（1,8-cineole）、石竹烯氧化物（caryophyllene oxide）、香紫蘇醇氧化物（sclareol oxide）
酮類	

快樂鼠尾草精油，是含有 450 種以上單獨成份的複方精油。

摻混可能性：中等，例如以薰衣草或醒目薰衣草精油、檸檬薄荷精油（*Mentha citrata*），以及合成的乙酸沈香酯與沈香醇摻混。

相關精油：來自鼠尾草屬（*Salvia*）的其他精油，包括真正鼠尾草（*Salvia officinalis*）。快樂鼠尾草原精，是比精油更常見的工業調香成份，它由 70-75％的香紫蘇醇組成，對皮膚有中度敏感性，應避免皮膚表面外用。

療效作用與適應症

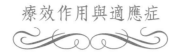

療效性質：不會累積毒性的溫和藥方。

外用安全程度：不會造成皮膚刺激與敏感。

具體症狀－*所有應用法皆宜*

焦慮、神經緊張伴隨疲勞；精神分散、憂慮、恐懼；**伴有焦慮或易怒的抑鬱**；心悸、煩躁、情緒混亂伴隨消極；**月經短少或停經**、月經週期長、經痛、陰道分泌物；**性冷淡**、衰弱、肌肉緊張與疼痛；**靜脈曲張**、油性皮膚、頭皮與頭髮。

心理層面的作用機轉－*適用方法為薰香、全身按摩*

基本的心理 - 神經 - 內分泌免疫功能與適應症：舒緩過度興奮的病症；調節失調病症；讓突然的驚悸轉為欣快。

可能的腦動力學作用：降低基底神經節與邊緣系統的過度興奮，解除顳葉失調。

心理疾患適應症：輕躁症、恐慌症發作、躁鬱症、過動症、抑鬱、恐懼症、創傷後壓力症候群。

鎮靜心靈、促進放鬆與輕度欣快感

🌿 神經與情緒緊張、散漫、焦慮。

🌿 任何的驚悸、害怕、恐慌、恐懼。

🌿 抑鬱伴隨焦慮或易怒，其他種類的抑鬱（短期使用）。

促進情緒穩定與內在新生

🌿 煩躁、喜怒無常。

🌿 情緒衝突或混淆不穩定、精神分散。

🌿 感覺－知覺分離與衝突。

🌿 一般所有致病性的情緒壓力。

生理層面的作用機轉— *適用方法為噴霧器吸入、膠囊、肛門栓劑、子宮栓劑、擦劑*

作用向性：神經內分泌、生殖、血管系統。

主要的診斷功能：修復低張力／弱證，以及放鬆高張力／緊證。

主要的修復作用

⚜ 強效荷爾蒙與生殖系統修復作用：提振腦下垂體－卵巢、促雌激素分泌；雌激素不足或積累引起的慢性荷爾蒙紊亂，包括閉經、痛經、經前症候群、更年期綜合症、性冷淡、老年性陰道炎、不孕症。

⚜ 全身神經與大腦修復作用：慢性無張性病症（弱證），伴隨疲勞、失眠、慢性壓力；神經衰弱伴隨疲勞、倦怠、疲憊；慢性腎上腺疲勞。

⚜ 抗抑鬱、使人輕度欣快：抑鬱症，尤指伴隨緊張、焦慮或經前症候群；更年期與產後抑鬱症；震驚、創傷。

主要的放鬆作用

⚜ 全身神經放鬆：抑制周圍神經系統、解痙、鎮痛、消炎；伴有緊張、焦慮、疼痛與痙攣的高張性病症（緊證），特別是神經、消化、生殖、呼吸系統；一般慢性壓力相關病症。

⚜ 鎮靜大腦、催眠：焦慮、失眠。

⚜ 放鬆心血管系統、降血壓、抗血脂：高血壓、高血脂症。

⚜ 放鬆子宮平滑肌：痙攣性痛經伴經期絞痛、排卵疼痛、分娩疼痛、痙攣性子宮難產、經前綜合症。

⚜ 放鬆呼吸道、擴張支氣管：哮喘。

⚜ 放鬆腸道平滑肌、解痙：痙攣性消化道病症，包括腸絞痛、痙攣、大腸激躁症。

⚜ 放鬆神經肌肉、鎮痛、抗驚厥：肌肉緊張、痙攣與疼痛；小兒癲癇。

⚜ 輕度抗真菌與抗細菌：包括肺炎鏈球菌。

主要的疏通阻塞作用

⚜ 修復和疏通靜脈與骨盆淤塞：靜脈功能不全伴有阻塞，包括靜脈曲張、痔瘡；

瘀血性痛經與月經過多、囊腫。

🌿 收斂、抑制粘液分泌：腹瀉、粘液性結腸炎、腸炎、胃腸道粘液過度分泌導致的消化不良、帶下（白帶）。

🌿 止汗：日夜盜汗過度。

🌿 止泌乳：過度泌乳（斷奶）。

協同精油組合

🌿 快樂鼠尾草＋天竺葵＋玫瑰：滋補女性生殖系統與調節荷爾蒙（雌激素／黃體酮），適用於痛經、經前症候群、更年期症候群（環更年期）、性冷淡。

🌿 快樂鼠尾草＋玫瑰草：恢復神經心臟機能正常，適用於神經衰弱伴隨心臟衰弱、心悸、慢性壓力相關病症。

🌿 快樂鼠尾草＋薰衣草：恢復並放鬆神經系統，適用於神經衰弱、倦怠伴有焦慮、緊張；易怒的抑鬱、失眠、疼痛。

🌿 快樂鼠尾草＋苦橙葉：鎮定與恢復神經機能，適用於慢性高張力與無張力神經衰弱，伴隨疲勞、失眠、衰弱；慢性壓力相關病症。

🌿 快樂鼠尾草＋天竺葵：滋補與疏通靜脈、骨盆腔、子宮充血，適用於瘀堵性痛經、靜脈曲張、痔瘡。

互補精油組合

🌿 快樂鼠尾草＋羅馬洋甘菊：解痙與鎮痛，適用於急性嚴重痙攣性痛經、卵巢與骨盆腔疼痛、痙攣性難產的分娩疼痛；腸絞痛、大腸激躁症。

🌿 快樂鼠尾草＋鼠尾草：子宮與卵巢的荷爾蒙型滋補劑；適用於性腺／雌激素／黃體酮分泌不足，伴隨閉經、痛經、更年期症候群伴隨疲倦；前更年期症候群、性冷淡、不孕症、不育症。

🌿 快樂鼠尾草＋絲柏：修復靜脈，適用於靜脈曲張、痔瘡、骨盆腔瘀塞。

🌿 快樂鼠尾草＋綠色香桃木：抑制黏液分泌與收斂，適用於陰道分泌、黏液性結腸炎、腹瀉。

🖊 快樂鼠尾草 + 鼠尾草：止汗，適用於伴隨疲倦的日夜盜汗，特別是女性。

外用時的作用機轉－*濕敷、擦劑、乳液與其他美妝保養方式*

皮膚護理：油性膚質。

🌿 收斂、緩解真皮層阻塞、修復頭髮：油性皮膚、頭皮與頭髮、頭皮屑、頭髮生長不良、掉髮、皺紋、潰瘍。

🌿 殺菌：局部／外部感染、痤瘡、疔癤。

🌿 抗真菌：皮膚真菌感染。

治療注意事項：一般來說，懷孕期間需慎用快樂鼠尾草精油。由於其荷爾蒙作用未經測試，雌激素依賴性病症，如囊腫、子宮內膜異位與癌症的個體，在口服部分應慎用。

藥理作用注意事項：無。

配製原則

🖋 薰香：於水中加入 3-4 滴。

🖋 按摩油：稀釋 2-5% 於乳液或植物基底油中。

🖋 擦劑：稀釋 2-10% 於植物基底油中。

🖋 膠囊：在些許橄欖油中加 2-3 滴。

補充說明

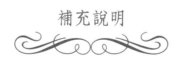

在希臘羅馬時期的許多藥草書中，已經可以找到快樂鼠尾草的個論。在希臘醫學的官方傳統部分，與非官方、以歐洲聰慧的女性治療師為主的不成文傳統部分，這味芳香藥草皆具有悠久且值得尊敬的治療史。我們可以想像，快樂鼠尾草是一種會讓希德嘉・賓根^{（註一）}在她位於瑞士聖加侖附近，幽靜修道院藥草園中

栽培的藥草。可以相當肯定的是，作為一名受過良好教育的女性草藥師，她精通快樂鼠尾草的屬性，尤其是在治療女性問題方面。

　　如今，快樂鼠尾草精油正重新成為女性的主要芳香盟友。同時，我們應該瞭解，它只是對神經內分泌功能產生深遠影響的幾種藥草之一。我們甚至可以說，目前快樂鼠尾草精油對於精油治療師來說，就如同黑升麻根（註二）（*Actaea racemosa*）對西洋藥草師來說一樣重要。醇類與酯類分子之間完美的化學平衡，使快樂鼠尾草精油具有恢復**弱證**與緩和**緊證**的作用。在香氛能量方面，它甘甜的香調證明它的修復效果，而青綠香調則是令人放鬆。瞭解這種極性，能幫助我們清晰明白其作用的廣大多樣性與複雜性。

　　快樂鼠尾草在女性生命的三個階段，也就是月經初潮、分娩與更年期中能發揮所長，其廣譜的應用，來自於對組織與荷爾蒙濃度的綜合生理作用。此精油可以直接強化與放鬆子宮平滑肌，並可能經由提振腦下垂體－性腺而引起全身性雌激素效應。由於能緩解子宮痙攣與輕微鎮痛，它對於經痛的止痛效果相當受到重視。在**痙攣性痛經**發作時，這種精油中高含量的乙酸沈香酯，能發揮上述作用，而龍腦一向是著名的止痛藥劑。

　　相反地，作為子宮的修復與提振劑，快樂鼠尾草是用於月經延遲、月經量少與停經的調經劑。從沈香醇與香紫蘇醇的高含量得知，它在功能性**閉經**的應用，是合理的；這些醇類以修復、提振與調節標靶組織的作用聞名。快樂鼠尾草精油在法國的使用相當廣泛，例如施用於青春期的女孩，能確保從兒童期順利轉換至女人期。

　　快樂鼠尾草精油是治療更年期綜合症的重要精油之一。如甜茴香精油般，它的強項在於**雌激素分泌不足**的**更年期症候群**與**月經不調**。相反地，在**雌激素累積**過量造成的惡性更年期症候群時，快樂鼠尾草也能發揮阻斷雌激素受體的作用。其他低雌激素病症，亦對於這種雌激素藥草反應良好，特別是**絕經期間**明顯的潮熱與盜汗。它的草本香氣所帶出的鎮靜效果，給邊緣系統提供了舒緩與穩定的幫助。

快樂鼠尾草可能對於腦下垂體有調節作用，例如在多數月經病症中的協調作用，以及抑制泌乳激素以收斂乳汁分泌的作用。

快樂鼠尾草提振子宮與放鬆子宮的雙向作用，也是它用於分娩的根據，再次說明，就如同黑升麻根一樣。在產程的第一階段，這種分娩用精油，能處理無論是因高張性或低張性的產道收縮所導致的分娩困難。它對於全身性中樞神經的放鬆作用，與它對子宮的作用相得益彰，能幫助解除孕婦／產婦在生產前和分娩時的緊張與焦慮，並能確保規律有力的收縮，直到過渡階段。

快樂鼠尾草也應被視為神經系統不可或缺的藥草，能全身性地修復中樞或周圍神經系統的虛弱、無力與鬆弛緊張、緊繃感。如同薰衣草是應用於範圍從慢性疲勞、失眠、慢性疾病，延伸到抑鬱與**焦慮慢性壓力**相關病症的經典精油一樣，快樂鼠尾草比薰衣草能更強烈地發揮這種二分的效應。它是治療多年**神經緊張**引起的**神經衰弱**之首選精油，尤其當涉及慢性疼痛、焦慮或單純的情緒不穩定與衝突，這種情況下，它特別適合作為催眠大腦，且不會以任何方式損傷神經系統的鎮定劑。它具有如同馬鬱蘭精油的放鬆神經作用，能針對所有平滑肌與橫紋肌，因此適用於廣泛的**痙攣性**與**疼痛性病症**的配方。

從骨盆腔淤塞、靜脈曲張等，以及許多種類的體液外滲的治療效果可以得知，快樂鼠尾草不僅有修復作用，疏通阻塞、乾燥、收斂作用也很明顯。快樂鼠尾草是用於**骨盆腔與下肢的濕證、瘀塞病症**，並帶有排出物的優秀藥草，天竺葵在這方面亦有共鳴。

當透過溫和的吸入方式，以達到它對心靈的嗅覺療效時，快樂鼠尾草能再次於恢復與放鬆之間保持平衡，它甘甜的香氣能量能促進情緒穩定，而青綠香調能量則提供鎮靜的效果。在生理層面上，快樂鼠尾草擅長處理因虛弱與穩定性不足導致的煩躁、分散、情緒衝突與停滯不前及情緒低落。

快樂鼠尾草有助於內在的覺醒，讓人從更深層次的情感與能量核心出發。它的柔和效果，能幫助我們在與他人接觸時，解除任何不必要，卻不自覺武裝的堅硬保護外殼；它還能滿足我們內心對未知的渴望，不可思議地激起久違的感情和

埋葬一半的夢想。嗅聞該精油能輔助冥想的沈澱與集中，這是甘甜－木質調精油廣受歡迎的作用。

身為幾種新鮮草本青綠精油的一員，快樂鼠尾草對邊緣系統與基底神經節有明顯的放鬆、鎮靜作用。這些作用經過次要的欣快作用加乘後，使得快樂鼠尾草精油不僅適用於一般的緊張、焦慮、情緒激動等，還能用於恐懼、恐慌、情緒衝擊，與其他創傷等更為急性的狀態。過動症與創傷後壓力症候群等一系列精神病症，很顯然能因此而受益。透過嗅覺治療，快樂鼠尾草在心理層面上，是伴有焦慮或易怒抑鬱症的益友。

註一：希德嘉‧賓根（Hildegard von Bingen），中世紀德國科學家、神學家、植物學家，又被稱為萊茵河的女先知。
註二：黑升麻根是歐美熱門的藥用植物，用以代替荷爾蒙療法。

芫荽籽（Coriander Seed）

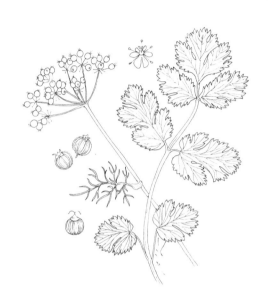

精油基本資料

植物來源：芫荽（*Coriandrum sativum* L.），繖形科的果實，是來自東歐與西亞的溫帶草本植物。

別名：Coriandre doux（法語），Koriander（德語）。

外觀：蒸餾而得的精油，為呈現淡黃色的流動液體，帶有輕微甜辛香氣與些微木質麝香；二氧化碳萃取的精油，為呈現淡琥珀色的黏稠液體，帶有深沈、溫暖的辛香，與些微檸檬前調與土質基調。

香氣類型：甜辛、穿透的中調。

香氣特徵：高強度的中調香氣，持久性適中。

萃取方法：以風乾種子蒸餾，乾燥的過程越久（理想時間為 12 週），種子碾碎與蒸餾時所散發出的不討喜地香氣會越淡。

產生 1 公斤精油所需原料：100 至 120 公斤（優質的萃取量）。

產區：烏克蘭、克里米亞、波蘭、羅馬尼亞、匈牙利、印度

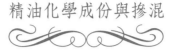

精油化學成份與摻混

基本成份：

單萜醇 60-80%	沈香醇 55-75%（linalool）、牻牛兒醇（geraniol）、龍腦（borneol）
酮類 <9%	樟腦 <3%（camphor）、香旱芹酮（carvone）、大茴香腦（anethone）
單萜烯 10-20%	γ- 萜品烯 8%（γ-terpinene）、對傘花烴 3%（p-cymene）、右旋檸檬烯（d-limonene）2%
香豆素與呋喃香豆素	繖型酮（umbelliferone）、佛手柑腦（bergaptene）
癸醛	

摻混可能性：中度。可能以合成的或其他精油，如甜橙與雪松衍生的沈香醇摻混。

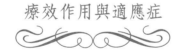

療效作用與適應症

療效性質：不會累積毒性的溫和藥方。

外用安全程度：不會造成皮膚刺激與敏感，以及光敏性。

具體症狀－所有應用方法皆宜

　　疲勞、**精神疲憊**、悲傷、**冷漠**、失去動力、**抑鬱**、食慾不振、少量進食後**消化不良**伴隨腹脹與脹氣、**萎靡不振**、**慢性頭痛**、皮膚乾燥、**排尿疼痛**。

心理層面的作用機轉－適用方法為薰香、全身按摩

基本的心理 - 神經 - 內分泌免疫功能與適應症：調節失調的病症。

可能的腦動力學作用：降低深層邊緣系統的亢進；提振基底神經節的機能減退。

心理疾患適應症：躁鬱症、輕微抑鬱症。

促進情緒穩定與整合

🪷 喜怒無常、情緒不穩定、重複性的情感表達。

🪷 感覺－思考分離與衝突。

提昇自信心與勇氣

🪷 缺乏自信與不安、壓抑的情緒表達。

🪷 伴隨冷漠與悲觀的沮喪感。

生理層面的作用機轉－*適用方法為噴霧器吸入、膠囊、肛栓劑、子宮栓劑、擦劑*

作用向性：神經、消化、泌尿、肌肉骨骼系統。

主要的診斷功能：恢復低張性病症／弱證，提振衰弱病症／寒證。

主要的修復作用

🪷 修復神經與大腦、抗抑鬱：慢性低張性病症（弱證），伴隨疲勞、疲憊、抑鬱、焦慮；神經衰弱、精神疲憊與神經失常，包括產後期間。

🪷 修復性腺／卵巢、促黃體酮分泌：黃體酮分泌不足症候群，伴隨更年期症候群、抑鬱、焦慮、性冷淡（性慾低下）。

🪷 修復與調節腎上腺皮質：腎上腺功能減退、腎上腺功能障礙。

主要的提振作用

🪷 提振胃腸道、驅風：慢性低張性消化病症，伴有脹痛、胃腸脹氣、腸絞痛；腸道發酵、生態失調、慢性胃腸炎。

🪷 健胃、開胃：食慾減退（厭食），尤其是進食後脹痛。

🪷 提振腎臟：解毒、利尿、復原；代謝性中毒伴隨風濕或關節疼痛、排尿困難、痛風；腎炎。

🪷 肝臟解毒與保肝：代謝、藥物與化學中毒、化學治療。

🪷 鎮痛、解痙、消炎、抗風濕、抗關節炎：神經肌肉疼痛與腫脹，包括肌肉痙攣、

神經痛、腸絞痛、膀胱痛;風濕性關節炎性的關節腫脹;偏頭痛;排尿困難。

抗微生物作用

- 廣譜抗菌:各種細菌感染,包括金黃色葡萄球菌、溶血葡萄球菌、銅綠假單胞菌、幽門螺桿菌、大腸桿菌、單核細胞增生性李斯特氏菌、空腸曲狀桿菌、鮑曼不動桿菌。
- 抗真菌:真菌感染。
- 抗病毒:流感、麻疹。
- 驅蟲、殺幼蟲,尤指腸道寄生蟲。

協同精油組合

- 芫荽籽 + 玫瑰草 / 苦橙葉:修復神經與抗抑鬱,適用於慢性神經衰弱伴隨精神疲倦、抑鬱、倦怠。
- 芫荽籽 + 薰衣草:修復神經、產生欣快感,適用於急性創傷、震驚、神經失常。
- 芫荽籽 + 天竺葵:滋補黃體酮與卵巢,適用於黃體酮分泌不足伴隨更年期症候群、抑鬱、焦慮、性慾低下。
- 芫荽籽 + 玫瑰草:抗真菌,適用於所有真菌感染,包括外部應用。

互補精油組合

- 芫荽籽 + 小豆蔻 / 甜茴香:提振胃部、驅風、健胃與開胃,適用於上消化道無力伴隨消化不良、腹脹、疼痛;厭食、吞氣症。
- 芫荽籽 + 甜茴香 / 黑胡椒:鎮痛、解痙,適用於腹部絞痛、痙攣性排尿困難。
- 芫荽籽 + 茶樹:抗菌、鎮痛,適用於大腸桿菌引起的膀胱炎伴隨排尿困難。
- 芫荽籽 + 杜松果 / 檸檬:解毒、復原與抗風濕,適用於代謝中毒伴隨風濕性或關節性痛症、痛風、排尿困難。

外用時的作用機轉－_濕敷、擦劑、乳液與其他美妝保養方式_

皮膚護理:混合型膚質。

🌀 皮膚再生、創傷修復：疤痕、妊娠紋、潰瘍、消化道潰瘍、慢性傷口。

🌀 抗菌、抗真菌、輕度消炎：廣泛的細菌與真菌感染。

🌀 防紫外線：防曬。

治療注意事項：芫荽籽精油在低劑量時，可以發揮恢復神經的作用，而高劑量時則可能會引起鎮靜神經的作用。

藥理作用注意事項：芫荽籽精油的香豆素成份具有致光敏性，外用後的 12 小時內，應避免暴露於陽光下或進行日光浴。

配製原則

𝒞 薰香：於水中加入 2-3 滴。

𝒞 按摩油：稀釋 2-5% 於植物基底油中。

𝒞 擦劑：稀釋 5-10% 於植物基底油中。

𝒞 膠囊：在橄欖油中加入 1-3 滴。

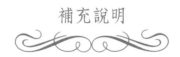

補充說明

　　歷史根源在古代美索不達米亞的肥沃月彎，原生於亞洲西部的芫荽，是相當獨特的。亞述國王亞述巴尼拔的圖書館內，收藏著描述芫荽種植的文字。古代安那托利亞人，率先大規模地為香料作物鋪設芫荽農園，及時地將它廣泛散播到亞美尼亞、喬治亞、克里米亞、烏克蘭、東南歐、黎凡特與埃及。在西元前 2000 年的埃及莎草紙中，也提到了芫荽。

　　在漫長的阿爾安達盧斯時期，這味芳香藥物終於踏上了古老的北非貿易之路，與大多數其他阿拉伯香料和芳香藥物，一起進入伊比利亞半島，並再次受到廣泛的種植。憑藉著其頗具玩味的清淡、甜辛與檸檬香氣，芫荽很快成為精緻的

安達盧西亞文化中，最受歡迎的香料。時至今日，其種籽仍然是各種阿拉伯混合香料中，不可或缺的成份，例如巴哈拉特香料（baharat）與摩洛哥香料（ras el hanout）。在歐洲，雖然從未成為主要的烹飪香料，芫荽最終仍被用於主要的草本藥用利口酒，如廊酒（Bénédictine）與蕁麻酒（Chartreuse）中，最終在十五世紀初，經過蒸餾成為精油。

帶有濕霉味的新鮮芫荽，種籽內隱藏了其精油的細緻甜辛香氣。在古希臘，它被稱為 Koriandron，來自 koris andron，也就是「蟲子的丈夫」。憑藉其豐富、香甜的單萜醇成份，芫荽籽是用於表現出**慢性衰弱，伴隨瘀滯**個體的經典精油。其應用的關鍵症狀有：抑鬱、慢性疲勞、嗜睡、喪失耐力與性慾。也通常與女性的**悲傷狀態、腎上腺功能減退**或**黃體酮低下**有關。與綠花白千層一樣，芫荽籽具有結合神經、腎上腺皮質與卵巢的修復作用，帶有芫荽籽適應症症狀的個體，能藉此精油而受惠。保羅杜邦（Dr. Paul Dupont）認為，它甚至可以修復松果體而提升精神能量。芫荽籽的荷爾蒙效應，使其成為優質的女性藥方，並於中醫學中歸類為血虛液虛用藥，芫荽籽是極少數能治療這種特殊症候群的精油之一。

芫荽籽對腸道有極為出色、眾所周知的作用向性，能作為胃腸的提振劑。與小豆蔻、杜松果與其他香料精油一樣，它強效的驅風、開胃作用，能緩解大部分源自消化道虛弱伴隨胃液分泌不足，所引起**消化停滯**。它全方位的抗微生物作用，在此也有很好的貢獻，大範圍的細菌，對其廣譜抗菌作用有反應。外用時，芫荽籽具有結合良好的抗微生物作用，與極低致敏潛力的雙重優點。同樣作為腎臟提振劑，這味芳香藥方具有解毒、利尿作用，能清除關節與肌肉中的代謝毒物，此時，由酮類與單萜烯帶出的鎮痛與消炎作用也會啟動。

純粹藉由嗅聞作為心理層面的療法使用時，芫荽籽清楚地表現出的甘甜、醒鼻特性，能直接觸及與直覺相關的本能情緒。這味香氣能夠營造深層安全感與情感自我滋養，因而能幫助那些長期感到沮喪的個體。這些個體沒有與他們真實直覺感受連結的動力，他們多傾向停留在情緒波動與情感爆發的狀態。芫荽籽溫和提升與振奮精神的作用，也適合那些陷入被習慣束縛的常規，害怕變化而變得消

極被動，無法在生活中邁步向前的個體，它能鼓勵這些個體以自信表達感受，並且減輕壓抑。更廣角來看，芫荽籽毫無疑問地與創造力、想像力相關，擁有對充實生活真實體現的熱情。

芫荽葉精油應與種籽精油明確地區分開來。新鮮碾碎的芫荽葉，其特徵為青綠、檸檬與些微油質的香氣，主要成份是醛類（75-95%），如 7- 十二醛 25%、十二醛 16%、癸醛 10%、辛醛、十一碳烯醛與十四醛。其他成份包括單萜醇（5-25%，多數為沈香醇）、乙酸牻牛兒酯 1% 與樟腦 1-3%。與其他高含量醛類精油一樣，芫荽葉能用於**高張性病症 / 緊證**與**亢進病症 / 熱證**。它對神經系統有良好的鎮定作用，有利於焦慮、失眠與壓力。另外，它顯示的對於平滑肌放鬆作用與驅風、提振消化道的作用，能應用於消化道疼痛與絞痛，還有因壓力引起的消化不良。其消炎作用對於胃腸炎症、胃痛與十二指腸潰瘍特別有效。內分泌效果方面，芫荽葉與其種籽一樣，有時可作為用於黃體酮低下症候群的中，有效的黃體酮藥方，以及作為甲狀腺與腎上腺功能的中效提振劑。它也有良好的抗病毒作用，治療帶狀皰疹與水痘效果極佳。芫荽葉需避免應用在敏感或受損的皮膚，也需要注意重複使用可能造成的敏感。使用標準的配製與劑量。

在治療心理層面的嗅聞應用，芫荽葉的青綠柑橘香氣，能提升精神警覺性、樂觀心態與良好判斷力。透過協助消除苦惱的情緒與感受，它也可能有助於克服過去的負面經驗。

尤加利（Eucalyptus）
藍膠尤加利（Blue-Gum Eucalyptus）

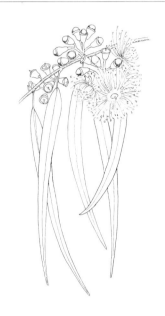

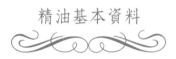

精油基本資料

植物來源：藍膠尤加利（*Eucalyptus globulus* Labill.），桃金孃科的樹葉，原生於潮濕的澳洲東部，是廣泛種植的開花喬木。

別名：藍桉樹、塔斯馬尼亞藍膠、南方藍膠、發熱樹；Eucalyptus（法語）；Eukalyptus（德語）；，Eucalipto（義大利語、西班牙語）；Kaleto（阿拉伯語）。

外觀：清澈的流動液體，帶有清新松脂、些許綠葉香氣與幽微甜甜木質隱調。

香氣類型：穿透、青綠的前調。

香氣特徵：中強度的前調，持久性差。

萃取方法：依據所在地區，於一年中不同時期蒸餾新鮮的樹葉（有時是枝葉）。

產生 1 公斤精油所需原料：30 至 80 公斤的樹葉（極佳的產量）。

產區：澳洲東南部（原生）、西班牙、葡萄牙、摩洛哥、巴西、中國。

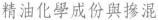
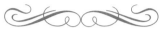

精油化學成份與摻混

基本成份：

氧化物	1,8- 桉樹腦（1,8-cineole）59-75%
單萜烯	α- 松烯（alpha-pinene）3-27%、檸檬烯（limonene）2-10%、傘花烴（cymene）1-4%、對傘花烴（para-cymene）4%
倍半萜烯	香橙烯（aromadendrene）0.1-6%
單萜酮	松香芹酮（pinocarvone）、芬酮（fenchone）、香旱芹酮（carvone）
醇類	單萜醇、倍半萜醇、反式松芹醇
酯類	乙酸萜品酯（terpenyl acetate）<2%
醛類	香桃木醛（myrtenal）、牻牛兒醛（geranial）、戊醛（valeric aldehyde）、丁醛（butyric aldehyde）

摻混可能性：由於產量非常好，幾乎沒有摻混的精油。市面上大多數尤加利精油，都已透過二次蒸餾或真空再蒸餾的精餾，以減少過於刺激的萜烯與高揮發性的醛類（主要為異戊醛）。雖然不再是完整的精油，卻有可以安全口服的優點，包括製成咳嗽糖漿與錠劑等成份。

澳洲尤加利/狹葉尤加利 （Narrow-Leaf Eucalyptus）

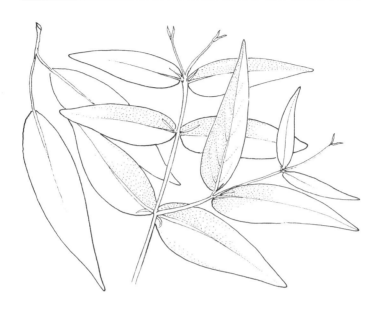

精油基本資料

植物來源：澳洲尤加利（*Eucalyptus radiata* Sieb. ex DC.），桃金孃科的樹葉，原生於潮濕澳洲東部的開花喬木。

別名：黑薄荷尤加利，Eucalyptus radie（法語）。

外觀：清澈的流動液體，帶有清新松脂與些許甜香。

香氣類型：穿透、青綠的前調。

香氣特徵：中強度的前調，持久性差。

萃取方法：依據所在地點，於一年中不同時期蒸餾新鮮的樹葉與嫩枝。

產生 1 公斤精油所需原料：30 至 80 公斤的樹葉與嫩枝（極佳的產量）。

產區：澳洲、南非。1852 年時，波西斯多^{（註一）}於墨爾本郊區進行了第一次的蒸餾，這是首次商業化生產尤加利精油。

精油化學成份與摻混

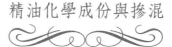

基本成份：

氧化物	1,8- 桉樹腦（1,8-cineole）63-72%、石竹烯氧化物（caryophyllene oxide）
單萜烯	α- 松烯（alpha-pinene）4-14%、檸檬烯（limonene）5%、月桂烯（myrcene）2%、α- 水芹烯（alpha-phellandrene）0.12%
單萜醇 20%	α- 萜品醇（alpha-terpineol）3%、牻牛兒醇（geraniol）2-3%、異萜品醇 -4（isoterpineol-4）2%、沈香醇（linalool）、龍腦（borneol）
單萜醛 8%	香桃木醛（myrtenal）、香茅醛（citronnellal）、橙花醛（neral）、牻牛兒醛（geranial）

摻混可能性：由於其優質的產量，幾乎沒有摻混的精油。

相關精油：原產於澳洲與印尼東部的尤加利精油，種類超過 700 種以上，其中有許多目前用於工業用途。以下所列為產量較多的種類。一般而言，尤加利精油可分為三組，各組皆有獨特的香氣與相對的主要成份。

1. 清新松脂尤加利，主要成份為 1,8- 桉樹腦，整體能產生顯著的提振療效，種類包括：

✑ 藍膠尤加利（*E. Globulus* Labill.）

✑ 澳洲尤加利（*E. radiata* Sieb. Ex DC.），來自澳洲與南非。

✑ 河川紅膠尤加利 / 赤桉（*E. camaldulensis* Dehnh.），來自澳洲、南法、摩洛哥與巴西。桉樹腦含量較低，倍半萜烯含量較高，香氣柔和。然而，也有高桉樹腦含量（<84%）的化學類型存在。

✑ 藍葉桉樹 / 多苞葉尤加利（*E. polybractea* Baker），來自澳洲東南部，帶有濃郁的清新松脂香氣，桉樹腦含量 60-92%。

✑ 綠桉樹（*E. viridis* Baker），來自澳洲東南部，與藍葉桉樹非常類似，常與藍葉桉樹無差別地一起採收。

✑ 鷗膠或史密斯尤加利（*E. smithii* Baker），來自澳洲，其香氣與藍膠尤加利相

似，但帶有濕霉土質的基調，與較高的 1, 8 桉樹腦含量 70-90%。

✍ 毛皮桉（*E. macartburii* D. & M. Camden），來自澳洲，有高含量的乙酸牻牛兒酯（44%）。

✍ 森林紅膠尤加利 / 細葉桉（*E. tereticornis* Sm.），來自澳洲東部與巴布亞紐幾內亞，有高含量的 α- 松烯（15%）、β- 松烯（17%）與倍半萜醇 5-38%。

2. **檸檬香氣尤加利**，以香茅醛和 / 或檸檬醛為主，賦予此精油降緩與鎮靜的療效。種類包括：

✍ 檸檬尤加利（*E. citriodara* Hook. syn. *Corymbia citriodora*），來自巴西與其他國家，帶有檸檬－甜香與高含量的香茅醛（52-91%）。

✍ 檸檬鐵皮桉 / 史泰格尤加利（*E. staigeriana* F. Muell. ex Bailey），來自澳洲與巴西，帶有柔和檸檬果香與含量恰到好處的酯類（26%）、牻牛兒醇（16%）、單萜烯（36%）與醛類（12%）。

3. **薄荷香氣尤加利**，以胡椒酮和 / 或水芹烯為主，此群體在澳洲統一稱為薄荷膠尤加利或薄荷樹。種類包括：

✍ 闊葉或藍薄荷尤加利（*E. dives* Schauer ct. piperitone），帶有清新薄荷草本香氣，有高含量的胡椒酮（36-52%）與 α- 水芹烯（18-28%），另有桉樹腦化學類型的藍膠尤加利（*E. dives* ct. cineole）。

✍ 薄荷或雪梨尤加利（*E. piperita* subsp. *piperita* Sm.），有高含量的胡椒酮（45-55%），因而帶有薄荷般的香氣。

✍ 灰薄荷尤加利（*E. radiate* var. *phellandra*），有高含量的胡椒酮與薄荷般的香氣。

藍膠尤加利與澳洲尤加利的療效作用與適應症

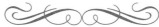

療效性質：不會累積毒性的溫和藥方。

外用安全程度：不會造成皮膚刺激與敏感。

具體症狀－*所有應用方法皆宜*

　　冷漠、動力不足、**灰心**、抑鬱、自信心低下；**情緒混淆與冷淡**、情感衝突、無法表現悲傷；**胸腔感染伴有咳嗽**、胸痛與哮喘、**流感與風寒感冒**伴有打噴嚏；**鼻竇阻塞**、喉嚨痛、發燒；腸道、皮膚、膀胱與陰道感染。

心理層面的作用機轉－*適用方法為薰香、全身按摩*

基本的心理 - 神經 - 內分泌免疫功能與適應症：虛弱病症的提振劑。

可能的腦動力學作用：增強基底神經節與前額皮質的功能。

心理疾患適應症：注意力缺乏、抑鬱。

提振精神，提升警覺心

🌀 腦霧現象、嗜睡、麻木。

🌀 精神錯亂、迷失方向、注意力不集中、短期記憶力不足。

促進思路清晰與看法視角

🌀 混亂、失去看法、注意力分散、猶豫不決。

提昇樂觀心態與自信心

🌀 沮喪、悲觀、抑鬱。

🌀 失去自信心與自尊。

生理層面的作用機轉－*適用方法為噴霧器吸入、膠囊、栓劑、擦劑*

作用向性：呼吸、泌尿、肌肉骨骼系統。

主要的診斷功能：疏通瘀堵 / 濕證體質的病症。

🌀 提振、祛痰、分解黏液、鎮咳：伴有咳嗽的呼吸道阻塞性病症，包括支氣管炎、肺氣腫、支氣管哮喘、肺炎；肺壞疽。

🌀 退熱劑：流感、間歇性發燒，包括瘧疾、傷寒、霍亂；發疹熱，包括麻疹、水痘、猩紅熱；淋巴結腫大。

- 抗風濕、鎮痛、消炎：慢性風濕性與關節炎性病症；神經痛、頭痛、偏頭痛；膀胱炎。
- 輕度降低血糖、修復胰腺機能：高血糖、糖尿病。
- 修復、抗氧化：疲勞、活力低下。

抗微生物作用

- 抗感染：抗微生物、免疫提振、消炎作用包含範圍廣泛的上呼吸道與下呼吸道感染、泌尿生殖系統感染，細菌性或病毒性皆有。
- 強效抗菌：細菌性感染，特別是呼吸道與泌尿生殖系統，包括流感嗜血桿菌與副流感病毒、肺炎鏈球菌、化膿鏈球菌、金黃色葡萄球菌、蠟狀芽孢桿菌、糞腸球菌；支氣管炎、肺氣腫、肺結核、百日咳、肺炎、鼻炎、鼻竇炎、中耳炎、扁桃腺炎、喉炎、咽炎，淋巴腺炎；膀胱炎、宮頸炎、尿道炎、陰道炎、腎盂炎、腎炎、宮頸糜爛；胃腸道感染。
- 抗病毒：流感、哮吼、急性支氣管炎。
- 抗真菌：足癬（鬚蘚毛蘚菌）。
- 驅蟲：腸道寄生蟲，包括蛔蟲、蟯蟲。

協同精油組合

- 澳洲尤加利＋藍膠尤加利：抗病毒、抗菌、提振、祛痰，適用於所有上呼吸道與下呼吸道感染，伴隨咳嗽、痰、發熱。
- 澳洲尤加利＋桉油樟：抗病毒與緩解阻塞，適用於急性流感與所有上呼吸道和咽喉感染，包括鼻竇炎、咽炎。
- 澳洲尤加利＋綠花白千層：抗病毒、消炎、解熱，適用於急性病毒性呼吸道感染，包括急性支氣管炎、呼吸道融合病毒、哮吼、胸膜炎與其他病毒感染，尤其伴隨發熱。
- 藍膠尤加利＋綠香桃木：抗菌、消炎，適用於泌尿生殖系統感染。
- 藍膠尤加利＋綠香桃木：強效抗菌、提振、分解黏液和祛痰，適用於急性細

菌性呼吸道與咽喉感染，伴隨多痰。

互補精油組合

- 藍膠尤加利＋綠薄荷：分解黏液、提振、祛痰與抗菌，適用於急性與慢性支氣管炎、肺氣腫。
- 澳洲尤加利＋檸檬香茅＋薰衣草：退熱劑，適用於一般發燒。
- 澳洲尤加利＋香艾菊腦甜羅勒：退熱劑，適用於間歇性與發疹熱。

外用時的作用機轉－*濕敷、擦劑、乳液與其他美妝保養方式*

- 抗菌、抗寄生蟲：感染性皮膚炎、皮膚寄生蟲感染；座瘡、皮脂漏、頭皮屑。
- 創傷藥：傷口、割傷、潰瘍、蚊蟲叮咬。
- 輕微發紅劑、消炎：扭傷、拉傷。
- 防蟲劑，防蚊劑（白線斑蚊）。

治療注意事項：口服藍膠與澳洲尤加利，在任何急性發炎病症中是禁忌的，他們僅能用於慢性或亞急性發炎。以膠囊方式服用時，過量可能會導致胃腸道刺激症狀與發炎、腎臟阻塞、低血壓與肌肉無力。

藥理作用注意事項：由於高含量的桉樹腦，所有的尤加利精油以任何形式應用於嬰兒與敏感幼兒都是禁止的，有高血壓或是有癲癇傾向的人，也應慎用。一般而言，澳洲尤加利是最適合用於五歲以上兒童的種類。

配製原則

- 薰香：於水中加入 3-5 滴。
- 按摩油：稀釋 2-4% 於植物基底油中。
- 擦劑：稀釋 4-10% 於植物基底油中。
- 膠囊：在些許橄欖油中加 2 滴。

補充說明

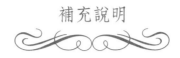

原產於澳洲的尤加利，最初為原住民用於發熱與感染的藥草。與許多其他芳香植物一樣，它首先以調味料與香氛原料的角色，引起西方世界的注意。1792年，拉畢拉迪埃爾（註二）在塔斯馬尼亞島上首次發現藍膠尤加利，到1850年代，南法、阿爾及利亞與加州，皆已開始種植藍膠尤加利。清新松脂香氣的種類，是上百種尤加利中最為人所知的，其中，以原生於澳洲的藍膠尤加利與澳洲尤加利最為出名。儘管臨床實踐中具有高度可互換性，這兩種尤加利精油卻各有其優勢。在此，我們將簡化地統稱這兩種為「尤加利」。

尤加利輕盈、乾淨、清新、醒鼻且令人愉悅的青綠香氣，可以擴大呼吸的能量，打開並擴張肺部。它可能是最經典的呼吸提振劑與止咳劑，其中最主要的提振性成份，有桉樹腦與單萜烯。更具體地說，作為疏通支氣管阻塞劑，尤加利在臨床上適用於**胸腔感染的早期與發展階段**，而非晚期或慢性期。它乾燥、抗微生物、提升免疫、消炎與退熱的作用，能治療典型症狀如多痰咳嗽、發燒畏寒、一般性痠痛與疼痛。對於病毒性呼吸系統感染，如流感與鼻竇炎也相當有效。在第一次世界大戰期間與戰後流感的普遍大流行，尤加利精油應用於作為一般殺菌與抗微生物藥劑出現驚人的成長。其免疫刺激作用，特別能影響活化單核細胞／巨噬細胞系統，表現出先天細胞媒介的免疫反應，例如，它能增強化療後的免疫效果。

從生物機能的角度來看，尤加利能應付肺的濕證與熱證。有趣的是，尤加利樹常常種植於北非與義大利沼澤與蚊子肆虐的地區，它能有消毒效果，並使瘧疾的溫床乾涸。特別記住，尤加利不僅本質上具有提振作用，同時也有降緩作用，除了觸碰時感覺清涼以外，更重要的是能幫助身體有系統地散熱，並發揮良好的消炎與鎮痛作用。尤加利是運用於**間歇性發熱**如瘧疾，與**發疹性發熱**如麻疹重要的傳統退熱藥劑。

尤加利精油的鎮痛效果，已被證實可以同時啟動中樞神經與周圍神經，常用於治療**急性風濕－關節炎病症**。作為降緩的提振劑方面，尤加利與茶樹作用相似，但與大多數其他醒鼻清新提振劑，如白千層、迷迭香、莎羅白樟、桉油樟等形成鮮明對比，而這些精油具有全身性的溫暖效果。

通過溫和的嗅聞，來親身體驗尤加利的清新、擴展、獲得新生的效果，是理解尤加利作用於精神的關鍵。作為嗅覺藥方，就如同打開並淨化肺部一樣，它能擴展、清除與激勵心靈與精神，而**覺醒與警覺心**是其最明顯與直接的效果。此外，透過創造更多的空間，尤加利可以使頭腦更清晰地分辨事物，有助於在**混亂、模稜兩可**或**消極情緒**的情況下定位視角。在面對挑戰的情況下，使人能夠看見真正擁有的選項，以及可以做出的不同選擇，獲得前所未見的自由。

最終，尤加利可以幫助精神獲得新生，使人們更有自信地克服障礙。面對除舊迎新所遇到的困難，或者停滯不前的情況時，它能協助個體清晰地表達出想法，並幫助個體與其他人之間創造更自由、更清晰與更開放的交流。

相關精油的治療側重

各尤加利種類在治療吸系統疾病方面可以互換，每個種類都有其特有的治療側重。

藍膠尤加利（*E. globulus*）被認為是強效抗菌，最適用於治療下呼吸道感染，尤其是症狀發展晚期。

澳洲尤加利（*E. radiata*）被認為是強效抗病毒，最適用於治療上呼吸道感染的早期或發病階段。從單萜醇的顯著含量得知，它比藍膠尤加利溫和，是敏感族群與兒童的優良選擇，尤其同時有情緒或壓力存在時。

河川紅膠尤加利／赤桉（*E. camaldulensis*），由於 1,8- 桉樹腦含量較低，比上述任一種都來得溫和，常用於輕微或兒童的呼吸系統感染。

鷗膠（*E. smithii*）有相當高含量的桉樹腦，可以作為藍膠尤加利或澳洲尤加利的替代使用。

　　藍葉桉樹／多苞葉尤加利（*E. polybractea* **Baker**）有相當高含量的桉樹腦，亦可以作為藍膠尤加利或澳洲尤加利的替代使用。

　　隱酮藍葉桉樹（*E. polybractea* **Baker ct. cryptone**）含有 40% 的隱酮（Cryptone），是優良的抗病毒與呼吸道粘液分解劑；它成功用於治療尖狀濕疣、子宮頸非典型增生與前列腺炎（包括肥大與病毒性）。其抗菌作用對淋病、淋病性尿道炎與附睪炎，以及阿米巴痢疾也有效。

　　闊葉薄荷尤加利（*E. dives*），在急性與慢性呼吸道疾病中，被認為是有效的粘液分解劑、疏通劑與祛痰劑；其關鍵成份是胡椒酮（37-48%）與水芹烯（28%），桉樹腦的含量較低。闊葉尤加利在肝臟與腎臟功能方面，具有良好的利尿解毒作用，並通過其腎臟再生作用，給予腎臟良好的支持。因此，它的適應症包括代謝中毒、腎炎、腎病與尿毒症，以及伴有白帶的陰道炎。這種精油在幼兒與懷孕期間是禁忌的。

　　史泰格尤加利（*E. staigeriana*）呈現出酯類、單萜烯、醛類與單萜醇間良好的平衡。它是呼吸道的萬用精油，溫和且安全，特別適用於以整體與基礎治療為重的慢性感染／炎症。它有強效的祛痰、抗炎與緩解鼻腔阻塞作用，並具有良好的抗病毒與抗真菌特質。此外，這種精油能解痙與鎮靜神經，因此能應用於焦慮狀態。它也是很好的芳香劑。

　　檸檬尤加利（*E. citriodara*）有高含量的香茅醛，所產生的檸檬甜香，比其他尤加利精油更能有效地治療急性熱症。它強效的消炎、退熱、抗感染、鎮痛與鎮靜神經作用，特別適用於伴有發熱的急性呼吸道感染，包括支氣管炎、肺炎、鼻炎、喉炎與中耳炎；泌尿生殖系統感染，如膀胱炎與陰道炎；急性發熱的關節炎；以及急性心包炎與冠狀動脈炎。它的抗菌作用，對於金黃色葡萄球菌與大腸桿菌特別有效；與其他富含檸檬香氣與醛類分子的精油一樣，它也具有強效的抗真菌作用。取決於給藥途徑，它可用於任何數量的真菌感染，包括念珠菌。

註一：Joseph Bosisto，1852 年於澳洲成立第一個尤加利精油蒸餾廠，品牌標誌為鸚鵡，所生產的尤加利精油為全澳洲銷售第一名。

註二：雅克‧拉畢拉迪埃爾（Jacques Labillardière），法國植物學家，以發現與紀錄澳洲的植物群聞名。

乳香（Frankincense）

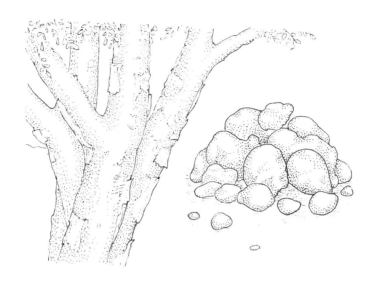

精油基本資料

植物來源：乳香（*Boswellia sacra* Flückiger）（syn. *Boswellia carterii* Birdw.），橄欖科火炬木或熏香樹屬的油膠樹脂，是來自東非與沙烏地阿拉伯沙漠地區的耐寒樹木。索馬利亞的乳香樹，迄今為止被辨識為 *Boswellia carterii*，現在則被認為是 *B. sacra*（神聖乳香）。

別名：乳香、Luban（阿拉伯語），Encens（法語），Weihrauch（德語），Incenso（義大利語），Olibano（西班牙語），乳香（中文）。

外觀：淡黃色或黃綠色的流動液體，帶有甘甜、木質與香脂調的香氣，以及樟腦氣息與些微檸檬前調，和濃郁的甘甜木質基調。

香氣類型：穿透醒鼻、木質的中調。

香氣特徵：中強度的基調，持久性佳。

萃取方法：通常於九月至十一月之間，進行油膠樹脂的蒸餾。香水產業使用的樹

脂原精，可以透過溶劑萃取而得。約 2 公斤的樹，可以產生 1 公斤的樹脂原精。

產生 1 公斤精油所需原料：15-20 公斤的樹脂結晶（優質的產量）。

產區：索馬利亞，衣索比亞，阿曼王國，葉門（哈德拉毛省）。該樹脂主要在歐洲與美國，進行蒸餾或溶劑萃取。

　　樹脂的形成，是在樹幹上淺刮後，使乳白色的膠狀樹脂滲出並慢慢固化。大約兩三個星期後，樹脂充分硬化時，首先收集品質最好的白色樹脂結晶，而流經樹幹或流到地上的，則是次等品質的。在南阿曼王國的佐法爾同盟中，綠色樹脂被認為是上等品，並且可以內服。乾燥的樹脂結晶通常質地脆碎，呈現梨形或球棒形，顏色為透明的白黃色，摩擦後會形成一層白色薄膜。此樹脂的組成，通常為 56-65% 的酸性樹脂、20-36% 的樹膠，與 4 ～ 8% 的精油。羅馬作家老普林尼（Plinius the Elder，以《自然史》一書聞名）指出，多數的人們相信，其乳房形狀的碎片，是「最受尊崇的」，這也是從唐朝開始，乳香成為此樹脂中文名稱的來由。

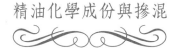

精油化學成份與摻混

基本成份：

此為索馬利亞樣本乳香成份，阿曼乳香與葉門乳香也有相同的化學構成，但不含三萜烯。

單萜烯 40%	α- 松烯（α-pinene）36%、右旋檸檬烯（d- limonene）8%、α- 側柏烯（α-thujene）24%、對傘花烴（p-cymene）6%、香檜烯（sabinene）6%、樟烯（camphene）、β- 月桂烯（β-myrcene）4%、α- 萜烯（α-terpinene）、β- 松烯（β-pinene）3%、δ-3- 蒈烯（δ-3-carene）<3%、β- 石竹烯（β-caryophyllene）2%、γ- 萜品烯（γ-terpinene）、萜品油烯（terpinolene）
倍半萜烯	α- 古芸烯（α-gurjunene）、α- 癒創木烯（α-guaiene）、α- 與 β- 水芹烯（α- and β-phellandrene）、胡椒烯（copaene）
單萜醇	龍腦（borneol）、反式香旱芹醇（transpino-carveol）、萜品醇（terpinenol）

倍半萜醇	金合歡醇（farnesol）
酮類	馬鞭草酮（verbenone）
酯類	乙酸辛酯（octyl acetate）18%、乙酸因香酯（incensole acetate）、甲酸辛酯（octyl formate）
三萜烯	乳香酸（boswellic acid）

摻混可能性：中度，通常以合成的化合物，例如 α- 松烯摻混。由於乳香樹脂溶解於酒精後的產量較高，商業上有時也會將此種製品稱為蒸餾精油。

相關精油：在西非、阿拉伯與印度未開墾、荒涼地區發現約 20 種左右的乳香，這些其他類型的乳香精油包括：

紙皮乳香（*Boswellia papyrifera* [Delile ex Caill.] Hochst.）來自衣索比亞與蘇丹。它與神聖乳香（*B. sacra*）具有相似的成份特徵，但單萜烯（<9%）的含量較低，而乙酸辛酯（50-60%）含量較高。

驚乳香（*Boswellia rivae* Engler）來自衣索比亞，成份特徵也與神聖乳香（*B. sacra*）相似，但其右旋檸檬烯含量 <28%，而 δ-3- 蒈烯的含量 <17%。

波葉乳香（*Boswellia frereana* Birdw.）來自索馬利亞，單萜烯含量 <77%。

齒葉乳香（*Boswellia serrata* Roxb. ex Colebr.）來自印度的拉賈斯坦邦，又稱為 Guggul 或 Salai guggal，其單萜烯含量 <90%（α- 側柏烯 65%）。它主要作用為消炎與鎮痛。

療效作用與適應症

療效性質：不會累積毒性的溫和藥方。

外用安全程度：不會造成皮膚刺激與敏感。

具體症狀－*所有應用法皆宜*

沮喪、**悲傷**、精神萎靡、**抑鬱**、**沮喪**、毅力與意志力低下；**精神與身體疲勞**；

腦霧與混亂、**思維分散**、失去安全感、焦慮；**頻繁感染**、肺部虛弱、**慢性痰性咳嗽與哮喘**；生殖器分泌物、月經量少或停經；**肌肉與關節痠痛**、疼痛伴有腫脹與僵硬。

心理層面的作用機轉－*適用方法為薰香、全身按摩*

基本的心理 - 神經 - 內分泌免疫功能與適應症：提振虛弱與調節失調的病症。

可能的腦動力學作用：增強前額皮質功能，與調節基底神經節的功能亢奮或低下。

心理疾患適應症：注意力缺失、抑鬱、解離症、精神病與精神分裂症。

提升意志力與毅力

🌿 意志力薄弱或體力不足、猶豫不決。

🌿 沮喪、毅力低下、哀傷、抑鬱。

🌿 精神與情緒倦怠、震驚。

安定精神與提昇安全感

🌿 精神不穩定與分散、焦慮。

🌿 失去安全感、恐懼。

生理層面的作用機轉－*適用方法為噴霧器吸入、膠囊、肛門栓劑、外用*

作用向性：神經、呼吸、消化、肌肉系統。

主要的診斷功能：恢復與提振低張性病症 / 弱證。

主要的修復作用

🌿 修復神經與大腦，抗抑鬱：慢性低張性病症 / 弱證，伴隨精神與身體疲勞，包括神經衰弱、抑鬱、認知障礙、慢性疲勞症候群。

🌿 修復呼吸道：慢性下呼吸道虛弱與阻塞，包括肺部虛弱、任何慢性呼吸系統疾病。

🌿 修復粘膜、輕度收斂、抑制粘液分泌：粘液性腹瀉、白帶、淋病、粘液性膀胱炎。

主要的提振作用

🍂 提振呼吸道與緩解阻塞、分解黏液、液體化祛痰、消炎：慢性阻塞性呼吸道疾病，包括支氣管炎、哮喘、肺氣腫，特別是伴有大量痰、呼吸困難、呼吸暫停。

🍂 提振子宮、通經：閉經、痛經。

🍂 利尿。

🍂 提振松果體（未證實）。

主要的放鬆作用

🍂 強效消炎、鎮痛：急性組織創傷、風濕／關節炎疼痛與腫脹；經痛；喉嚨、胸部、上腹部與腹部疼痛；乳頭疼痛。

🍂 消炎、免疫調節：III 型和 IV 型免疫敏感性炎症，包括大部分自身免疫疾病，如類風濕性關節炎、狼瘡、急性腎小球腎炎、發炎性大腸疾病。

🍂 放鬆呼吸道、緩解支氣管痙攣：痙攣性呼吸道病症、呼吸困難、哮喘。

🍂 放鬆肌腱：關節僵硬或痙攣。

其他作用

🍂 抗氧化、抗腫瘤：癌症。

🍂 免疫刺激、抗病毒：頻繁感染的免疫缺陷病症，尤其是因病毒引起的。

🍂 中度抗菌：細菌感染，尤其是呼吸道、泌尿生殖系統。

協同精油組合

🖊 乳香＋黑胡椒／肉豆蔻：強效消炎與鎮痛，適用於任何類型的肌肉骨骼發炎與疼痛；關節炎性與肌腱風濕性疾病，伴隨疼痛與痙攣，尤其是虛寒證。

🖊 乳香＋桉油樟／百里酚百里香：修復神經－大腦與抗抑鬱，適用於慢性神經衰弱、抑鬱、虛弱、認知障礙。

🖊 乳香＋黑雲杉：修復／提振神經與免疫系統，適用於所有慢性免疫缺乏病症，伴隨頻繁或反覆感染。

- 乳香＋桉油樟／莎羅白樟：抗病毒、免疫刺激與修復神經，弱證的慢性、反覆性或潛伏性病毒感染，包括帶狀皰疹病毒、慢性疲勞症候群、**巨細胞病毒**、人類皰疹病毒第四型。

- 乳香＋歐洲赤松／黑雲杉：修復呼吸道、祛痰，適用於肺部虛弱、任何慢性呼吸道疾病，包括伴隨呼吸困難、多痰。

互補精油組合

- 乳香＋綠香桃木／綠薄荷：分解黏液、祛痰，適用於慢性支氣管炎伴隨黏稠痰。

- 乳香＋牛膝草／絲柏：提振、祛痰、止咳，適用於慢性支氣管病症伴隨咳嗽（尤其是痙攣性）、呼吸困難、慢性呼吸中止、氣喘。

- 乳香＋杜松果：通經，適用於閉經，尤其是寒症。

- 乳香＋天竺葵＋沒藥：抑制黏液分泌、修復黏膜，適用於慢性陰道炎，伴隨白帶、其他生殖與泌尿系統分泌物。

- 乳香＋岩玫瑰：消炎、調節免疫，適用於自體免疫病症，包括類風濕性關節炎、狼瘡、大腸激躁症、克隆氏症、急性腎小球腎炎。

外用時的作用機轉－*濕敷、擦劑、乳液與其他美妝保養方式*

皮膚護理：乾燥與熟齡膚質。

- 皮膚再生：皺紋、疤痕組織。

- 創傷修復、消炎、清潔、殺菌、收斂、輕度止血：傷口（包括深部損傷）、慢性潰瘍、曲張性潰瘍、非膿性潰瘍、牙齦腫脹；乾癬；輕微出血。

- 鎮痛、消炎：急性組織創傷，皮膚炎、風濕病、關節炎與月經引起的疼痛；喉嚨、胸部、上腹部與腹部疼痛；乳頭疼痛。

- 發紅劑：毛髮生長不良。

- 消腫、溶解：腫脹的癤子、創傷引起的水腫與腫脹、痤瘡、癤、膿腫、淋巴結炎。

治療注意事項：由於具有通經作用，乳香精油在懷孕期是禁用的。它也具有輕微乾燥作用，一般避免用於所有乾燥病症，尤其是乾咳。

藥理作用注意事項：高含量的單萜烯，可能使氧化的乳香精油引起皮膚敏感，應避免用於嬰幼兒。

配製原則

- 薰香：於水中加入 2-4 滴。
- 按摩油：稀釋 2-5% 於乳液或植物基底油中。
- 擦劑：稀釋 3-10% 於植物基底油中。
- 膠囊：在些許橄欖油中加 2-3 滴。

補充說明

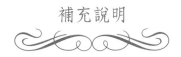

位於索馬利亞與沙烏地阿拉伯嚴酷沙漠中，小而耐寒的乳香樹所分泌的粘稠樹脂，被索馬利亞、阿拉伯與貝都因收集者採收的歷史，已長達數千年之久。經過分類與分級後，硬化的樹脂結晶被賣給接替的阿拉伯商人，他們沿著陸地的香料道路向北運送。乳香最終會到達東北部美索不達米亞的主要文化中心與西北部的埃及，在那裡，它像沒藥樹脂一樣，成為極其珍貴的商品，價值有時候甚至超越銀或金。

如同沒藥與安息香一樣，乳香在蘇美、巴比倫、埃及、亞述、腓尼基、埃及、希臘與羅馬的古代文化中，是珍貴的芳香藥物。乳香是他們文化的香氣圖像與靈魂香氣原型的典型代表，在現代這個特質，由猶太教與基督教教會所繼承。連同沒藥一起，乳香是西方宗教活動，包括儀式與冥想中最常用的芳香藥物，特別代表西方太陽神的永恆之香。一方面，在渴望超越的結合下，焚燒乳香可以創造人

神之間的芳香連結。憑藉雙重振奮精神與鎮靜的效果，乳香可以引導出對神靈祈禱時所必要的集中思考狀態。相反地，傳統上也會以焚燒此樹脂而得到的神聖香氣，來祝福與激勵人類。它神聖的力量，能有效地驅散邪惡或負能量，而這些能量，是造成人類疾病與惡業的原因。它是神聖淨化的代表性香味。

眾所周知，蘇美人將乳香納入其豐富的芳香藥物名單，其中大部分的乳香，被認為是在最初聖經的伊甸園之中種植的。根據希臘歷史學家希羅多德（Heredotus）的說法，巴比倫人過去會在萬神殿的神聖儀式中，焚燒大量的各種樹脂，特別是供奉太陽神 Bael 之時。解釋天文學是巴比倫的核心科學之一，他們將芳香占星術的科學，發展到前所未有的巔峰。金字塔神廟代表了天與地間的神聖接觸點，國王在金字塔形神廟頂峰舉行的儀式中，與女神圓滿地完成了神聖的婚姻，可以大膽假設，乳香在此儀式中是重要的芳香藥物。

埃及人延續陳舊的傳統，在破曉、中午與黃昏時，於整個王國焚燒特定的芳香複方，以請太陽神下賜其神聖恩惠。乳香是神廟用香「奇斐」（Kephi，古埃及的一種神秘香精）中的一個重要成份，每天日落時，都會在赫裡奧波里斯焚燒，以榮耀太陽神 Rê 對埃及的眷顧。哈特謝普蘇女王，不僅大規模地進口沒藥、乳香，與來自朋特（Punt，今日的索馬里蘭）的癒傷草樹脂，並且親自在尼羅河三角洲栽種乳香樹，時至今日，這些樹仍蓬勃生長著。西元前 1480 年的女王陵寢內，有著畫有乳香植栽的大型壁畫。雖然對於大部分埃及文明而言，神聖的樹脂與植物油屬於祭師的領域，拉美西斯三世在其統治的時期，開始將它們提供給上層階級。與之前的蘇美人一樣，最終，埃及人將大多數芳香藥物納入日常生活中。充分的文獻記載顯示，王朝晚期的女王克麗奧佩托拉，有各種使用香氛的奢侈方式，例如她與馬克安東尼邂逅時，從她的接待船中，隨風飄散的芳香，到她寢宮的誘人香氣。

在大多數的古代文明中，乳香樹脂也是香水、衛生、皮膚護理與醫藥的重要芳香藥物。沒藥、白松香與乳香等樹脂，普遍應用於世俗與神聖的用途，其中包括廣泛的個人與社交用香。乳香於美妝與香水的應用，可以追溯到西元前三千年

或四千年時，高度發展的蘇美文明，其中有些應用今日仍存在著。乳香於古代化妝品的應用，包括由多種樹脂研磨與焦化而成暗墨（kohl），是最初用於抵禦邪惡之眼的黑色眼線；使用多種成份的香膏，能使雙手充滿香氣；以及根據歷史學家希羅多德的說法，使用融化的乳香，作為脫毛膏。

正如今日的阿拉伯社會一樣，在希伯來文化中，乳香最初被認為是招引神聖祝福與驅散邪靈最有效的熏香。過去，現在有時也會，為了淨化生活與工作區域，以及猶太教堂與清真寺時會焚燒乳香，也會選擇性添加一些安息香與沉香木。自從西元前 1500 年左右，先知摩西向希伯來人頒布祭獻芳香聖物的法令之後，早晨與夜晚，香壇上的火盆內會焚燒 Levonah，也就是希伯來文的乳香，之後，更延伸至耶路撒冷的聖殿與外圍的猶太教堂。這珍貴的樹脂與構成聖香的其他成份，一同被保存在聖殿內的一個大房間裡。法令提及的配製比例，是禁止用於世俗用途的。而後，塔木德中紀錄的聖香配方，一直都含有乳香以及其他約 16 種成份。然而，與沒藥不同的是，乳香並沒有任何用於塗聖油的配方。例如在智慧之書中提到：「塗聖油讓人聯想到聖經中感官的雅歌之歌，與造訪所羅門迷人的席巴女王。」傳統上，也單獨祭獻的乳香，亦可作為獻出初熟之物、素祭與安息日陳設餅時的輔助供物。

根據出埃及記，最古老的聖殿馨香配方，是拿他弗（Stacte，可能是沒藥）、施喜列（Onycha 麝香）、喜利比拿（Galbanum 白松香）與乳香。

基督教堂指定乳香為馨香的主要成份，搭配次要的沒藥或安息香。相反地，俄羅斯東正教會，則主要使用安息香，另外選擇沒藥、乳香等作搭配。

在希臘，乳香的使用是有限制的，最主要在各處的神廟中，按照規定地用於祭獻太陽神阿波羅。在羅馬早期也是如此，當時的醫生塞爾蘇斯（Celsus）與蓋倫（Galen），在許多關於芳香藥物與療法的教科書中，討論了 Mascula thura，也就是拉丁語的乳香樹脂，這情形在後來的羅馬帝國已不復可見。受益於中國與中亞的絲綢之路，以及來自沙烏地阿拉伯的香料之路，羅馬從世界各地進口與日俱增的芳香藥物，並用於無止盡的奢侈社交宴會與儀式，包括世俗與神聖的。尼

祿皇帝一項讓人懷疑的事蹟是，曾經花費四百萬羅馬貨幣 sestertii（折算成現代貨幣超過 90,000 英鎊或 120,000 美元），使一場宴會香氣橫溢。羅馬僅僅在乳香上的奢侈消費，可以與任何先前的文化並駕齊驅，在第一世紀，羅馬竟然焚燒了將近 3000 噸這種昂貴的樹脂。在他心愛的妻子波佩雅死後，尼祿皇帝甚至超越自己的紀錄，決定在她的葬禮上焚燒超過阿拉伯全年產量的乳香。我們可以理解為什麼對於羅馬人來說，沙烏地阿拉伯是「阿拉伯樂園」（*Arabia felix*），也就是被祝福的阿拉伯。

在傳統希臘、印度（阿育吠陀）與中國這三種現存的古典醫學系統中，乳香都是藥典內的重要藥方（使用的屬種有差異）。然而，它的藥用很可能可以追溯到早期的黎凡特（Levant）文化。在中世紀時期，波斯醫生阿比西納（Avicenna），紀錄了使用乳香來治療潰瘍、腫瘤、發熱、痢疾與嘔吐。在印度與西方世界，這味藥方已在內科、創傷護理與皮膚病學領域，得到廣泛應用。

中藥的乳香應用主要為外用，包括疼痛或組織創傷。它通常與其他成份形成軟膏、膏藥或擦劑的複方，用以減輕**疼痛**、**炎症**與**損傷出血**，以及**潰瘍性**、**關節炎性**、**風濕性**或**月經疼痛**。乳香精油能勝任以上所有的用途，並被認為是一般組織創傷與皮膚損傷的首選精油之一。它的乳香酸能經由補體途徑，成為強效的炎症抑制劑，因此，多種**發炎性疾病**，包括**自身免疫性疾病**，都是乳香的適應症。乳香酸也同樣具有抗氧化與抗癌特性，據說，可以在不破壞 DNA 的情況下，抑制癌症腫瘤細胞，並活化抑制癌細胞生長的基因。

乳香精油在傳統希臘與阿育吠陀醫學中的描述，具有燥濕、收斂與固化的作用，用以治療消化、呼吸與泌尿生殖器官的**濕證或水／土型（kapha）**病症，包括如支氣管炎時**過量分泌**的痰、陰道炎的白帶等分泌物。基於乳香醒鼻、溫暖的特質，其提振與舒緩的作用，也可以應用於這些病症，尤其能治療**閉經**，以及**阻塞性與痙攣性的呼吸困難**，伴隨支氣管炎或哮喘。由於乳香對於呼吸功能有強烈的作用向性，它在肺部的額外修復功能，使它成為治療任何**慢性呼吸病症**強而有力的候選者。

現代醫療擴大了乳香的適應症範圍，包括治療慢性神經衰弱症，如抑鬱症與慢性疲勞，以及以頻繁或**慢性感染**為特徵的**免疫缺陷病症**。慢性虛弱證的體質，伴隨功能低下或功能失調的傾向，是其擅長處理的證型之一，比如在自體免疫性疾病中，乳香的功能是作為免疫調節劑，而並非免疫增強劑與提振劑。

很顯然的，乳香是通過環境擴香而達到溫和嗅聞應用的主要療法之一。其原始的法語名稱是 Franc encens，字面意思是「純香」，表示「純粹焚燒的芳香」。吸入乳香穿透、甘甜、香脂般的香氣，其雙重的振奮精神與穩定的效果，能引導出集中思考的狀態或冥想，是邀請諸神啟示的理想選擇。

乳香賦予的靈感或實際吸入的香氣，能使我們在不脫離身體的狀況下，與神靈、神連結起來。乳香啟發靈感，呼吸之中讓我們能連結到更大更純淨的事物。

「純香」可以幫助我們超越世俗的擔憂，特別是解決焦慮與憂慮。支援我們暫時擺脫負面的世俗環境時，它可以成為痛苦、衰弱與生命消逝的靈魂狀態有效的緩解劑。這些狀態可能包括慢性精神或身體疼痛，慢性或嚴重疾病的疼痛；失去所造成的長期悲傷；失去希望的抑鬱與絕望、倦怠或神經失常，以及自殺傾向。儘管過去曾有的傷害、錯誤與創傷；儘管與生俱來的人類脆弱感一直持續著，乳香可以支持受苦的個體，維持心靈與靈魂的平衡，並重新獲得與他人聯繫的正向感受。

歸根結底，在養成對整體意識的道路上，乳香是幫助我們跨越彩虹橋的關鍵精油。彩虹橋連接天與地，其七種顏色就像埃及女神伊希斯的七件披肩，或帶著翅膀、充滿香氣的希臘女神艾麗斯，將神的信息傳達給人類。因此，乳香可以促進兩種基本體現生命活動的整合——通過超越的向上解放活動，以及通過內在性顯現的向下活動。將這些極性化解為整體，這神聖的精油可以幫助我們連結平凡與神聖、小我與真我，以及人類與宇宙。

相關精油的治療側重

以下幾種大多數從火炬木屬而得的精油，與乳香有類似的應用：

秘魯聖木（*Bursera graveolens* **Triana & Planch.**），來自中美洲與南美洲

橄欖科（Burseraceae）小型而且瀕臨絕種的樹木，具有溫暖、木質、些微醒鼻的香氣。巫師或藥師在傳統的塗抹儀式中，會使用此種木材以清除負能量。其精油的重要成份是左旋檸檬烯 58%、α- 萜品醇 11%、薄荷呋喃 7% 與香旱芹酮。珍妮佛・碧絲・琳德（Jennifer Peace Rhind）提出了這些成份的消炎、鎮痛、創傷修復與抗真菌作用，可用於治療風濕性與關節性疾病、傷口與真菌感染等。

癒創木樹脂，是從南美洲大查科地區蒺藜科（Zygophyllaceae）的**阿根廷**或**巴拉圭癒創木**（*Bulnesia sarmienti* Lorenz）中提取的精油，其名稱與歐洲傳統治療梅毒的藥方癒創木（Guaiacum）有關。

很遺憾的是，阿根廷的癒創木也被模棱兩可地稱為秘魯聖木。癒創木精油帶有柔和、玫瑰般與木質的香調，主要用於製作香味肥皂與香水。它含有大量的倍半萜烯與倍半萜醇，因此具有緩解靜脈與淋巴阻塞的作用，非常適合應用於骨盆與一般靜脈堵塞，伴隨月經量多、痔瘡與靜脈曲張。外用的用途與廣藿香和古巴香脂相似。應用上無注意事項。

墨西哥沉香（*Bursera delpechiana* **Poisson**），來自原生於墨西哥的橄欖科（Burseraceae），其精油多數從木材，少數從漿果中蒸餾而得，主要用於調味產業。它柔和、玫瑰與檸檬香氣，表明其成份含有沈香醇 30-37%，α- 萜品醇 <9%，其他成份還有乙酸沈香酯 <47% 與乙酸牻牛兒酯 <31％。法國治療師將墨西哥沉香的解痙、鎮痛與調節自主神經系統的作用，應用於一般疼痛性痙攣、慢性消化與情緒疾病引起的長期自主神經系統失調。如同苦橙葉與薰衣草，其主要的乙酸沈香酯成份，適用於需要支援神經系統的慢性病症，特別是神經衰弱。此種精油亦能抗感染。應用上無注意事項。另外，**墨西哥沉香葉**精油，據說含有 <70% 的乙酸沈香酯。

天竺葵（Geranium）

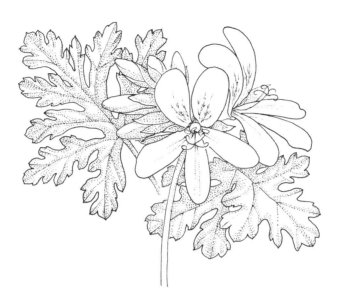

精油基本資料

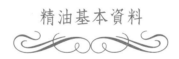

植物來源：天竺葵屬（*Pelargonium* L'Hérit. cv. Group Rosat），牻牛兒科的草本全株，是原生於南非的亞熱帶多年生草本植物。

所有的天竺葵精油，無論產地，均從以下兩類主要雜交種產生：

1. *Pelargonium capitatum*（L.）L'Hérit. x *P. radens* H.E.Moore：此雜交種是稱為波旁天竺葵精油的來源。波旁意指波旁島，也就是法屬留尼旺島，最初是世界上主要的生產中心。

2. *Pelargonium capitatum*（L.）L'Hérit. x *P. graveolens* L'Hérit. ex Ait.（同名 *P. graveolens, P.* x *asperum*）。

別名：玫瑰天竺葵、玫瑰香氣天竺葵；Géranium, Géranium rosat（法語），Geranie, Rosengeranie（德語），Geranio（義大利語、西班牙語）。

外觀：淺黃綠色的流動液體，帶有濃郁、溫暖的玫瑰甜香，與些許青綠果香。其香氣因栽培品種而異，其中，波旁天竺葵帶有溫和的麝香味。

香氣類型：帶有柑橘甜香的中調。

香氣特徵：高強度的中調，中度的持久性。

萃取方法：根據所在地區，於一年中不同時期，通常為春秋季，蒸餾乾燥的帶花全株。蒸餾需時 4 小時。

產生 1 公斤精油所需原料：500 至 700 公斤的新鮮草本全株（相當低的產量）。

產區：南非、馬達加斯加、法屬留尼旺島、埃及、摩洛哥、中國、印度。南非是所有天竺葵的原生地，但首次開始進行生產天竺葵精油的商業栽植，是在 19 世紀早期法國南部的格拉斯。商業生產從這裡擴散到法國殖民地，特別是 1847 年的阿爾及利亞、1870 年代的法屬留尼旺島，隨後是摩洛哥與埃及。

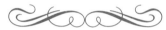

精油化學成份與摻混

基本成份：

單萜醇可高達 68%	香茅醇 33%（citronellol）、牻牛兒醇（geraniol）15-25%、沈香醇（linalool）5%、橙花（nerol）、萜品醇（terpineol）
酯類 15-30%	甲酸香茅脂／甲酸牻牛兒脂／甲酸沈香脂（citronellyl ／ geranyl ／ linalyl formats）、乙酸香茅脂／牻牛兒酯（citronellyle ／ geranyle acetate）
酮類 1-8%	薄荷酮（menthone）、異薄荷酮（isomenthone）6%、甲基庚酮（methylheptone）、胡椒酮（piperitone）
單萜烯 1-2%	
倍半萜烯 1-2%	α- 胡椒烯（alpha-copaene）、γ- 杜松烯（gamma-cadinene）、癒創木二烯（guaiadiene）、波旁烯（bourbonenes）、癒創天藍烯（guaiazulene）
10- 表 -γ- 桉葉醇	在波旁的種類中，額外的醛類分子可高達 10%。其中包括橙花醛（neral）、牻牛兒醛（geranial）、香茅醛（citronellal）

摻混可能性：相當常見，常使用其他精油的單體成份，如香茅醇、牻牛兒醇以及／或化學合成的相同成份摻混。

相關精油：無，除了上述兩種主要類型的可能雜種。

療效作用與適應症

療效性質：不會累積毒性的溫和藥方。

外用安全程度：不會造成皮膚刺激與敏感。

具體症狀—所有應用方法皆宜

　　情緒沮喪、退縮、感到不受歡迎或毫無價值、內疚、**自卑**、**情緒波動**、煩躁、**慢性焦慮**、容易哭泣、悲觀；**耐力低下**、**糖癮**；**經前症候群**、**經痛**、**經期不規則**、**少量或大量經血**；**慢性帶下**、體臭、淋巴結腫大、靜脈曲張、水份滯留。

心理層面的作用機轉—適用方法為薰香、全身按摩

基本的心理 - 神經 - 內分泌免疫功能與適應症：調節失調病症。

可能的腦動力學作用：降低深層邊緣系統的亢進。

心理疾患適應症：成癮症，包括食物成癮；互依存症；躁鬱症、抑鬱症。

促進情緒安全感與內在力量

🕉 失去情感支持、情緒喪失、失望或剝奪。

🕉 情緒退縮、不安全感；需要受關注的、陷入悲傷裡的。

🕉 羞恥、自卑。

促進情緒穩定與整合

🕉 混亂、情緒波動、煩躁、沮喪。

🕉 伴有焦慮的抑鬱；悲觀、消極。

🕉 心靈 / 情緒或思考 / 感覺衝突。

🕉 一般所有陷入困境與苦惱的情緒。

生理層面的作用機轉—適用方法為噴霧器吸入、膠囊、肛門栓劑、子宮栓劑、擦劑

作用向性：神經內分泌、生殖、循環系統。

主要的診斷功能：調節失調病症、增強低張性弱證與疏通阻塞濕證。

主要的調節與修復作用

🌀 滋補卵巢：調節女性荷爾蒙，雌激素或黃體酮不足所引起的荷爾蒙失調，包括經前症候群、痛經、經期長、不孕（未證實）、更年期症候群伴隨潮熱。

🌀 調節／修復腎上腺皮質作用：腎上腺失調或疲勞伴隨體力波動、低耐力、午後疲勞、鹽癮；更年期症候群。

🌀 調節／修復胰腺（血糖）作用：高血糖、低血糖、血糖異常、糖尿病。

🌀 抗氧化劑。

主要疏通阻塞與解毒作用

🌀 緩解肝臟阻塞與解毒：肝臟阻塞、代謝中毒、高膽固醇。

🌀 引流與解毒利尿：水腫、有毒腎臟代謝物滯留、代謝中毒。

🌀 緩解淋巴與靜脈阻塞：靜脈與淋巴瘀滯伴有淋巴結腫大、靜脈曲張；痔瘡伴有搔癢、靜脈炎；時差。

🌀 緩解骨盆腔與子宮淤塞：骨盆腔／子宮阻塞伴有瘀塞性痛經、痔瘡。

🌀 收斂與抑制黏液分泌作用：黏液與其他分泌，包括白帶、腹瀉。

🌀 強效止血作用：被動出血，包括痔瘡出血、子宮出血、經血過多、鼻血等。

🌀 止泌乳：過度泌乳（斷奶）。

🌀 止汗：出汗過多（日或夜）。

🌀 抗腫瘤：癌症，特別是結腸癌。

主要放鬆劑

🌀 舒緩神經：慢性高張性病症（緊證），尤其是與壓力相關，伴隨慢性焦慮。

🌀 解痙：腸絞痛、痙攣、黏液性結腸炎、大腸激躁症。

🌀 消炎、輕微鎮痛：風濕性與關節炎性病症、神經痛、扁桃腺炎、結腸炎、胃炎、靜脈炎。

抗微生物作用

❀ 強效廣譜抗真菌作用：真菌感染，尤其是念珠菌屬、毛癬菌屬、新型隱球菌。包括腸道生態失調、念珠菌感染、鵝口瘡、足癬、股癬、灰指甲、圓癬／癬、真菌性腦膜炎。

❀ 抗菌：細菌性感染，包括金黃色葡萄球菌、假單胞菌。

協同精油組合

✍ 天竺葵＋玫瑰草：抗真菌，適用於各種真菌感染，特別是弱證。

✍ 天竺葵＋芫荽籽／玫瑰草：調節荷爾蒙與恢復腎上腺機能正常，適用於閉經、痛經、腎上腺疲勞、更年期症候群。

互補精油組合

✍ 天竺葵＋快樂鼠尾草：滋補與調節荷爾蒙，適用於經前症候群、痛經、更年期症候群，特別是與壓力相關和慢性的。

✍ 天竺葵＋甜茴香：滋補雌激素與子宮，適用於雌激素缺乏的經前症候群，與痛經、更年期症候群。

✍ 天竺葵＋迷迭香：修復腎上腺皮質與胰腺機能正常，適用於腎上腺疲勞伴隨低血糖、失去耐力、倦怠、糖尿病。

✍ 天竺葵＋檸檬：解毒與疏通肝臟，適用於肝臟阻塞以及肝臟／代謝中毒。

✍ 天竺葵＋絲柏：緩解骨盆腔與子宮淤塞，適用於淤塞性痛經。

✍ 天竺葵＋綠香桃木：抑制黏液分泌，適用於陰道炎伴隨帶下。

✍ 天竺葵＋鼠尾草：收斂並抑制黏液分泌，適用於黏液性糞便、腹瀉，特別當伴隨疲倦時；止泌乳，用於斷奶；止汗，適用於白天或夜晚的出汗過多。

✍ 天竺葵＋廣藿香：抗真菌，適用於各種真菌感染，包括皮膚病症。

✍ 天竺葵＋杜松果：利尿，適用於水腫；利尿並解毒，用於代謝中毒。

✍ 天竺葵＋義大利永久花：止血，適用於被動出血。

✍ 天竺葵＋快樂鼠尾草：舒緩神經，適用於慢性壓力相關病症。

外用時的作用機轉－*濕敷、擦劑、乳液與其他美妝保養方式*

皮膚護理：熟齡、油性與乾性膚質。

🌿 皮膚再生：酒糟鼻、毛細血管破裂、皺紋、痤瘡、妊娠紋。

🌿 創傷藥：皮膚再生、消炎、收斂，大多數類型的組織創傷，包括瘀傷、傷口、潰瘍、靜脈曲張性潰瘍、膿瘍、疤痕、粘連、乾癬、靜脈炎、紅血絲。

🌿 殺菌、抗真菌、抗菌：癤、痤瘡、膿瘍、癬（圓癬）、念珠菌感染、膿皰病。

🌿 收斂、止血：被動出血，包括鼻血、割傷流血。

🌿 鎮痛：風濕性與神經痛病症、泌尿道結石疼痛。

🌿 驅蟲：頭蝨、蚊子、蚋。

治療注意事項：孕期前三個月應避免口服內用。

藥理作用注意事項：極少數的高敏感個體，不適應天竺葵精油。

配製原則

🌿 薰香：於水中加入 2-4 滴。

🌿 按摩油：稀釋 2-5% 於乳液或植物基底油中。

🌿 擦劑：稀釋 2-10% 於植物基底油中。

🌿 膠囊：在些許橄欖油中加 2-3 滴。

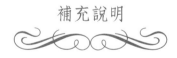

補充說明

　　在這一個半世紀中，起源於南非的天竺葵，以其玫瑰香氣成為法國殖民地精油生產的象徵。自 1870 年代以來，由於格拉斯香氛產業的大量需求，法國殖民地波旁島（現在的法屬留尼旺島），儼然成為天竺葵精油的生產中心，因而在此島嶼上種植的品種，也以波旁命名。

儘管天竺葵的分類讓人感到困惑，好消息是，就治療用途而言，兩種主要類型的玫瑰天竺葵精油是完全可以互換的。多年以來，其溫暖、馥郁、玫瑰般的香氣與平衡、放鬆的效果，已經受到認可。在香氣能量方面，這種甘甜精油是甘甜香氣能量作用中，最完美的典型範例。以三個詞來說明就是——滋養、平衡與鎮靜，這三個交織的主題，構成天竺葵在臨床實踐中絕佳用途的大部分基礎。

天竺葵幫助我們重新連結知覺的生命與情緒的敏銳，嗅聞天竺葵是了解情緒銀行賬戶餘額的試金石。其深層的支持與滋養香氣，能將知覺生命中的任何**赤字、損失、不安全感或需求**，十分細緻敏感地紀錄下來。由於天竺葵也支持內在力量與安全感，因此也適用於長期受自尊低下與被內疚感駕馭的人，特別是性格內向的個體。

情緒平衡、穩定與鎮靜，是嗅聞天竺葵療效的關鍵詞。作為支撐情緒不穩定的關鍵精油，天竺葵有助於喜怒無常與情緒波動，以及進一步的成癮，特別是食物成癮。在焦慮抑鬱狀態與一般消極情緒時，其緊密相關的鎮靜作用，呈現出良好的效果。有趣的是，當吸收後，天竺葵也被認為對神經系統有舒緩作用。

天竺葵的生理作用，依賴全身內部的吸收，這些作用基本上是調節、修復與疏通阻塞。在**失調、虛弱與阻塞**的情況下，天竺葵是最好的深層代謝調節劑與修復劑。作用於肝臟、胰腺、腎上腺皮質與脾臟的核心軸，天竺葵在這些荷爾蒙分泌器官與腺體中，重新產生了適當的週期與時間，因此，建立了它在所有代謝失調病症中，首要精油的地位。同樣適用於肝醣原循環失調、血糖濃度失調與腎上腺皮質激素濃度失調，這部分功能唯一能與其比肩的精油，是西洋蓍草（*Achillea millefolium*）。

壓倒性的臨床證據顯示，天竺葵對於高血糖與低血糖，也就是**血糖失調**的治療作用，是攻無不克的。儘管我們只能推測其所涉及的機制，在調節血糖方面，它似乎可以降低細胞層面的胰島素抵抗。對於**腎上腺**抵抗壓力的適應期所呈現的失調，天竺葵能調節並使皮質醇與脫氫異雄固酮（DHEA）濃度平穩。無論是哪種荷爾蒙不足，天竺葵調節月經週期的作用，是長久以來被認可的。因為它能修

復腎上腺皮質，更年期也是其有力的適應症。在這方面，天竺葵重要的成份牻牛兒醇與橙花醇，很可能充當為弱雌激素。

由於這些原因，天竺葵被稱為女性精油，不止於此，該精油展現出顯著的疏通液體淤塞與解毒作用，可同時作用於肝、腎臟、子宮，以及佈滿淋巴與靜脈的骨盆腔。當這些器官中的任何一個**負載並充滿代謝毒素**時，天竺葵是首選的藥方。事實證明，這是一劑重要的肝臟、靜脈與淋巴疏通劑、解毒劑與利尿劑。值得注意的是，天竺葵的關鍵成份牻牛兒醇，在肝臟解毒、輕微降血液膽固醇，以及抑制惡性癌症的生長方面，取得了實驗性的成功。

就微生物病症而言，天竺葵的抗真菌作用適用於廣泛的真菌感染，然而抗菌作用較弱。這些亦支持它於消化道濕證的應用，例如腸道菌落生態失衡與念珠菌疾病。

天竺葵在醫學與美容的各種皮膚狀況之多功能應用，是眾所周知的，它對於身體組織有優異的皮膚再生、消炎與收斂等組合作用。這些特質，讓天竺葵成為急性與慢性組織創傷的首選芳香藥方。

天竺葵以其深沉的玫瑰香氣，深層地滋養、穩定與鎮靜情緒，幫助我們與本身的感覺和情緒達到更客觀、更少反應性，或衝動的關係。如此，它帶我們進入更加親密與易受影響的情感領域。天竺葵最重要的禮物，在於它能讓我們與自己和他人，進行高度親密與真實的對話。

德國洋甘菊（German Camomile）

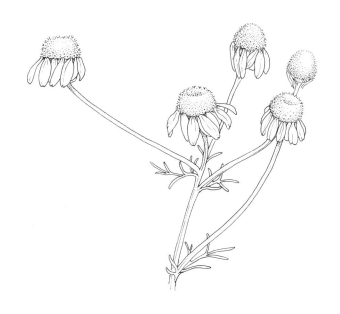

精油基本資料

植物來源：洋甘菊（*Matricaria recutita* [L.] Rauschert, syn. *Matricaria chamomilla* [L.] Rydb.），菊科的草本全株，是原生於歐洲且廣泛栽培的溫帶一年生開花草本植物。

別名：藍色洋甘菊、匈牙利洋甘菊；Matricaire, Camomille allemande（法語），Camomilla tedesca（義大利語），Manzanilla alemán（西班牙語）

外觀：稍微粘稠的鈷藍色液體，帶有濃烈的草本、甘甜與些微果香、油質香氣。

香氣類型：甘甜、青綠的中調。

香氣特徵：非常高強度的中調香氣，持久性佳。

萃取方法：通常於六月時，蒸餾新鮮或部分乾燥的帶花草本全株。

產生 1 公斤精油所需原料：300 至 500 公斤的新鮮草本全株（產量低）。

產區：埃及、匈牙利、尼泊爾。

精油化學成份與摻混

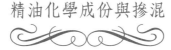

基本成份：

倍半萜烯	母菊藍烯（[cham]azulene）1-35%、二氫天藍烴 I 和 II（dihydroazulenes I and II）、反式 α- 金合歡烯（trans-alpha-farnesene）15-27%、反式 β- 金合歡烯（trans-beta-farnesene）2-13%、δ- 杜松烯（delta-cadinene）5%、α- 依蘭油烯（alpha-muurolene）4%、γ- 依蘭油烯（gamma-muurolene）、石竹烯（caryophyllene）、α- 胡椒烯（alpha-copaene）、甜沒藥烯（bisabolenes）、杜松烯（cadinene）、前天藍烴（proazulenes）、糠醛（furfural）
倍半萜醇	α- 甜沒藥醇（alpha-bisabolol）4-77%、金合歡醇（farnesol）、桉油烯醇（spathulenol）
氧化物	α- 甜沒藥氧化物 A（alpha-bisabol oxide A）0-55%、α- 甜沒藥氧化物 B（alphabisabol oxide B）4-59%、環氧甜沒藥醇（epoxybisabolol）、甜沒藥酮氧化物 A（bisabolone oxide A）0-64%、1,8- 桉樹腦（1,8-cineole）
香豆素	7- 甲氧基香豆素、繖形酮
單萜烯	羅勒烯（ocimene）1-2%、對傘花烴（p- cymene）、檸檬烯（limonene）、α- 萜品烯（alpha terpinene）
醚	反式 - 烯 - 炔 - 雙環醚（trans-en-yn-dicycloether）1-19%
倍半萜內脂	

摻混可能性：非常高，因為產量低售價高。典型的添加物包括：德國洋甘菊的高產量溶劑萃取物（即原精）；來自其他植物的天藍烴，例如西洋蓍草（*Achillea millefolium*）與香脂白楊（*Populus balsamifera*）；以及加入合成天藍烴的摩洛哥野洋甘菊（*Ormenis mixta*）。

相關精油：全世界數量頗多的菊科植物都能產生精油。然而，較為常用的有羅馬洋甘菊（*Anthemis nobilis*）、藍艾菊（*Tanacetum annuum*）、西洋蓍草（*Achillea millefolium*）、狹葉永久花（*Helichrysum angustifolium*）以及摩洛哥野洋甘菊（*Ormenis mixta*）。

在這些精油中，德國洋甘菊最佳的療效對照，為另外兩種在含天藍烴洋甘菊群組的「藍色精油」：**藍艾菊**（*Tanacetum annuum*）有一致的高天藍烴含量，通常高於德國洋甘菊；**西洋蓍草**（*Achillea millefolium*），天藍烴含量不定，但與藍艾菊或德國洋甘菊差不多。

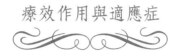

療效作用與適應症

療效性質：不會累積毒性的溫和藥方。
外用安全程度：不會造成皮膚刺激與敏感。

具體症狀－*所有應用方法皆宜*

情緒沮喪、憤怒、**煩躁**、易怒、**莫名的憤怒**；縱容情緒、情緒波動、**過度敏感**、**焦慮**、恐懼、內疚、自尊心低下、抑鬱伴有焦慮或易怒、**失眠**、睡眠不安、噩夢；**過敏和敏感**、皮膚紅癢；隨壓力加重的痠痛與疼痛、頭痛、肌肉疼痛、**突發性神經疼痛**、皮疹、所有隨壓力加重的症狀。

心理層面的作用機轉－*適用方法為薰香、全身按摩*

基本的心理-神經-內分泌免疫功能與適應症：調節失調病症，舒緩過度興奮的病症。
可能的腦動力學作用：降低深層邊緣系統與基底神經節的亢奮，解除顳葉失調。
心理疾患適應症：躁鬱症、焦慮、抑鬱、恐懼症、恐慌發作、創傷後壓力症候群。

促進情緒靈活性與穩定

🌿 情緒衝突，伴有僵硬、無法釋懷並前行。

🌿 煩躁，情緒波動，憤怒管理問題。

🌿 伴隨憂慮的情緒不穩定，包括悲觀、憤世嫉俗、嫉妒、自我貶低、罪惡感、自殺傾向。

鎮靜心靈，促進放鬆

- 神經緊張、不安、分心；衝動。
- 焦慮，包括抑鬱；恐懼、恐慌、恐懼症。
- 易怒的抑鬱症。

生理層面的作用機轉－*適用方法為噴霧器吸入、膠囊、肛門栓劑、子宮栓劑、擦劑*

作用向性：神經內分泌、消化、泌尿、呼吸系統。

主要的診斷功能：放鬆高張性病症／緊證，與降緩亢進病症／熱證。

主要的放鬆作用

- 舒緩全身神經：高張性病症（緊證）與亢進病症（熱證），伴隨神經緊張、過度敏感、煩躁、疼痛；所有壓力相關病症。
- 鎮痛、解痙：所有形式的痙攣與疼痛，包括緊張與血管性頭痛，如偏頭痛；慢性疼痛、關節炎與風濕性疼痛。
- 鎮靜、輕度催眠大腦：失眠、焦慮、經前症候群。
- 放鬆胃腸道、解痙：腸道痙攣性病症，如腸絞痛、不規則排便、大腸激躁症。
- 放鬆子宮、解痙：痙攣性痛經。
- 放鬆神經肌肉、解痙：震顫、癲癇發作（包括嬰幼兒）。
- 強效消炎：伴隨疼痛的炎症，特別是急性的神經、消化、呼吸、泌尿與肌肉骨骼系統方面；胃炎、腸炎、大腸激躁症、口腔炎、膀胱炎；關節炎、纖維肌痛症、神經炎、神經痛、肌腱炎、足底筋膜炎、滑囊炎。
- 中效抗過敏，抗組胺藥：過敏性鼻炎、鼻竇炎、哮喘、皮膚炎。
- 退熱：發燒，包括間歇性發熱，如瘧疾、低燒。
- 健胃、助消化：胃液與膽汁分泌不足。

主要的修復作用

- 幫助胃壁組織再生：胃與十二指腸潰瘍。

🌢 修復肝臟與解毒、幫助肝細胞再生：肝中毒阻塞；肝病；細菌性中毒。

🌢 中度抗氧化、抗腫瘤。

🌢 中度抗真菌：毛癬菌屬、小芽孢癬菌屬、麴菌屬引起的真菌感染。

🌢 中度抗菌：包括肺炎鏈球菌、化膿性鏈球菌、金黃色葡萄球菌、枯草芽孢桿菌。

協同精油組合

✍ 德國洋甘菊＋藍艾菊：鎮定與舒緩神經、解痙，適用於所有伴有焦慮、緊張、痙攣、過度敏感的高張力病症。

✍ 德國洋甘菊＋藍艾菊：消炎、抗過敏與鎮痛，適用於廣泛的疼痛性發炎病症，包括 I 型過敏。

互補精油組合

✍ 德國洋甘菊＋薰衣草：鎮定神經與消炎，適用於神經或壓力引起的發炎性病症，如頭痛、胃炎、神經炎、纖維組織炎。

✍ 德國洋甘菊＋羅馬洋甘菊：解痙、鎮痛與鎮定，適用於多種疼痛痙攣性病症，特別是神經、消化系統與子宮方面。

✍ 德國洋甘菊＋山雞椒／檸檬香茅：退熱與鎮靜，適用於發熱。

✍ 德國洋甘菊＋檸檬：修復肝臟與解毒，適用於肝中毒阻塞、一般慢性肝病。

✍ 德國洋甘菊＋玫瑰草：修復胃壁組織，適用於胃與十二指腸潰瘍。

外用時的作用機轉－*濕敷、擦劑、乳液與其他美妝保養方式*

皮膚護理：乾性與敏感性膚質。

🌢 消炎、止癢、消腫：所有紅、腫、癢的皮膚刺激與發炎；燒傷（包括輻射引起的）、燙傷、曬傷、痤瘡、酒糟鼻、皮膚炎、濕疹、蕁麻疹、帶狀皰疹、外陰搔癢、蜂窩組織炎、昆蟲叮咬。

🌢 創傷修復、組織修復：創傷、瘡、潰瘍（包括受感染時）、會陰部撕裂；擦傷、刀傷。

治療注意事項：無。

藥理作用注意事項：無，除了對菊科植物過敏的人，極少數會因德國洋甘菊而引起皮膚炎。

配製原則

- 薰香：於水中加入 1-3 滴。
- 按摩油：稀釋 2-5% 於或植物基底油中。
- 擦劑：稀釋 2-10% 於植物基底油中。
- 膠囊：在些許橄欖油中加 2-3 滴。

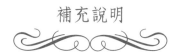

補充說明

　　起源於傳統希臘醫學的德國洋甘菊，長年以來是西方藥草療法的標誌。由於它具有蘋果般的香味，在希臘也稱為卡麥瓜（*kamai melon*）或地蘋果（ground apple）。德國洋甘菊是現代精油療法的代表，是其他藍色精油如藍艾菊、西洋蓍草與藍絲柏用以比較的標準。它獨特的苔蘚－海藻－青綠香氣與蘋果隱調，與藍艾菊相似，但是不如藍艾菊清新。

　　在香氣能量方面，德國洋甘菊具有的甘甜青綠香氣特性，基本上是讓人放鬆與降緩的。從功能診斷的角度來看，當生理層面的吸收完成時，這味藥草的經典舒緩與降緩作用，能用於治療緊證與熱證。這兩種情況，傳統上分別稱為高張性與過度亢進，包含**神經緊張**與**過度循環**，通常表現出痙攣、疼痛、發炎與發熱的症狀，伴有精神或情緒煩躁與易怒。此精油的兩種關鍵成份，天藍烴與甜沒藥醇，皆有消炎、抗組織胺與解痙的作用。羅馬洋甘菊擅長治療這種症候群的痙攣與疼痛症狀，而德國洋甘菊則側重於緩解任何原因造成的急性與慢性**炎症**。雖然其抗

組織胺的作用不如藍艾菊，它也可以幫助緩解無數的立即過敏反應。

心理情緒層面的適應症，能藉由嗅聞德國洋甘菊，而達到冷靜與緩解焦慮的效果。僅僅溫和地吸入或按摩，就能緩解大多數的**焦慮**、**恐懼**、**易怒**與憤怒。此外，對於**情緒不穩定**，且伴隨許多痛苦情緒的個體而言，德國洋甘菊與藍艾菊精油一樣，具有良好的穩定作用。當情感衝突以滿載擔憂的僵化方式呈現時，這種精油特別有效。我們可以想像，它甘甜、綠葉般、流動、舒緩的能量軟化，並使硬石般的心靈與冷酷的態度恢復彈性。在面對生活障礙與挑戰時，德國洋甘菊是寶貴的盟友，能從側面切入，使我們不被習慣或恐懼引起的僵化約束。它提醒我們一個可能性，通過靈活、流暢的自主反應，可以無縫接軌地適應面臨的障礙與挑戰。

德國洋甘菊次要但同樣重要的功能，取決於它的組織再生能力。它作為傷口與潰瘍的創傷藥草由來已久，其精油亦顯示出這種作用的延伸，尤其是口服膠囊給藥。其組織再生作用，對於**上消化道潰瘍**與**肝臟中毒**，例如來自代謝或化學毒素，有優異的治療效果，甜沒藥醇甚至已經證實能預防潰瘍，這與肝臟修復效果有關，且似乎含括重要的肝臟保護作用。與天竺葵一樣，德國洋甘菊也有望成為抗氧化抗腫瘤藥方。

薑（Ginger）

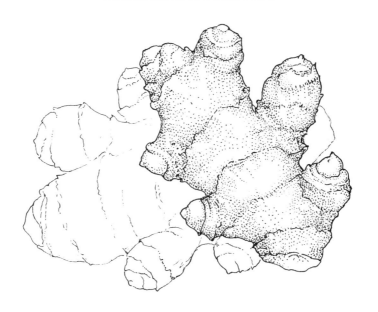

精油基本資料

植物來源：薑（*Zingiber officinalis* Roscoe），薑科的塊根，是原生於東南亞的多年生熱帶植物。

別名：普通薑、花園薑；Jahe（印尼語），Gingembre（法語），Ingwer（德語），Zenzero（義大利語），Gingibre（西班牙語），Zangabil（阿拉伯語、波斯語），Adrak（北印度語）。

外觀：介於淺黃與琥珀色之間的流動液體，帶有溫暖辛香與些許檸檬香氣，以及甘甜、根系與偶爾的紅酒醋隱調。該精油閒置過久氧化，或是產生聚合反應後，質地會變得濃稠。

香氣類型：甘甜、穿透的中調。

香氣特徵：高強度的前調，中度的持久性。

萃取方法：通常於十二月至三月蒸餾新鮮的塊莖。

薑根莖目前也能進行原精萃取。薑原精是濃稠的紅琥珀色液體，帶有深沉、濃郁的甜辛木質香氣。在歐洲，薑精油也以二氧化碳萃取而生成，其化學組成範圍較廣，包括芳香化合物薑辣素（gingerd）與薑烯酚（shagaol）。這些化合物是熟悉的薑香氣的特徵。

產生 1 公斤精油所需原料： 20 至 30 公斤的新鮮塊根（相當優質的產量）。

產區： 印度、斯里蘭卡、印尼、馬達加斯加、西非、中國。雖然薑於 1547 年，由牙買加進口至西班牙，其精油於歐洲的商業蒸餾，一直到下個世紀才開始。

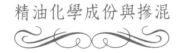

精油化學成份與摻混

基本成份：

倍半萜烯 55%	α- 薑烯（alpha-zingiberene）12-51%、β- 倍半水芹烯（beta-sesquiphellandrene）2-9%、β- 金合歡烯（beta-farnesene）19%、芳 - 薑黃烯（ar-curcumene）、α- 胡椒烯（alpha-copaene）、β- 欖香烯（beta-elemene）、大根香葉烯 B 和 D（germacrenes B and D）、菖蒲烯（calamenene）、環苜蓿烯（cyclosativene）、環樟烯（cyclocopacamphene）、β- 依蘭烯（beta-ylangene）、β- 石竹烯（beta-caryophyllene）、α-amorphene、zonarene、10-epizonarene、順式 γ- 甜沒藥烯（cis-gamma-bisabolene）
單萜烯 20%	樟烯（camphene）、α- 與 β- 松烯（alpha and beta pinene）、β- 水芹烯(beta phellandrene)、香檜烯（sabinene）、月桂烯（myrcene）、檸檬烯（limonene）
單萜醇	沈香醇（linalool）1-6%、香茅醇（citronellol）6%、2- 壬醇（2-nonanol）、2- 丁醇（2-butanol）、2- 甲基丁烯醇（2-methyl-butenol）
倍半萜醇	橙花叔醇（nerolidol）1-9%、順式倍半香檜烯水合物（cis-sesquisabinene hydrate）、欖香醇（elemol）、β- 甜沒藥醇（beta-bisabolol）、薑醇（zingiberol）、β- 桉葉醇（beta-eudesmol）
烴類	十一烷（undecane）、十二烷（dodecane）、十六烷（haxadecane）、甲苯（toluene）、對傘花烴（p-cymene）
酮類	丙酮（acetone）、2- 己酮（2-hexanone）、2- 庚酮（2-heptanone）、甲基庚酮（methyl-heptanone）、隱酮（cryptone）、2- 壬酮（2-nonanone）、薑酮（gingerone）、1- 烯對 -6- 酮（carvotanacetone）
氧化物	1,8- 桉樹腦（1,8-cineole）

掺混可能性：很低，因為產量優質，但是有可能以大高良薑精油掺混。

相關精油：

薑科植物常見的其他精油包括：

- 薑蔘（*Zingiber cassumunar*），來自泰國
- 豆蔻（*Elettaria cardamomum* L.），來自印度
- 薑黃（*Curcuma longa* L.），來自印度
- 大高良薑（*Alpinia officinarum* Hance），來自印度與印尼
- 黃薑（*Hedychium flavescens*），來自馬達加斯加
- 山奈蝴蝶薑（*Hedychium spicatum*），來自印度

療效作用與適應症

療效性質：不會累積毒性的溫和藥方。

外用安全程度：不會造成皮膚刺激，有可能引起皮膚敏感。

具體症狀－*所有應用方法皆宜*

動力不足、意志力低下、**沮喪**、倦怠、混亂、情緒冷淡；**手腳冰冷、皮膚發冷、肌肉痠痛與疼痛**；慢性消化道疾病伴有腹脹與軟便；慢性呼吸道疾病伴有咳嗽與咳痰；**停經**、經痛、性冷淡。

心理層面的作用機轉－*適用方法為薰香、全身按摩*

基本的心理 - 神經 - 內分泌免疫功能與適應症：虛弱病症的提振劑。

可能的腦動力學作用：增強基底神經節與前額皮質功能。

心理疾患適應症：注意力缺失、抑鬱、解離症、精神病與精神分裂。

提昇積極性、勇氣與自信心

淡漠、失去積極性或動力、退縮。

🌿 自信心不足與自尊低下、沮喪、抑鬱。

🌿 耐力與毅力不足。

振奮精神，提升警覺心

🌿 腦霧現象，嗜睡，麻木。

🌿 精神淡漠、精神恍惚、混亂、迷失方向；注意力不集中。

生理層面的作用機轉－*適用方法為噴霧器吸入、膠囊、肛門栓劑、擦劑*

作用向性：消化、呼吸、生殖系統。

主要的診斷功能：提振與溫暖無力性病症 / 寒證。

主要的提振作用

🌿 提振動脈循環：廣泛的虛弱病症（寒證）伴有循環不足，尤其是胃腸道、呼吸道、生殖與肌肉骨骼系統。

🌿 提振胃腸道：健胃、驅風；胃腸道弛緩（不論有或沒有痙攣），伴有消化不良、脹氣、噁心；慢性胃炎、厭食症。

🌿 提振呼吸道、祛痰：慢性阻塞性支氣管炎。

🌿 提振子宮 / 生殖系統：通經、催情；閉經、月經稀少、惡露不盡；性慾低下、陽痿。

🌿 提振肌肉骨骼系統：抗風濕，風濕性與關節炎性病症，尤其是僵硬症狀。

其他作用

🌿 止吐：嘔吐、動暈症與高原反應。

🌿 中度鎮痛、消炎與解痙：一般痙攣、疼痛與發炎病症，包括痙攣性痛經、腸絞痛、大腸激躁症。

🌿 免疫調節：免疫壓力與免疫複合體病，包括支氣管哮喘、類風濕性關節炎、食物過敏、麩質過敏。

🌿 肝臟解毒（II 期）：肝臟中毒，因飲食、藥物引起。

🪷 抗氧化，抗腫瘤。

抗微生物作用

🪷 抗病毒、干擾素誘導、免疫刺激；鼻病毒與其他病毒性病症。

🪷 輕度抗菌：輕度的細菌性呼吸道、腸道與其他感染。

🪷 中度解毒：食物或藥草中毒。

協同精油組合

🖋 薑＋廣藿香：止吐，適用於噁心、嘔吐、孕吐。

🖋 薑＋廣藿香：解毒、抗菌，適用於食物中毒、慢性微生物中毒、腸胃炎。

互補精油組合

🖋 薑＋白千層：提振動脈與胃腸道，適用於循環不足的皮膚發冷與手腳冰冷、食慾不振。

🖋 薑＋迷迭香／綠花白千層：提振與鎮痛肌肉系統，適用於慢性風濕性關節病症。

🖋 薑＋沈香醇百里香／綠香桃木：提振、祛痰，適用於支氣管炎、肺氣腫。

🖋 薑＋杜松果：提振胃腸道、驅風，適用於伴有腹脹的慢性消化道虛弱；慢性胃炎。

🖋 薑＋迷迭香：通經，適用於閉經、月經短少。

🖋 薑＋岩蘭草：免疫調節與消炎，適用於 III 型高敏感病症，包括食物過敏、異位性氣喘、類風濕性關節炎。

外用時的作用機轉－*濕敷、擦劑、乳液與其他美妝保養方式*

🪷 發紅劑，高劑量時會刺激皮膚。

🪷 肌肉痠痛、疼痛與僵硬；扭傷、拉傷。

🪷 防壁蝨。

治療注意事項：薑精油是溫暖、乾化與提振的，因此對亢奮／熱證、乾燥病症，以及嬰幼兒是禁忌的。由於其提振子宮的作用，應避免在懷孕期間口服使用。產後使用可以幫助惡露排出。

藥理作用注意事項：不能超過薑精油的外用劑量，可能會對某些個體引起皮膚敏感。

配製原則

- 薰香：於水中加入 2-4 滴。
- 按摩油：稀釋 1-2% 於植物基底油中。
- 擦劑：稀釋 2-5% 於植物基底油中。
- 膠囊：在些許橄欖油中加 2 滴。
- 足浴：2-5 滴。

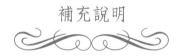

補充說明

多年生植物薑的起源，眾人相信是在橫跨華南、越南、印尼與泰國的東亞月牙灣區，而最早栽種於內蒙與印度南部。薑的傳播，往東透過早期波里尼西亞移民至南太平洋島嶼，往西透過阿拉伯商人橫越印度洋運往西非，而現今在西非仍有栽種。通過奴隸貿易，它最終在加勒比海的安德列斯群島（以牙買加為主）登陸，至今仍然是當地的經濟作物。

古希臘人與羅馬人認為，薑主要是來自印度的辛香料與溫暖藥草。隨著十字軍東征後，中世紀香料貿易的復甦，薑根開始湧入渴求的威尼斯與熱那亞港口。作為昂貴、異國風的烹飪香料，它被分配給富裕的王室、皇宮與基督教家庭。在此，薑因其複雜的辛香與甜酸味而備受珍視。當時，伊斯蘭文化正重新改造傳統的希臘醫學體系，並將其傳播到歐洲。越來越多的藥商也開始需要薑，以作為長

篇阿拉伯草藥配方中不可或缺的成份。薑精油最初的萃取，很可能發生於 1500 年左右的歐洲，與許多其他當地與進口的精油植物一起。

薑是過去兩千年以來，現存的三大傳統醫學系統，包括中國、阿育吠陀與希臘中，同時使用的極少數藥草之一。三個系統所有的教科書，都同意它的溫暖、提振與溫和緩解疼痛的效果，並建議主要使用於**寒證**。從生理層面來看，薑是循環系統的動脈提振劑，能擴散血流，進而將溫熱送至動脈循環的毛細血管末端。薑精油、酊劑與熬劑，都能發揮這個基本作用。同時它還能溫暖提振呼吸、消化、生殖與肌肉骨骼系統，發揮額外的溫和解痙、鎮痛與消炎作用。一般而言，**伴隨疼痛與麻木**的**慢性寒證**、**弱證**，都是薑的適應症，包括慢性胃炎、支氣管炎、關節炎等。在生殖系統功能方面，薑的通經作用，能用於月經延遲或停經，其功能性催情作用，則適用於性慾低下。以中醫的術語來說，相較於酊劑或熬劑，薑精油更能溫中回陽。

當與其他精油或酊劑搭配時，薑也是很好的抗病毒與免疫刺激劑，能治療傷風感冒或流行性感冒的發作階段，並能刺激 T 淋巴細胞與細胞媒介性免疫。然而，當細菌感染進入發展階段，薑的抗菌作用則不如預期。寒性、慢性本質的細菌感染，是薑最適用的範圍。

以嗅覺刺激來說，薑在心理層面也相當有助益。薑的醒鼻、甘甜香氣，本質上能應付關於**積極性**、**自信心**與**勇氣**的問題。薑能將溫暖與熱情注入靈魂與感受生命，適用於冷漠、失去動力與沮喪，以至於對事物漠不關心、情緒冷漠與極端抑鬱的個體。在治療情緒退縮時，薑能夠幫助這些個體擺脫自身所有的不安全感與對未知的恐懼。如此，這些個體有更完整的存在感，並對真正關心的事物投注熱情。

相關精油的治療側重

同樣隸屬薑科植物，以下種類特別有效：

薑黃（*Curcuma longa* L.），是南亞藥用植物與烹飪香料根莖中萃取的精油，

在阿育吠陀、中國與傳統希臘醫學，以及大多數東南亞民俗療法中，具有數千年的藥用用途。橙色的精油帶有溫暖、木質甜香，以及溫和辛香前調，其化學組成中有高含量的酮類，如薑黃酮（<28%）和芳 - 薑黃酮（<27%），與多種倍半萜烯，包括薑烯（<17%）、水芹烯、倍半水芹烯與薑黃烯（總和 <25%）。與薑一樣，薑黃本質上是溫暖提振劑，特別能針對胃腸道、肝膽道與生殖系統功能。它的驅風、促膽汁分泌與鎮痛作用，能用於治療肝膽與腸道的寒滯病症，而良好的止吐作用，可用於嘔吐與動暈症。薑黃也具有鎮痛、消炎與發紅的作用，能以內服或外用的方式，治療疼痛性風濕病症。內服給藥時，該精油也具有能用於腸道寄生蟲的優良驅蟲作用，並且還有抗氧化與抗腫瘤作用。與生薑一樣，它作為治療性慾低下的催情藥也頗負盛名。需要注意的是，由於其提振子宮與致畸胎的作用，薑黃的內服應用在嬰幼兒與懷孕期間是禁止的。標準稀釋配製不會造成皮膚刺激，然而稀釋度過高時，可能會引起些微皮膚刺激。

薑蓁（*Zingiber cassumunar Roxb.*, **syn.** *Z. montanum* **J.Koenig**），是來自東南亞藥用植物的根莖精油，帶有木質、辛辣的香調。其主要成份是萜品烯 -4- 醇（<42%）與香檜烯（<28%），以及其他互補的單萜烯。與薑一樣，此精油是一種溫暖提振劑與放鬆劑，可以治療呼吸、消化、生殖與肌肉骨骼系統功能的寒證與熱證。它特定的解痙與消炎作用，尤其適用於以痙攣與炎症為特徵的平滑肌與橫紋肌的寒證與緊證，包括哮喘、絞痛、結腸炎、痛經、肌肉痙攣與各種風濕性關節炎。由於其強效的消炎作用（包括抗組織胺作用），不論內服與外用，薑蓁都有越來越多的研究與應用。此精油的額外鎮痛與抗微生物作用，使其外用範圍更為廣泛，除了急性疼痛、發炎疾病外，還能應用於過敏性濕疹。目前沒有已知的不良皮膚反應。與薑黃一樣，它也具有良好的抗腫瘤特性。

綠香桃木（Green Myrtle）

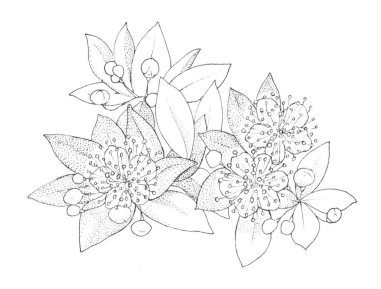

精油基本資料

植物來源：桉樹腦香桃木（*Myrtus communis* L. ct. cineole），桃金孃科的樹葉，是廣泛種植於地中海與西亞的常綠灌木或小樹。

別名：科西嘉胡椒；Myrte（法語、德語），Mirto（義大利語、西班牙語）。

外觀：淡黃綠色的流動液體，帶有清新松脂、甘甜果香與草本香氣，而後會出現輕微溫暖、香脂與辛香木質香調。

香氣類型：穿透、甘甜、青綠的中調。

香氣特徵：高強度的前調，中度的持久性。

萃取方法：通常於六月到八月進行開花灌木的新鮮樹葉蒸餾。有些製造商會將嫩枝與樹葉一同蒸餾，此時精油的木質香氣，會比新鮮甜香更為明顯。

產生 1 公斤精油所需原料：120 至 170 公斤的樹葉（優質的產量）。

產區：摩洛哥、阿爾及利亞、突尼西亞、西班牙、法國南部、阿爾巴尼亞。

精油化學成份與摻混

基本成份：

單萜烯 <62%	α- 松烯（α-pinene）14-58%、檸檬烯（limonene）5-14%、β- 松烯（β-pinene）、樟烯（camphene）
氧化物	1,8- 桉樹腦（1,8 cineole）19-42%、石竹烯氧化物（caryophyllene oxide）、2- 甲基呋喃（2- methylfurane）
酯類 18-31%	乙酸香桃木酯（myrtenyl acetate）<21%、乙酸沈香酯（linalyl acetate）、乙酸萜品酯（terpenyl acetate）、乙酸橙花酯（neryl acetate）、乙酸牻牛兒酯（geranyl acetate）、乙酸龍腦酯（bornyl acetate）、反式香旱芹酯（trans-carvyl acetate）、香桃木酸甲酯（methyl myrtenate）
單萜醇	沈香醇（linalool）1-10%、香桃木醇（myrtenol）、α- 萜品醇（α-terpineol）、牻牛兒醇（geraniol）、萜品烯 -4- 醇（terpinen-4-ol）、橙花醇（nerol）
倍半萜烯	β- 石竹烯（β-caryophyllene）、天藍烴（azulene）、蛇麻烯（humulene）、二氫天藍烴（dihydroazulene）
醛類	正癸醛（n- decanal）、反式己醛（trans-hexanal）、糠醛（furfural）、甲基丁醛（methylebutanal）、香桃木醛（myrtenal）
內酯類	香桃木內脂 A 與 B（lactones myrtucommu- lones A and B） 甲基丁香酚（methyleugenol）<0.8% 大茴香腦微量（estragole）-1.4%

摻混可能性：中等，可能以其他廉價但具有高含量單萜烯與氧化物的白千層、綠花白千層與尤加利屬取代。

相關精油：紅香桃木，名稱來自其深橙色到紅色的色澤。文獻中，兩種類型的香桃木精油成份與臨床應用相當混淆，很可能是由於感官識別（即感覺辨識）不良。

廣義來說，香桃木家族的植物精油分成兩大類型：尤加利屬與白千層屬（白千層、綠花白千層、茶樹等）。不要將桃金孃科與蠟楊梅（Myrica cerifera），或香楊梅（Myrica gale）混淆，後兩者會產生神經毒性，因而臨床上不適用。

療效作用與適應症

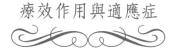

療效性質：不會累積毒性的溫和藥方。

外用安全程度：不會造成皮膚刺激與敏感。

具體症狀－*所有應用方法皆宜*

自信心低下、自我表達能力不足；精神錯亂、**猶豫不決**；情緒波動：**悲傷**、傷心、**活力低下、精神與身體疲勞**、嗜睡，無法貫徹到底、**焦慮抑鬱**；四肢發冷、呼吸淺短；未發育或壓縮的胸部；**慢性咳嗽帶痰、慢性流鼻涕**或鼻塞、**慢性消化不良伴隨腹脹、慢性帶下、排尿疼痛伴隨粘液尿**；月經量少或停經。

心理層面的作用機轉－*適用方法為薰香、全身按摩*

基本的心理-神經-內分泌免疫功能與適應症：提振虛弱病症；調節失調病症。

可能的腦動力學作用：增強基底神經節的功能與降低深層邊緣系統亢進。

心理疾患適應症：注意力缺失、抑鬱、躁鬱症、成癮症。

提振精神與提升警覺性

🌿 昏睡、嗜睡、麻木。

🌿 精神錯亂、迷失方向、注意力不集中。

提昇自信心與耐力

🌿 自信心與自尊心低下、悲觀。

🌿 耐力不足。

促進情緒穩定

🌿 情緒衝突與混亂；分心、情緒波動、強烈情感表現。

🌿 負面抑鬱的情緒、一般成癮症。

生理層面的作用機轉—*適用方法為噴霧器吸入、膠囊、肛門栓劑、子宮栓劑、擦劑*

作用向性：神經內分泌、呼吸、消化、泌尿、生殖系統。

主要的診斷功能：恢復低張性病症／弱證與緩解瘀堵性病症／濕證。

主要的修復作用

- 修復神經與大腦、輕度舒緩：慢性低張性病症（弱證）與高張性病症（緊證），伴隨精神與身體疲勞、注意力不集中、嗜睡；慢性大腦缺乏症、神經緊張或焦慮抑鬱、神經衰弱、失眠。

- 修復甲狀腺／甲狀腺素：甲狀腺功能低下症，甲狀腺素耐藥性。

- 修復女性荷爾蒙與子宮：慢性閉經。

- 修復、收斂粘膜、抑制粘液分泌，殺菌：慢性與亞急性粘膜無力，簡單性或傳染性，伴隨粘液過度生成與排出，尤其是呼吸道、腸道與泌尿生殖系統，包括慢性支氣管炎伴隨多痰、鼻炎、鼻涕倒流；粘液性糞便、腹瀉、痢疾；慢性粘液性膀胱炎、膿性尿；陰道炎伴隨白帶、尿道炎伴隨慢性淋病。

- 抗氧化劑。

主要提振與緩解瘀堵作用

- 強效提振呼吸道與緩解瘀堵：分解黏液、祛痰、鎮咳，殺菌，包括急性與慢性阻塞性下呼吸道與上呼吸道病症，伴有粘液過度生成，多痰咳嗽、阻塞性呼吸困難；包括支氣管炎、肺氣腫；鼻竇炎、鼻炎、中耳炎、感冒。

- 提振胃腸道、驅風、殺菌：慢性失張性胃腸炎伴腹脹、消化不良、粘液性腹瀉。

- 提振肝臟與胰腺、緩解淤堵、弱效降低血糖：肝臟阻塞、胰腺機能不足、高血糖。

- 緩解骨盆腔、前列腺與淋巴淤堵：慢性骨盆腔淤塞伴隨痔瘡、尿失禁與排尿疼痛刺激、分泌物、慢性前列腺肥大（良性前列腺增生）。

- 輕度消炎、鎮痛與解痙：肌肉與關節疼痛與痙攣；腸絞痛、前列腺炎、膀胱炎、尿道炎。

抗微生物作用

🌿 抗菌：細菌感染，包含呼吸、消化、泌尿系統。

🌿 廣譜抗真菌：真菌感染，尤其是綠木黴菌、念珠菌屬、黑麴菌。

協同精油組合

✍ 綠香桃木＋藍膠或澳洲尤加利／綠花白千層：強效殺菌、緩解鼻腔阻塞、提振、祛痰、免疫刺激，適用於所有上呼吸道與下呼吸道感染，尤其是伴隨多痰或鼻涕；伴隨反覆感染。

✍ 綠香桃木＋百里酚百里香／月桂：強效分解呼吸道黏液、抗感染與祛痰，適用於慢性下呼吸道感染，尤其是伴隨呼吸困難、多痰、疲倦、抑鬱。

✍ 綠香桃木＋絲柏：提振胃腸道與解痙，適用於慢性消化無力伴隨黏液糞便、腸絞痛、大腸激躁症、排便不規律。

✍ 綠香桃木＋絲柏：強效緩解骨盆腔、泌尿道、前列腺阻塞，適用於慢性骨盆腔阻塞伴隨痔瘡、尿失禁與尿道分泌物、前列腺增生、前列腺炎。

✍ 綠香桃木＋廣藿香／沈香醇百里香：殺菌、提振胃腸道，適用於慢性胃腸炎伴隨腹脹、黏液性腹瀉。

互補精油組合

✍ 綠香桃木＋肉豆蔻／迷迭香：恢復神經與大腦精神，適用於精神／大腦缺乏症、神經衰弱、嗜睡、精神病。

✍ 綠香桃木＋薰衣草／苦橙葉：鎮靜神經與大腦，適用於慢性失眠（發作期與平復期）、神經衰弱、神經型或焦慮型抑鬱。

✍ 綠香桃木＋多香果：修復／提振甲狀腺，適用於慢性甲狀腺功能低下、甲狀腺素耐藥性。

✍ 綠香桃木＋快樂鼠尾草：修復子宮，適用於慢性停經。

✍ 綠香桃木＋綠薄荷／牛膝草：強效緩解呼吸道阻塞、分解黏液、祛痰，適用於急性與慢性支氣管阻塞伴隨呼吸困難、持續排痰。

🖉 綠香桃木＋快樂鼠尾草／沒藥：抑制黏膜分泌、收斂，適用於陰道與腸道黏膜分泌，包括白帶、黏液性糞便。

🖉 綠香桃木＋鼠尾草：泌尿生殖系統的殺菌、抑制黏液分泌、收斂，適用於慢性單純性或感染性的尿道與陰道分泌，包括膿性尿、黏液性膀胱炎、陰道炎、黏液性腸絞痛。

🖉 綠香桃木＋大西洋雪杉：抑制黏液分泌、修復，適用於慢性陰道炎伴隨白帶、黏液性膀胱炎、膿性尿、慢性淋病。

🖉 綠香桃木＋天竺葵：緩解骨盆腔與淋巴阻塞，適用於慢性骨盆腔阻塞伴隨痔瘡、尿失禁、痛經。

🖉 綠香桃木＋黑雲杉：緩解前列腺阻塞，適用於慢性良性前列腺增生、前列腺炎伴隨疲倦、尿失禁。

外用時的作用機轉－_濕敷、擦劑、乳液與其他美妝保養方式_

皮膚護理：油性或混合型膚質。

🌿 皮膚活化與再生、提振毛細血管：失去活力、代謝緩慢、發冷的皮膚、皺紋；慢性口腔潰瘍、潰瘍與傷口。

🌿 皮膚排毒（清潔劑）、溫和收斂：各類皮膚雜質、毛孔粗大。

🌿 殺菌：粉刺、濕疹。

頭髮與頭皮護理：頭髮生長不良、落髮、頭皮屑、皮脂漏，眉毛短少。

治療注意事項：綠香桃木精油具有乾燥、收斂、提振的作用，因此禁用於任何乾燥病症，尤其是乾燥呼吸道病症伴隨乾咳。

藥理作用注意事項：服用糖尿病藥物者，應慎用綠香桃木。雖然綠香桃木有一些抗癌作用，它也含有致癌成份，如甲基丁香酚與大茴香腦，以及抗致癌的檸檬烯。

配製原則

- 薰香：於水中加入 3-5 滴。
- 按摩油：稀釋 2-5% 於植物基底油中。
- 擦劑：稀釋 5-10% 於植物基底油中。
- 膠囊：在些許橄欖油中加 1-3 滴。小劑量為鎮定神經，大劑量為修復、提振與緩解淤堵。

補充說明

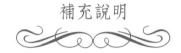

開花香桃木耐寒、適應性強、壽命長，它的香氣，如同在溫暖地中海空氣中浮動的花草香氣與蜂蜜和乳香隱調，優雅地向世人展現自己的存在。其持久而複雜的香氣，與地中海白松和乳香脂的清新樹脂完美地融合。這兩者與香桃木廣泛地分佈於地中海各地。

在所有歷史的紀錄中，甜蜜的開花香桃木，總是讓人聯想到愛情，但不是玫瑰所蘊含的激情狀態，而是抒情與真正的愛。希臘女神阿芙蘿黛蒂，珍惜她的香桃木灌木，她所給予與尋求的愛，是真實情感的表達與連結真正的喜樂。希臘抒情與情色詩的繆斯艾拉托，便是戴著香桃木與玫瑰的花冠。在羅馬時代，新婚夫婦會戴著香桃木的花冠，以慶祝他們共同邁向人生旅程的嶄新一步。從東部的巴格達與伊斯法罕，到西部的安達盧西亞、科爾多瓦與格拉納達，大多數設計用以休息與恢復活力的傳統阿拉伯花園，會在花卉景觀中納入心愛的新鮮香桃木，還有俏皮的橙樹與讓人愉悅的茉莉花。更廣義的說，香桃木一直傳達著純潔、美麗、甚至純真的特質，確實地提升了心靈。它的葉子與花朵，是 16 世紀著名護膚乳液天使之水（Angel Water）的主要成份，而這絕非偶然。

香桃木與月桂葉有許多共同特質。香桃木是許多方面的治療藥方，其複雜、精緻的香氣，代表彩虹般寬廣的化學組成。醫學草藥師安德烈‧比薩斯（André

Bitsas）曾說：「香桃木的香氣是帶有香脂醋、清新與富含氧氣的，使香桃木更完善的是其複雜的生物化學，與內部協同作用的強烈療效。」主要的單萜烯、氧化物與酯類，以及其他主要化學家族的代表，在此達到協同圓滿的狀態。

香桃木的花、葉與漿果，在賽普勒斯、科西嘉島與薩丁尼亞島等地中海島嶼的民俗療法中相當常見，這些療法今日也反映在精油的應用上。傳統希臘醫學的醫生，將香桃木歸結為燥濕、收斂與祛痰的藥方，應用於以痰這種毒性液體表現為主的患者。今天，會將此解讀為治療**阻塞**與**分泌物**等**濕證**的療法。更具體地說，香桃木是經典的修復、收斂與緩解瘀堵的藥方，用於慢性**虛弱**與**濕證**。在慢性虛弱病症中，能修復**神經系統**、**甲狀腺**與**子宮**。由於結合修復與鎮靜大腦的作用，綠香桃木是治療慢性失眠、神經衰弱，與神經性或焦慮型抑鬱的強效精油之一，類似苦橙葉精油與草藥，如黃芩（*Scutellaria laterifolia*）與紅景天（*Rhodiola rosea*）。綠香桃木能有效地修復與收斂內含黏膜的器官，尤其是支氣管、消化道與陰道的**慢性黏膜分泌**。它也能結合調節子宮與非特定的荷爾蒙作用，使其在**慢性閉經**的治療中脫穎而出。

治療濕證引起的瘀堵病症，需要提振與收斂作用。綠香桃木其他的功能，如提振全身、緩解瘀堵與抗菌作用，皆有其意義。它能深入支氣管與肺部，清除阻塞的痰，治療呼吸困難與多痰咳嗽，有效地調理一般**慢性呼吸病症與感染**。同樣地，它擅長治療伴隨黏液分泌的**慢性泌尿道感染**。綠香桃木也能緩解位於腹部的子宮、前列腺、肝臟、胰臟與淋巴循環的淤堵。幾世紀以來，法國治療師使用了香桃木與局部塗抹聖約翰草油，以治療痔瘡。

以嗅聞治療心理層面來說，綠香桃木再次回應阿芙蘿黛蒂表達「真實」的主題。其穿透醒鼻、甘甜青綠的草本香氣，同時具有穩定、淨化與使人充滿活力的作用。綠香桃木是平衡心靈與太陽神經叢中最好的精油之一，能促進思路清晰、靈感湧現與情緒穩定。它鼓勵我們加強感知與直覺，並支持我們溫和地反思真正的真實，給予我們足夠的勇氣、自信與良好的時機，用清晰、及時與深思熟慮的方式表達真實的自己。

　　綠香桃木適用於因為缺乏強壯的自我主張，而表現出困惑、衝突與容易受影響的個體。它的溫和足以幫助敏感的個人，獲得內在與情緒平衡，而它的強大，也足以支援破除壞習慣與成癮，無論是來自致病的情緒或藥物。

　　紅香桃木精油（*Myrtus communis* ct. myrtenyle acetate）的蒸餾，不如綠香桃木常見。最主要的產區是摩洛哥，另外在科西嘉、南法與土耳其也有生產。此種精油需要與綠香桃木仔細地區分。紅香桃木介於深橙色到紅色間，帶有些微黏稠液體，帶有乾澀、甘甜木質與新鮮松樹香調，外觀上與綠香桃木很好區分。一般認為，紅香桃木的主要成份為乙酸香桃木酯，其主要成份為以下三種：酯類、乙酸香桃木酯 13-36%、單萜烯 28-36%（主要為 α- 松烯與檸檬烯），以及 1,8- 桉樹腦 <35%。其餘成份有少量的單萜醇、倍半萜烯與甲基丁香酚。

　　然而，紅香桃木在生理方面的療效，與綠香桃木幾乎相同，其療效溫和，不會造成累積毒性或皮膚刺激。主要的臨床價值，在於能有效地緩解靜脈與淋巴阻塞，可以改善下肢與骨盆腔循環，適用於靜脈回流不足的症狀，如靜脈曲張、骨盆阻塞伴隨痔瘡、前列腺肥大、尿失禁與排尿疼痛。在這部分，紅香桃木與岩玫瑰、絲柏與大西洋雪松，會有良好的協同作用。它也能有效地收斂與修復黏膜，適用於急性或慢性呼吸道與泌尿生殖系統的分泌物。臨床治療與配製方面，與綠香桃木相同。

　　紅色香桃木於心理方面的應用，是透過嗅聞其穿透、木質的香氣，而達到集中、給予力量與振奮精神的作用。它能有效地促進踏實的、集中的提振作用，以及警覺心與自信心。

義大利永久花（Helichrysum）

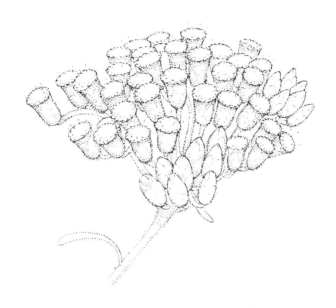

精油基本資料

植物來源：義大利永久花（*Helichrysum angustifolium*（L.）DC, [syn. *H. italicum*（Roth）G. Don fil.]），菊科的草本全株，是原生於義大利與愛琴海巴爾幹半島的地中海草本植物。

別名：咖哩草、永久花，Helichryse，Immortelle（法語、德語），Elicriso（義大利語）。

外觀：介於淺棕色至黃棕色間的輕微黏稠液體，帶有濃郁、溫暖的琥珀甜香、些許乾草甜香，與輕微乾燥茶葉隱調。

香氣類型：帶有甜香的中調。

香氣特徵：高強度的基調，極佳的持久性。

萃取方法：於七月與八月蒸餾新鮮的帶花全株。

產生 1 公斤精油所需原料：1100 至 1400 公斤的新鮮草本全株（相當低的產量）。

產區：赫塞哥維納與達爾馬提亞交界地區、阿爾巴尼亞、科西嘉島。

精油化學成份與摻混

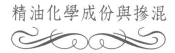

基本成份：

酯類 47-70%	乙酸橙花酯（monoterpenyl neryl acetate）46-70%、丁酸橙花酯（neryl butirate）
酮類：二酮 15-20%	義大利雙酮（italidiones）15-20%、β- 二酮（beta- diketones）、四甲基二酮（tetra-methyl-dione）、四甲基十二烯二酮（tetra-methylundecen-dione）、二甲基辛二酮（dimethyloctan-dione）、二甲基庚二酮（dimethylheptan-dione）
單萜醇	橙花醇（nerol）4%、沈香醇（linalool）、牻牛兒醇（geraniol）、萜品烯 -4-醇（terpinen- 4-ol）
倍半萜烯	薑黃烯（curcumenes）8-19%、石竹烯（caryophyllene）5%、胡椒烯（copaene）
單萜烯	α- 松烯（alpha-pinene）<25%、檸檬烯（limonene）2%，樟烯（camphene）、月桂烯（myrcene）、茴香烯（cumenes）

摻混可能性： 由於產量低，來源有限以及成本高昂，摻混的情形相當常見。來源稀少而昂貴的科西嘉永久花精油，常會使用較為廉價的巴爾幹半島出產精油摻混，形成香氣與藥理學上的混合永久花類型。除此之外，巴爾幹永久花精油，常因不良的採收方式，使得品質不如預期，比如混摻了如鼠尾草等當地的植物。

相關精油： 義大利永久花精油有兩種不同的化學類型——來自克羅埃西亞、赫塞哥維納與阿爾巴尼亞達爾馬提亞沿岸的巴爾幹半島原生型，以及科西嘉型。兩種化學類型的香氣、化學組成與療效有著些許差異。巴爾幹型有顯著的乾燥茶葉甜香，而科西嘉型的香氣極其微弱，偏向琥珀甜香。在化學組成上，巴爾幹型有較高含量的倍半萜烯－薑黃烯，使其作用偏向消炎與抗組織胺，對肝臟有更大的作用向性。相反地，科西嘉型的薑黃烯含量低，乙酸橙花酯含量較高，理論上，有較為優良的止痛作用。臨床上發現，永久花精油的這兩種化學類型，是可以完全互換使用的，其主導成份的二酮與酯類，使兩種化學類型的主要電荷為負電荷，因而取代了化學組成上的微小差異。

療效作用與適應症

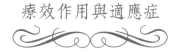

療效性質：不會累積毒性的溫和藥方。

外用安全程度：不會造成皮膚刺激與敏感。

具體症狀－*所有應用方法皆宜*

　　焦慮、**壓抑的憤怒**、沮喪、憎恨、易怒，或**焦慮性抑鬱**、喜怒無常、悲傷、**情緒不穩定或分離**、消極觀點、無情緒波動、不安全感、內疚、**精神懶散**（特別是在早晨）；身體沉重、緊張引起的**慢性頭痛**、中毒；**過敏**、各種類型的過敏、慢性皮膚與風濕病症、一般**疼痛病症**；活動、運動後，和呼吸新鮮空氣後的感覺改善。

心理層面的作用機轉－*適用方法為薰香、全身按摩*

基本的心理‐神經‐內分泌免疫功能與適應症：調節失調病症；鎮定與些微的欣快作用於過度亢奮病症。

可能的腦動力學作用：降低深層邊緣系統的亢進。

心理疾患適應症：焦慮、衝擊、創傷後壓力症候群、易怒或焦慮性抑鬱；成癮症，包括食物成癮、互依存症。

促進情緒穩定與整合

🪷 情緒不穩定，伴隨情緒波動、沮喪、煩躁。

🪷 苦惱的與負面的情緒與觀點。

🪷 焦慮、焦慮性抑鬱。

🪷 精神 / 情緒或思考 / 感覺衝突。

促進情緒安全感與內在力量

🪷 情緒上的不安全感、焦慮。

🪷 受傷的情緒或創傷，包括失落、背叛、剝奪。

🕉 情緒退縮、分離，伴隨不安全感，需求感。

生理層面的作用機轉─*適用方法為噴霧器吸入、膠囊、肛門栓劑、外部應用*

作用向性：神經內分泌、生殖、肝系統、循環系統。

主要的診斷功能：放鬆高張性病症／緊證，與重建無張性病症／弱證。

主要的放鬆作用

🕉 放鬆全身神經：高張性病症（緊證）伴隨神經緊張、疼痛、煩躁；所有一般性壓力相關病症。

🕉 鎮痛：所有類型的痙攣性與疼痛性病症，包括偏頭痛在內的緊張型與血管型頭痛；風濕性與關節炎性疼痛、神經痛、纖維肌痛症、損傷疼痛；皮膚搔癢症。

🕉 鎮靜、催眠大腦：焦慮、失眠、易怒、經前症候群。

🕉 放鬆心血管系統：放鬆冠狀動脈、擴張血管、降血壓；痙攣性心絞痛、心肌梗塞前期；雷諾氏症現象、周圍血管收縮、高血壓。

🕉 放鬆呼吸道：擴張支氣管（緩解支氣管痙攣）。痙攣性支氣管病症包括哮喘、百日咳、哮吼。

🕉 放鬆胃腸道、消炎：腸絞痛、大腸激躁症、結腸炎。

🕉 消炎、抗組織胺、抗過敏：過敏性皮膚炎、過敏性氣喘、過敏性鼻炎；鼻竇炎、結膜炎、食物過敏、靜脈炎、多發性關節炎。

🕉 流體化排痰：阻塞性支氣管炎伴隨黏痰、慢性氣喘。

🕉 止渴：所有一般性、痙攣性與阻塞性慢性咳嗽。

主要的修復作用

🕉 修復肝臟（細胞）、促膽汁分泌、解毒：肝阻塞、一般性肝病，包括肝炎、肝硬化、肝醣儲積症、代謝性中毒。

🕉 修復胃腸道、組織再生、消炎、抗過敏：腸道通透率過高，伴隨食物過敏或敏感、胃潰瘍、潰瘍性結腸炎、發炎性腸道疾病、沾黏。

🕉 修復皮膚組織：濕疹、皮膚炎、乾癬。

🌿 抗凝血：血腫；帶有血栓的過度黏稠與泥狀的血液、靜脈炎。

🌿 其他：聽力喪失、耳鳴。

🌿 抗氧化

抗微生物作用

🌿 抗病毒：病毒性病症，包括感冒、流感、哮吼、急性支氣管炎；單純性皰疹 I 型。

🌿 抗菌：細菌感染，特別是金黃色葡萄球菌、鏈球菌、肺炎克雷伯菌與其他葛蘭氏陰性菌種。

🌿 抗真菌：念珠菌病。

協同精油組合

🖋 義大利永久花 + 薰衣草：鎮定神經、鎮痛、消炎，適用於慢性緊證，以及壓力相關病症，包括慢性緊張、失眠、頭痛、神經痛、風濕痛、外傷與損傷疼痛。

🖋 義大利永久花 + 快樂鼠尾草：鎮定神經、調節情緒，適用於緊證伴隨的情緒波動、經前症候群。

🖋 義大利永久花 + 一級依蘭或特級依蘭：放鬆心血管系統、擴張血管，適用於神經性心臟窘迫、痙攣性心絞痛。

互補精油組合

🖋 義大利永久花 + 馬鞭酮迷迭香：修復肝臟與解毒，適用於肝阻塞、代謝中毒、肝醣儲存疾病，以及所有肝病。

🖋 義大利永久花 + 檸檬：抗凝血，適用於血液過度黏稠病症，包括血栓、血腫。

🖋 義大利永久花 + 藍艾菊：緩解支氣管痙攣、消炎與抗過敏，適用於哮喘性病症，包括支氣管哮喘、哮吼、百日咳。

🖋 義大利永久花 + 西洋蓍草 / 藍艾菊：抗組織胺、消炎，適用於所有 I 型過敏。

🖋 義大利永久花 + 綠香桃木：排痰，適用於支氣管炎、哮喘伴隨黏稠痰。

🖋 義大利永久花 + 牛膝草：止咳，適用於慢性阻塞性與痙攣性咳嗽。

外用時的作用機轉−_濕敷、擦劑、乳液與其他美妝保養方式_

皮膚護理：敏感與乾性膚質。

🌿 皮膚再生、刺激膠原蛋白增生：濕疹、割傷、靜脈破裂出血、妊娠紋、沾黏、皮膚炎、乾癬。

🌿 創傷修復、鎮痛、殺菌、抗血腫：急性與慢性損傷／伴有嚴重瘀青的組織創傷／血腫、疼痛、出血；拉傷、扭傷、肌肉痠痛與疼痛；瘡、潰瘍、膿瘍、裂傷、蜘蛛狀血管症。

🌿 消炎、止癢：所有皮膚敏感與發炎，伴隨皮膚紅、腫脹；皮膚炎；濕性或乾性濕疹；燒傷、曬傷、帶狀皰疹。

治療注意事項：無。

藥理作用注意事項：無。

配製原則

✍ 薰香：於水中加入 1-3 滴。

✍ 按摩油：稀釋 2-5% 於植物基底油中。

✍ 擦劑：稀釋 2-10% 於植物基底油中。

✍ 膠囊：在些許橄欖油中加 2-3 滴。

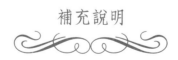

補充說明

　　義大利永久花來自希臘語 _helissein_ 或 _helios chrysos_ 的「回轉黃金」或「太陽金」，是原生於義大利與巴爾幹半島亞得里亞海沿岸的多年生植物。此植物在不知多久之前，便被移植到科西嘉島，那裡的氣候相似，沙土中富含矽酸鹽，使它得以繁衍生息。義大利永久花是傳統歐洲草藥中許多藥用植物之一，儘管在文

藝復興時期,已被廣泛作為肝膽、呼吸道病症與其他適應症的治療藥方,但由於某種原因,它並未能列入 20 世紀的教科書與藥典。更有趣的是,義大利永久花的首次蒸餾與臨床實驗,是發生在 1960 年代的法國。如今,此芳香藥方從被遺忘的草藥灰燼中,如浴火鳳凰般重生,成為精油治療師們最重要的精油之一。

義大利永久花在治療**損傷**,特別是伴隨嚴重瘀斑的組織創傷方面的出色表現,從一開始就引起法國醫生們的高度關注。他們還指出,義大利永久花在一系列獨特酮類中的特殊含量,與其抗凝血與鎮痛作用相關。人們很快地發現,此精油的皮膚再生、刺激膠原蛋白與消炎的綜合作用,使其在治療慢性與急性**皮膚疾病**方面,擁有優異的表現。經驗顯示,義大利永久花在治癒所有敏感、搔癢的皮膚病症方面,具有無可匹敵的能力。無論是芳香療法還是其他療法,毫無例外地,此精油是用於**創傷護理**的首要藥方。

義大利永久花的芳香特徵,帶有琥珀、乾草與蜂蜜甜調的微妙混合,使人們認為它是一味複雜的藥方,它的確是的。此精油的倍半萜烯類、單萜醇類與酯類的組成,使我們期待它在身體與心靈上展現修復與平衡作用。它的確具有這些作用,雖然它可能被低估了。義大利永久花優異效果展現在慢性肝虛弱中的再生與促膽汁分泌作用;在大多數皮膚疾病的深層修復作用;在腸道通透率過高、急性或慢性炎症,以及食物過敏的情況下的組織再生、消炎作用。

我們還能將此芳香藥方的甘甜能量,看作是教科書中對各種流體的軟化、流化與液化效果的案例。義大利永久花能幫助溶解血塊、流化硬性粘痰、軟化並清除動脈粥狀硬化沉積物。

儘管義大利永久花精油具有濃郁的甜味,它對大多數平滑肌器官,均具有明顯的系統性放鬆作用,與薰衣草一樣,但更為強效。它的適應症為表現出**易怒、疼痛、痙攣、炎症**與**過敏**的**緊證**。作為一味複雜的支氣管藥方,義大利永久花不僅可以放鬆與擴張支氣管,還可以緩解痙攣性與阻塞性的咳嗽。同樣的放鬆作用,也適用於需要舒張血管的多種冠狀動脈與動脈病症。根據給藥的方式,在一系列超敏反應病症下,義大利永久花結合消炎與抗組織胺的作用,與藍艾菊

相似。

與其他甜味精油一樣，特別是天竺葵，當通過嗅入給藥時，義大利永久花具有情緒上的鎮定、軟化與穩定作用，有助於個體消除**深層的疲勞**、長期累積的怨恨等問題。此精油不僅可以治療身體上的創傷，也是能處理急性精神創傷，尤其是**震驚、焦慮**與**強烈情緒**的重要藥方。然而，義大利永久花的特點，是通過將情緒本體與心作為能量與精神器官，而發揮出來的深度淨化與轉化作用。因此，它有可能治癒一開始就引起苦惱與消極情緒的核心情感創傷。同樣地，無論是失去、背叛，還是任何其他原因所造成的封閉，且極度受傷的心靈，義大利永久花也是首選藥方。

相關精油的治療側重

在非洲、馬達加斯加、大洋洲與歐亞大陸發現的大約 600 種義大利永久花種類中，通常有兩種在馬達加斯加的高原上進行蒸餾。令人困惑的是，這兩種在馬達加斯加都被稱為「Rambiazina」。

苞葉永久花（*Helichrysum bracteiferum*, **syn.** *Xerochrysum bracteatum* **[Vent.] Tzvelev**），帶有草本、乾草般與些微木質香氣。其主要具有消炎、抗過敏的作用，適用於多種風濕性、關節炎性與過敏病症。

露頭永久花（*Helichrysum Gymnocephalum*），帶有強烈的清新、醒鼻、香甜氣味。其具有消炎、抗感染、祛痰與抗過敏的作用，適用於上呼吸道與下呼吸道感染與過敏，包括支氣管炎、過敏性鼻炎、異位性哮喘等。此精油的其他傳統用途，得益於其調節內分泌、提振消化道、驅風、鎮痛、收斂、擴香與一般修復特性。以上兩種類型均不會造成皮膚刺激，因此有多種可預期的外部應用。

杜松果（Juniper Berry）

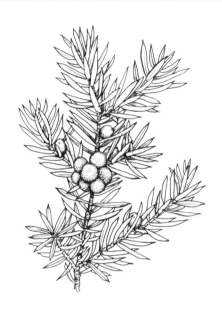

精油基本資料

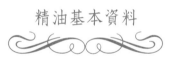

植物來源：杜松（*Juniperus communis* L.），柏科的漿果，是歐洲溫帶原生的常綠針葉喬木。

別名：普通杜松；Genievre（法語），Wacholder（德語），Junipero（西班牙語）

外觀：介於清澈至淺黃色間的流動液體，帶有清新的辛香、果香、青綠與紅酒醋木質香氣。

香氣類型：穿透醒鼻的木質中調。

香氣特徵：中強度的中調，持久性差。

萃取方法：品質最佳的杜松果精油，來自於九月與十月之時，進行的新鮮或乾燥成熟杜松漿果的蒸餾。大多數的杜松果精油是大規模蒸餾，以生產杜松果酒的副產品，其中漿果被壓碎後浸泡於溫水中，以酒精發酵後才進行蒸餾。

產生 1 公斤精油所需原料：100 至 300 公斤的乾燥成熟漿果（中等的產量）。

產區：波斯尼亞與赫塞哥維那、馬其頓、阿爾巴尼亞、土耳其、法國、義大利、匈牙利、英國。最優質的杜松果精油，傳統上來自義大利與匈牙利。

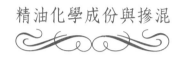

精油化學成份與摻混

基本成份：

單萜烯 65-90%	α- 松烯（alpha-pinene）25-70%、β- 松烯（beta- pinene）2-14%、香檜烯（sabinene）10-40%、檸檬烯（limonene）3-40%、月桂烯（myrcene）、側柏烯（thujene）、樟烯（camphene）、傘花烴（cymene）、萜品烯（terpinene）、蒈烯（carene）、萜品油烯（terpinolene）
單萜醇	萜品烯 -4- 醇（terpinen-4-ol）3-10%、萜品醇（terpineol）、龍腦（borneol）、牻牛兒醇（geraniol）
倍半萜醇	欖香醇（elemol）、桉葉醇（eudesmol）、杜松醇（cadinol）
倍半萜烯	β- 石竹烯（beta-caryophyllene）、大根香葉烯 D（germacrene D）、蛇麻烯（humulene）、杜松烯（cadinene）、胡椒烯（copaene）
香豆素	繖形酮（umbelliferone）
酯類	乙酸龍腦酯（bornyl acetate）、乙酸萜品酯（terpinyl acetate）
氧化物	石竹烯氧化物（caryophyllene oxide）

摻混可能性：不包含任何嫩枝，單純從乾燥未發酵的漿果中蒸餾而得的杜松果精油，是非常難取得的，因此摻混的情形相當常見。常見的摻混是加入杜松樹的其他部分，如嫩枝或樹枝。樹枝使用的越多，其高含量的單萜烯，使得精油中的甜香越低，而越偏向穿透醒鼻香氣。從變質的杜松漿果產生的精油，也可能會用於摻混。摻混可能使用的合成成份為松烯、樟烯、月桂烯，以及分餾後的松節油。

相關精油：也有單純蒸餾杜松嫩枝與樹枝而得的精油。其他在植物學上與杜松果相關，並且也有精油蒸餾的有：

✐ 山杜松或侏儒杜松（*Juniperus communis* var. *Montana*），來自歐洲山地，帶有清新穿透、木質甜香，有高含量的檸檬烯與酯類，包括乙酸龍腦酯與乙酸萜品酯。

- 刺柏（*Juniperus oxycedrus* L.），原生於克羅埃西亞，帶有木質、土根與煙燻香調，其精油是經過刺柏樹枝或心材的原油或焦油分餾而得。

- 腓尼基柏（*Juniperus phoenicea*），原生於克羅埃西亞，帶有顯著的木質甜香。附帶一提，此種喬木據說可生長超過千年，而普通杜松僅能存活約六百年。

- 圓柏（*Juniperus sabina* L.），原生於克羅埃西亞，帶有清新穿透的木質香調。

- 尼泊爾杜松（*Juniperus squamata*），來自尼泊爾、印度北部與中國，香調與杜松果相近，但甜味較不明顯。

- 維吉尼亞雪松或東方紅雪松（*Juniperus virginiana* L.），來自美國東部，帶有濃郁的乾木質香調，不會特別香甜或清新。

- 德州雪松（*Juniperus mexicana* Schiede）

- 絲柏（*Cupressus sempervirens* L. var *stricta* Ait.）

- 北方白雪松（*Thuja occidentalis* L.），來自美國東北部與加拿大東部，帶有清新、穿透醒鼻的青綠香調。

- 檜木（*Chamaecyparis obtusa* [Sieb et Zucc.] Endler）

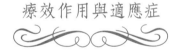

療效作用與適應症

療效性質：不會累積毒性的溫和藥方。

外用安全程度：不會造成皮膚刺激與敏感。

具體症狀－*所有應用法皆宜*

　　嗜睡、冷漠、**沮喪**、憂鬱、消極思想、精神混淆；**恍惚**、困惑、失去本能的自信；**皮膚與四肢發冷**、**肌肉痠痛與疼痛**；**排尿困難或疼痛**、皮疹、慢性頭痛；一般性**水份滯留**、**伴有腹脹的慢性消化不良**、腹痛、痛經。

心理層面的作用機轉－*適用方法為薰香、全身按摩*

基本的心理 - 神經 - 內分泌免疫功能與適應症：虛弱病症的提振劑。

可能的腦動力學作用：增強前額皮質與基底神經節的功能。

心理疾患適應症：注意力缺失、抑鬱、精神病與精神分裂症。

提升意志力與耐力

🌿 意志力薄弱或內在力量不足、猶豫不決。

🌿 耐力不足或堅持不久、沮喪。

🌿 精神與情緒倦怠、抑鬱。

提昇動力與自信心

🌿 缺乏動力，伴有冷漠、混淆、自我忽視。

🌿 自尊低下與自信心不足、悲觀。

生理層面的作用機轉—_適用方法為噴霧器吸入、膠囊、肛門栓劑、子宮栓劑、外部應用_

作用向性：循環、消化、泌尿、生殖系統。

主要的診斷功能：提振無張性病症／寒證，緩解瘀堵性病症／濕證。

主要的提振作用

🌿 提振動脈循環：無張性病症（寒證）伴隨循環不足，特別是慢性的，以及伴隨四肢發冷、皮膚發冷。

🌿 提振神經肌肉系統、鎮痛、解痙、抗風濕：慢性、疼痛性、風濕性與關節炎性病症、纖維肌痛症、肌肉痙攣／抽痙／疼痛、神經痛、下背痛。

🌿 提振胃腸道、解毒與解痙：慢性低張性胃腸道病症，包括腸道菌落失衡、胃液過少症、無張性胃潰瘍、慢性胃腸炎、腸絞痛、無張性大腸激躁症。

🌿 提振胰腺、降低血糖：高血糖、糖尿病、胰島素阻抗。

🌿 提振子宮、解痙：停經、痙攣性痛經、子宮性難產。

主要的緩解瘀堵與改善體質作用

🌿 提振泌尿道機能、利尿：一般性水腫、橘皮組織、腹水。

🍂 解毒、鹼化、抗風濕與改善體質：代謝中毒，特別是伴隨因尿酸造成的排尿疼痛；皮膚病症包括濕疹、皮膚病、乾癬；風濕性病症、痛風、蛋白尿；尿失禁、夜尿。

🍂 抗結石、溶解作用：泌尿道結石、動脈粥樣硬化。

🍂 抗菌：慢性泌尿道感染，包括膀胱炎，特別是伴隨黏液時；白帶；微生物中毒伴隨細菌性腸道菌落失衡；其他慢性寒性感染。

協同精油組合

🖋 杜松果＋桉樹腦迷迭香／樟腦迷迭香：鎮痛、解痙，適用於肌肉疼痛與痙攣、大多數風濕性病症。

🖋 杜松果＋桉樹腦迷迭香／樟腦迷迭香：提振胃腸道機能，適用於慢性無張性消化障礙，伴隨消化不良、脹氣、食慾低下；慢性胃腸炎。

🖋 杜松果＋歐白芷：提振子宮機能，適用於停經。

🖋 杜松果＋檸檬：廣譜解毒與復原作用，適用於代謝中毒造成的大範圍皮膚的、風濕性與泌尿道病症。

互補精油組合

🖋 杜松果＋義大利永久花：鎮痛，適用於下背痛。

🖋 杜松果＋玫瑰草：調節腸道，適用於腸道菌落失衡、吸收不良。

🖋 杜松果＋沈香醇百里香：腸道解毒與抗菌，適用於慢性腸道菌落失衡，伴隨脹氣、消化不良、疲倦、糖癮。

🖋 杜松果＋甜茴香：利水、利尿，適用於大多數類型的水腫。

🖋 杜松果＋天竺葵＋甜茴香：降血糖，適用於高血糖。

🖋 杜松果＋牛膝草＋銀冷杉：溶解、解毒，適用於泌尿道結石、泌尿道疼痛。

外用時的作用機轉－*濕敷、擦劑、乳液與其他美妝保養方式*

皮膚護理：油性膚質適用於臉部薰蒸。

🍂 提振微細血管循環、發紅、解毒：皮膚疲倦無光澤、皮膚水份過多、粉刺、

橘皮組織。

❀ 輕微收斂、殺菌、創傷修復：痤瘡、癬、濕性濕疹、慢性損傷。

頭髮與頭皮護理

❀ 修復頭髮：掉髮、頭髮與頭皮生長緩慢、頭皮屑。

治療注意事項：由於具有提振子宮機能的作用，懷孕期的內服方式需慎用。

藥理作用注意事項：精油閒置過久氧化時，可能會對某些個體造成皮膚敏感，需盡量避免。正確劑量的內服則沒有限制。

配製原則

☙ 薰香：於水中加入 2-3 滴。

☙ 按摩油：稀釋 3-5% 於乳液或植物基底油中。

☙ 擦劑：稀釋 5-10% 於植物基底油中。

☙ 膠囊：在些許橄欖油中加 1-3 滴。

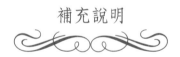

補充說明

　　杜松果是傳統希臘醫學中多種芳香藥方之一，目前也以精油的形式使用。這棵古老的樹，在地中海東部的國家，與遠至西喜馬拉雅山的地方，以野生的方式恣意生長。在大多數文明中，將杜松果用於儀式與治療為目的的薰蒸方式，已經有數千年的歷史。自從發明蒸餾酒精以來，杜松漿果的蒸餾，主要是作為琴酒與黑刺李琴酒（例如 Steinhäger）提味。時至今日，此蒸餾的精油，已成為現代精油療法的主角。為了充分瞭解杜松果的多種功能，在這裡，我們再次根據其吸收途徑，將其真正的生理與心理功能分別敘述。

　　就達成此精油的生理傳遞而言，杜松果實質上是一味溫暖、乾燥的提振劑。

在提振動脈循環的基礎上，其提振作用散佈到各種器官系統；在作為草藥方面，杜松果的傳統適應症，一直是**慢性無力的寒證**，尤其是胃腸道、泌尿道與神經肌肉系統。**慢性、風濕性與關節炎性病症**，尤其能從一系列相互關聯的藥理作用中受益。其中包括出色的利尿作用，可促進全身性**代謝排毒**與鹼化，就像蒲公英根一樣。杜松果的改善體質作用，可將過酸的組織液轉變為鹼性，許多類型的代謝性中毒，都能因此得到改善，包括發疹。

透過膠囊給藥，杜松果也非常適合用於胃腸道的慢性失調症，例如胃酸分泌過低、胃潰瘍、慢性腸道菌落失衡、感染等。杜松果所治療的疼痛與痙攣，並非來自自律神經系統的失衡（例如馬鬱蘭或洋甘菊們的作用機轉），而是由於簡單的無力與缺乏血液流動造成的。當某些細菌在功能性的無力病症下繁殖而造成感染時，採用杜松果強大的抗菌作用，是非常適切的。

杜松果是為數不多、具有良好的液化與緩解瘀堵作用的精油之一。這與其整體的提振特性，以及活化腎臟功能密切相關。作為利尿劑，它也是極少數具有軟化**硬質沉積物**，如尿結石，與動脈礦物質沉積物即動脈粥樣硬化的芳香藥方之一。在中醫學中，杜松果被認為是用於解決中焦與下焦多種濕證的首要精油。

從能量的角度來看，杜松果的穿透木質香氣，使其具有良好的穩定與向心效果，對精神分散、精神恍惚、缺乏具體意念，以及虛弱、無向心直覺的人，相當有益。杜松果可使這些個體增強力量、賦權與本能的自信心。顯然地，杜松果也能使毅力與意志力低下、懷抱不安全感、容易灰心喪氣與無動於衷的人受惠。

杜松果的穿透香調，也具有柔和的向上能量，可以使人精神煥發與清晰。停滯、消極、困惑的思想、意識混沌與能量分散的症狀，都是杜松果的治療領域。我們可以將杜松果視為一味心靈解毒劑，而不僅僅用於生理方面。

整體而言，杜松果適合**寒冷**、**阻塞**、**鬱滯**的屬性，也就是在寒冷潮濕的天氣中感覺更糟的個體；因代謝毒素無法排盡，而導致疲勞、萎靡不振、痠痛與疼痛的個體；表現出精神情緒鬱滯症狀的個體，例如冷漠、無精打采與對未來抱持消極想法，這些個體都具有無法言喻的深度不安全感與喪失賦權感。

薰衣草（Lavender）

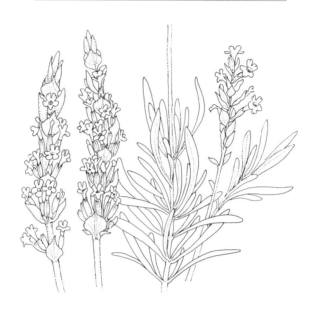

精油基本資料

植物來源：薰衣草 *Lavandula angustifolia* P. Mill.（syn. *L. officinalis* Chaix, *L. vera* DC.），唇形花／薄荷家族的花穗部，是原生於乾燥法國南部的一年生地中海開花灌木，受到廣泛的栽植。

別名：真正薰衣草、法式薰衣草、英式薰衣草、狹葉薰衣草；Lavande、Lavande femelle（法語）、Lavendel（德語）、Lavanda（義大利語，西班牙語）。

外觀：介於透明至淡黃色間的流動液體，帶有淡淡的草本甜香花香，與一抹清新香調和輕微木質隱調。

香氣類型：甘甜與青綠的中調。

香氣特徵：中等強度的前調，持久性差。

萃取方法：於七月與八月時進行新鮮或凋謝、乾燥花穗部的蒸餾。

產生 1 公斤精油所需原料：100 至 150 公斤的花穗部分（中度的產量）。

產區：法國、英國、保加利亞、烏克蘭、中國、塔斯馬尼亞、日本、美國太平洋區西北部。薰衣草的蒸餾，始於 15 世紀時的法國南部，直到 1920 年代人工植栽開始以前，均為野生採收。寬葉薰衣草（Spike）的蒸餾，則至少從 14 世紀早期，就已經開始了。

精油化學成份與摻混

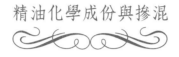

基本成份：

酯類 40-55%	乙酸沈香酯（linalyl acetate）30-60%、乙酸薰衣草酯（lavandulyle acetate）<6%、乙酸牻牛兒酯（geranyl acetate）
單萜醇 27-52%	沈香醇（linalool）與其乙酸酯類（acetic esters）26-50%、牻牛兒醇（geraniol）、萜品醇（terpineol）、龍腦（borneol）、薰衣草醇（lavandulol）
倍半萜烯 2-8%	β- 石竹烯（beta-caryophyllene）2-8%、金合歡烯（farnesene）
單萜烯 4-5%	β- 羅勒烯（beta-ocimenes）、檸檬烯（limonene）、松烯（pinene）、樟烯（camphene）
氧化物 2%	1,8- 桉樹腦（1,8-cineole）0.5-2.5%、沈香醇氧化物（linalool oxide）
酮類 4%	樟腦（camphor）<1%、辛酮（octanone）<3%
脂醛 2%	月桂醛（myrtenal）、茴香醛（cuminal）、苯甲醛（benzaldehyde）
內酯	香豆素（coumarins）0.3%

摻混可能性：相當常見，常以較為廉價的醒目薰衣草（Lavandin），或廉價、工業用大規模的同種薰衣草摻混，這類薰衣草大部分來自前述國家的海外殖民地。合成成份的摻混，則可能使用沈香醇、乙酸沈香酯、丙酸萜品酯、乙酸異龍腦酯、萜品醇，以及芳樟葉或花梨木的分餾產物。

植物品種的辨別：在法國，野生與植栽薰衣草之間，以及高海拔與低海拔品種之間，均存在著差異。野生薰衣草，生長在法國阿爾卑斯山上海拔 500 至 1600 公尺之間，花朵稀少而擁有最細緻的薰衣草香氣。其精油被稱為野生薰衣草

（Lavande sauvage），通常也被認為具有最好的治療特性。有兩種薰衣草品種，可以產生**野生薰衣草**精油。

1. **高海拔野生薰衣草**（*Lavandula angustifolia var. fragrans*），又稱為小薰衣草（Petite）或細薰衣草（Fine），也就是「小」或「狹葉薰衣草」，生長於海拔1200 至 1600 公尺之間的乾燥地區。這種極其耐寒、適應氣候且向陽的品種，具有最細緻優質的粉花香氣。這是因為其精油的酯類含量，高於來自低海拔（無論是野生還是栽培）的薰衣草，而高含量的酯類，也將薰衣草的鎮定效果最大化。額外酯類的產生原因，主要是高海拔蒸餾時所需的沸點溫度較低，因此降低了蒸餾過程中酯類水解的速度。高海拔薰衣草也相當有可能（但很難證明）與生俱來地，含有更多的酯類。取決於海拔的高度，蒸餾出 1 公斤的野生薰衣草精油，需要 150-220 公斤的乾燥植株。由於在這個海拔高度上，進行採收與蒸餾的成本高昂，此種精油物稀價貴。

2. **低海拔野生薰衣草**（*L. angustifolia var. delphinensis*），又稱為一般薰衣草（Moyenne），也就是中等大小的薰衣草，生長於海拔 450 至 1200 公尺之間的涼爽山谷或背陽地區。與高海拔種類相比，其香氣的細緻度較弱，酯類含量較少，精油的生產量也少。

　　植栽薰衣草（Cultivated），生長於法國阿爾卑斯山脈 600 至 1200 公尺的中低海拔範圍內。它是容易獲得的最好的法國薰衣草精油，又稱為純正薰衣草（*lavande fine*）。蒸餾出 1 公斤的此種精油，需要 120-130 公斤的乾燥植株。其酯類含量被視為是薰衣草的標準，其花香是草本甜香、溫暖且濃郁。

　　野生與植栽薰衣草之間的重要區別，在於**族群薰衣草**（population）與**無性生殖薰衣草**（clonal）兩者。族群薰衣草，或法語的 *lavande population*，應該生長於海拔至少 800 公尺的地區，並擁有 AOC 的法定質量標準。AOC 即為 Appellation Dorigine Controllée，也就是用以標示某些酒類、乳酪與其他農產品等，屬於「法定產區命名管制」的證明。這種薰衣草最初來自於繁殖力旺盛的野生種子，每一種族群薰衣草來自不同的種子，因此，其基因組成都與其他薰衣草不同。

所有野生與優質的薰衣草精油，包括所有的純正薰衣草精油，都是來自族群薰衣草，而非無性生殖薰衣草。因此，族群薰衣草精油具有一定的治療潛力或是高度的生物活性，其所具有的濃郁複雜香氣，也顯示其高度的生命力與品質。族群薰衣草的複雜性，能從其栽植的薰衣草田，所展現出來視覺上濃淡斑駁的紫色與藍紫色可得知。相比之下，無性生殖薰衣草所呈現的，則是一致的深紫色。

相反地，由於來自於同一株母株，無性生殖薰衣草（Clonal）的所有品種的基因組成，都幾乎相同。他們生長的速度、高度與開花的腳步非常一致，使得採收容易，而且生產的最終成本降低。然而，其香氣組成簡單而無趣，一般也比較不受歡迎。與族群薰衣草相比，其生物活性也相對較低。

在過去的 80 年間，幾種重要的無性生殖薰衣草植株已經被開發出來，其中，在法國與英國最受歡迎的是梅耶（Maillette）植株與亞碧拉（Abrialis）植株。在英國，其他常見的無性生殖植株，包括 Foldgate 和 Twickle purple。無性生殖薰衣草精油，應在其標籤與文件上聲明，使其與族群薰衣草做區別。

薰衣草原精（Absolute），是一種香水原料，在法國的製作方式，是從狹葉薰衣草（*L. angustifolia*）的固體提取物中進行酒精萃取。除了蠟、萜烯與無嗅無味的物質外，原精含有薰衣草所有的成份。它是一種深綠色、濃稠的液體，帶有香豆素、蜂蜜、甜草本與輕微的花香，更接近薰衣草開花時實際的香氣。即使用酒精或植物油稀釋至 10% 的濃度時，它的香氣比薰衣草精油更豐富香甜，但花香較淡。這主要是由於其香豆素與繖形酮的成份，在正常蒸餾時不會存留。

相關精油：從分佈於加那利群島到印度的 30 多種薰衣草品種中，以下幾種薰衣草也被納入精油生產的名單，而進行收集或栽種。需注意的是含有「薰衣草」的名稱，而其實是完全不相關的種類，比如薰衣草鼠尾草（*Salvia lavandulifolia*）、薰衣草野馬鬱蘭（*Origanum dubium ct.inalinall*）與薰衣草茶樹（*Melaleuca ericifolia*）。

寬葉薰衣草（*Lavandula latifolia* Medikus, syn. *L. spica* auct., non L.），也

稱為 *aspic, grande lavande* 或 *lavande male*，生長於法國南部、西班牙，以及達爾馬提亞海拔 600 公尺以下的海岸地區。由於這支精油的樟腦（8-16%）與 1,8- 桉樹腦（16-39%）的含量較高，使得其前調較為清新醒鼻而不細緻。相反地，其酯類（>2%）含量較低；單萜烯含量為 34-50%。此精油的產量，是狹葉薰衣草的 3 倍以上，或者與醒目薰衣草相同。

頭狀薰衣草（*Lavandula stoechas* **L.**），也稱為阿拉伯（Arabian）或海洋薰衣草（lavande maritime, lavande stoechade, 或法語的 querelet），帶有顯著的清新醒鼻前調。其主要的化學組成為酮類（70-80%），包括小茴香酮 48% 與樟腦 15-30%，以及少量的馬鞭草酮，其他的組成皆為微量而退居配角。

醒目薰衣草（*Lavandula x fragrans, L. x intermedia* **Emeric ex Loisel.**）來自法國與摩洛哥，又以**荷蘭薰衣草**（Dutch）為人所知。其無性生殖的植株，有數量龐大的超級薰衣草（Super）、亞碧拉（Abrialis），以及葛羅索（Grosso）。醒目薰衣草是來自海拔 700-800 公尺的耐寒品種，透過蜜蜂在狹葉薰衣草（*Lavandula angustifolia*）與寬葉薰衣草（*L. latifolia*）之間自然交叉授粉後雜交生成的。阿爾卑斯山的法國側，從海平面向上一直到海拔 900 公尺，都是醒目薰衣草的栽植區域，普羅旺斯高原也發現了一些野生的醒目薰衣草。這種薰衣草的精油含量，是所有薰衣草種類中最高的（至少 3%），因此產量極佳，生產 1 公斤醒目薰衣草精油，只需要 30-40 公斤的乾燥植株。醒目薰衣草僅僅在法國的年產量，就可以超過 1000 噸以上，在西班牙和英國也有較少的產量。其主要用於工業用途，包括香氛產業，少量用於臨床設置。其香氣比薰衣草更帶有水果甜香與青綠草本香氣，以及清新、辛香、樟腦前調。醒目薰衣草的酯類含量較低（25%），而樟腦含量較高（5-16%）

達爾馬提亞薰衣草（*Lavandula x hybrida*），或稱克羅埃西亞語的 budrovka，來自克羅埃西亞的達爾馬提亞海岸。其精油來自 1980 年代，由狹葉薰衣草（*Lavandula angustifolia*）與醒目薰衣草（*Lavandula x fragrans*）雜交而形成，這種植物是一半狹葉薰衣草，一半醒目薰衣草，屬於次要的醒目薰衣草。

療效作用與適應症

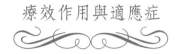

療效性質：不會累積毒性的溫和藥方。

外用安全程度：不會造成皮膚刺激與敏感。

具體症狀－*所有應用法皆宜*

　　煩躁、情緒波動、情緒混亂、消極情緒、**神經緊張**、躁動不安、易怒、**易怒型抑鬱**、**焦慮**、恐懼；**失眠**、**睡眠障礙**、夜間易醒；**心悸**、頭痛、肌肉痠痛與疼痛、上消化道腹脹與疼痛；**失去光澤且暗沈的皮膚**，四肢發冷、月經短少、停經。

心理層面的作用機轉－*適用方法為薰香、全身按摩*

基本的心理 - 神經 - 內分泌免疫功能與適應症：調節失調病症，舒緩過度興奮的病症，在突然的驚悸狀況下，有輕微的欣快作用。

可能的腦動力學作用：降低基底神經節與邊緣系統的過度興奮，解除顳葉失調。

心理疾患適應症：輕躁症、恐慌症發作、躁鬱症、多動症、抑鬱、恐懼症、創傷後壓力症候群。

鎮靜心靈、促進放鬆與輕度欣快感

🌀 神經與情緒緊張、思緒奔騰、焦慮。

🌀 任何情緒上的打擊。

🌀 抑鬱伴隨焦慮或易怒，其他型態的抑鬱（短期使用）。

促進情緒穩定與內在新生

🌀 煩躁、喜怒無常、恐懼、躁狂症的躁狂發作。

🌀 情緒衝突或混淆不穩定、羞恥、焦慮、悲傷。

🌀 感覺－知覺分離與衝突。

🌀 一般所有致病性（陷入困境）與苦惱的情緒。

生理層面的作用機轉─*適用方法為噴霧器吸入、膠囊、肛門栓劑、子宮栓劑、外部應用*

作用向性：神經內分泌、心血管、消化、泌尿、生殖、呼吸系統。

主要的診斷功能：放鬆高張性病症／緊證，降緩亢進病症／熱證，以及恢復低張性病症／弱證。

主要的放鬆與降緩作用

- 調節自律神經系統與放鬆全身神經：伴有焦慮、疼痛與痙攣的高張性病症（緊證）與亢進病症（熱證），特別是神經、心血管、呼吸與生殖系統；一般壓力相關病症。

- 強效解痙與鎮痛：所有類型的痙攣性與疼痛性病症，以及緊張性與血管性頭痛，包括偏頭痛、慢性痛症、關節炎性與風濕性疼痛，也包括纖維肌痛症、肌腱炎、滑囊炎、足底筋膜炎。

- 鎮靜大腦、輕度催眠：失眠、焦慮。

- 放鬆心血管、降血壓：心悸、心動過速、神經性心臟症候群、高血壓。

- 放鬆呼吸道：擴張支氣管、止咳：痙攣性支氣管病症，包括痙攣性哮喘、百日咳、哮鳴，無聲咽喉逆流伴隨慢性咳嗽。

- 放鬆腸道平滑肌、驅風、止吐：痙攣性消化病症，特別是與壓力相關，包括大腸激躁症、腸絞痛、消化不良、脹氣、嘔吐。

- 放鬆子宮平滑肌：痙攣性痛經或難產、經期絞痛。

- 消炎：發炎性與過敏性病症，包括神經炎、中耳炎、支氣管炎、陰道炎、膀胱炎、胃腸炎、靜脈炎、冠狀動脈炎。

- 中度抗組織胺與抗過敏：過敏性皮膚炎、氣喘、鼻炎等。

- 退熱：發熱，尤其是低熱，發疹熱伴隨無尿，包括水痘、麻疹。

主要的修復作用

- 修復神經與抗抑鬱：慢性無張性病症（弱證），伴隨疲勞、失眠、慢性壓力；

神經衰弱伴隨疲勞、疲憊；抑鬱伴隨焦慮或易怒。

🔥 修復心血管：由於疾病、老化或體質造成的心臟無力。

🔥 提振膽道機能、利膽：上消化道消化不良、肝膽阻塞。

🔥 利尿與解毒：水腫、全身中毒症。

🔥 輕度抗凝血：血腫。

🔥 中度抗氧化劑。

抗微生物作用

🔥 抗感染，包括免疫刺激劑／白血球刺激劑。

🔥 中度抗真菌：包括白色念珠菌、足癬、曲黴菌等真菌感染。

🔥 中度抗菌、退熱：細菌感染（包括化膿鏈球菌），例如喉炎、咽炎、膿皰病，尤其是發熱，以及克雷白氏菌、大腸桿菌、β-溶血性鏈球菌、金黃色葡萄球菌、肺炎雙球菌。

🔥 中度抗寄生蟲：腸道與皮膚寄生蟲。

協同精油組合

🖊 薰衣草＋快樂鼠尾草：修復與放鬆神經與大腦，適用於慢性神經衰弱、失眠、焦慮、易怒型抑鬱或倦怠。

🖊 薰衣草＋快樂鼠尾草：鎮痛、解痙，適用於多種急性緊張性、疼痛性、痙攣性病症，尤其是痙攣性痛經、卵巢痛、腸絞痛、氣喘。

🖊 薰衣草＋羅馬洋甘菊：鎮靜神經與大腦，適用於急性壓力相關高血壓性與亢進性病症，伴隨易怒、失眠、焦慮。

🖊 薰衣草＋羅馬洋甘菊：鎮痛、消炎、解痙，適用於多種急性緊張性、疼痛性、痙攣性與／或發炎性病症，包括頭痛、腸絞痛、痙攣性絞痛、痙攣性痛經、神經肌肉痛／痙攣／發炎。

互補精油組合

🖊 薰衣草＋玫瑰草：滋養心臟，適用於因疾病、慢性壓力與老化造成的心臟無

力。

🖉 薰衣草＋馬鬱蘭：鎮靜神經與大腦，適用於急性焦慮狀態、失眠、易怒。

🖉 薰衣草＋馬鬱蘭：放鬆、鎮痛與解痙，適用於多種急性緊張性、疼痛性與痙攣性病症，尤其是心跳過速、痙攣性心絞痛、痙攣性痛經、腸絞痛。

🖉 薰衣草＋西伯利亞冷杉／絲柏：放鬆呼吸道與擴張支氣管，適用於所有痙攣性咳嗽、痙攣性哮喘。

🖉 薰衣草＋檸檬香茅／山雞椒：退熱，適用於發熱。

🖉 薰衣草＋甜茴香：驅風與促膽汁分泌，適用於消化不良、脹氣、噁心，尤其伴隨失眠。

🖉 薰衣草＋天竺葵：抗真菌，適用於多種真菌感染，以及消炎。

🖉 薰衣草＋檸檬香茅／山雞椒／香蜂草：消炎，適用於廣泛的發炎性病症。

外用時的作用機轉－_濕敷、擦劑、乳液與其他美妝保養方式_

皮膚護理：敏感型與混合型膚質。

🌿 提振皮膚細胞機能：適用於所有膚質，尤其是敏感型皮膚、疤痕組織、脫髮。

🌿 創傷癒合、皮膚再生：傷口、割傷、潰瘍、口瘡、會陰撕裂、結痂，尤其是癒合緩慢的傷口與外傷。

🌿 消炎、鎮痛、止癢：燒傷、燙傷、曬傷、潰瘍、瘀青、扭傷、急性皮膚炎、搔癢、痤瘡、蚊蟲叮咬、關節炎性與風濕性病症。

🌿 抗真菌：真菌性皮膚病，包括圓癬。

治療注意事項：無。

藥理作用注意事項：無。

配製原則

🌿 薰香：於水中加入 2-4 滴。

🌀 按摩油：稀釋 2-5% 於植物基底油中。

🌀 擦劑：稀釋 5-10% 於植物基底油中。

🌀 膠囊：在些許橄欖油中加 2-3 滴。

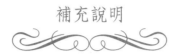

補充說明

「薰衣草」一詞，讓人聯想到萬花筒般的歷史場景──豪奢的羅馬人享受著薰衣草水浴；中世紀的女修道院長希德嘉·馮·賓根（Hildegard von Bingen），計劃在她位於瑞士聖加侖的迴廊藥草園中種植薰衣草；歐洲文藝復興時期的藥劑師，用新鮮蒸餾的法國薰衣草與西西里佛手柑精油製備古龍水；維多利亞時代，倫敦的婦女在熙熙攘攘的街道上，兜售薰衣草花束；以及芮內·蓋特佛塞（René Gattefossé）在 20 世紀初期時，曾將嚴重燒傷的手臂，浸入了盛裝薰衣草油的燒杯中，從而證實了其值得信賴的止痛、減輕發炎與組織癒合的特性。

薰衣草是最早發現的多種地中海植物中，用途廣泛的藥草之一。其細緻的花香、清新的香氣、多種治療作用，以及在急救情況下的多功能應用，使它一直深受大眾喜愛。長期以來，此草藥因其舒緩、使人欣快的效果而備受人們的重視。在家庭生活中，它還可作為寢具、傢飾等的清新殺菌劑。

薰衣草精油最晚於 1500 年代早期開始生產，並在煉金術師 Gianbatista Della Porta 1567 年的《*Liber de distillation*》一書中，首次出現文字記述。之後在 1589 年的藥典《*Dispensatorium Noricum*》中，有薰衣草油（*Oleum lavandulae*）的紀錄。有趣的是，在瓦列裡烏斯·科杜斯（註）於 1543 年的著作《*Dispensatorium Noricum*》中，已經將當時非常廣泛使用的寬葉薰衣草或 Aspic 精油，列為薰衣草精油（*Oleum spicae*）。時至今日，薰衣草精油毫無疑問地，是西方社會中最受歡迎的萬用芳香藥方。儘管許多精油能複製薰衣草的單項功能，但沒有一種精油能夠完全發揮其完整的功能。

　　薰衣草治療效果的整體性，所產生的一大主題是修復與放鬆達到平衡，以及純粹的調節作用。不論是透過活化邊緣系統作為心理療法，還是透過內部吸收作為芳香療法，薰衣草都表現出修復與放鬆的雙重性質，因此顯示其核心能力能治療各種症狀與疾病。這種核心潛力的雙重性質，能平衡多種失調狀態，包括真正的功能亢進，與功能減弱前的潛伏期病症。

　　薰衣草的青綠、甘甜香氣，使其成為嗅覺途徑中的經典放鬆劑與調節劑。此精油在邊緣系統與基底神經節上的鎮靜作用，能有效地應用於**緊張**、**焦慮**與**恐懼**的狀態，特別是與**焦慮**或**易怒**相關的**抑鬱症狀**；尤其適用於與母親有分離焦慮的的兒童。至於其他較為單純的抑鬱症，建議僅把薰衣草作為短期使用的輕度欣快劑。此外，薰衣草也是優質的佛手柑精油替代品，能通過調節顳葉失調，從而平衡**情緒波動**，並幫助調和**情緒衝突**。研究顯示，此精油具有安撫更年期不穩定情緒變化的能力。

　　薰衣草所具有獨特的鎮靜、平衡與振奮精神的綜合特質，也適用於所有**苦惱**與**陷入困境**的情緒。它的拉丁字根「*lavare*」，即代表其淨化停滯情緒狀態的能力。那些一再陷入徒然無效的情緒狀態、無法控制自己喜怒無常脾氣的人，能從這種潛在的改造性精油中受惠。薰衣草作用的結果所產生的情緒更新，是精神煥發、平和的狀態，身處其中一切都是沈著與泰然自若的。

　　在生理層面上，薰衣草一方面是經典的放鬆劑與降緩的芳香藥方，另一方面則是帶有些許提振作用的修復劑。這些相反的功能，是取決於並與其組成特徵緊密配對的——大量的酯類與單萜醇、單萜烯，氧化物和酮類達到平衡。其中，乙酸沈香酯特別表現出保護與修復神經的作用，加強了薰衣草在神經虛弱或神經衰弱中，作為神經修復劑的經典用途。薰衣草可說是等同草藥中美黃芩（*Scutellaria lateriflora*）般的芳香藥草。透過遵循此精油的兩種基本功能與組成類型的要點，我們得以理清其繁複的適應症，並將其最合理地應用於臨床環境中。

　　薰衣草在治療其適應症方面的主要用途，在於治療已經發展出潛在虛弱的**慢性緊證**與**熱證**。薰衣草的主要作用向性，是自主神經與心血管系統，其主要適應

症為慢性壓力相關病症，表現出焦慮、失眠與心悸，並伴有**虛弱症狀**。這些症狀可見於許多慢性疾病，特別是神經衰弱當中。中醫學中對於這些病症的形容屬於陰虛證，包括心陰虛弱的神志不安。薰衣草能同時強化並放鬆心臟，在循環系統中，能治療高血壓伴隨動脈與微血管灌注不良。

這裡並不是要否認薰衣草在處理涉及**疼痛**、**痙攣**與**發熱**的**急性病症**中，看似矛盾的作用。此精油極佳的鎮痛解痙作用，能放鬆大多數的平滑肌器官，同時著手於發熱與發炎病症。使用薰衣草能消退多種不同的**發熱**。當治療發熱早期或晚期時，薰衣草的退熱作用不僅能清熱，還具有鎮靜煩躁、減少痠痛與疼痛，以及減輕可能出現的任何咳嗽。

其他相關薰衣草精油

臨床應用時，清楚區分不同種類的薰衣草是至關重要的。下列其他幾種薰衣草，在臨床上是有效的：

寬葉薰衣草（*Lavandula latifolia*）的化學組成，有著相當大的變化，其本質是提振與溫暖的。主要應用於低張性病症（弱證），與衰弱病症（寒證），尤其當影響神經、呼吸、心血管與胃腸功能時。寬葉薰衣草的提振與排痰作用，特別適用於阻塞性支氣管炎伴隨多痰、鼻炎、結腸炎與腸炎；提振與鎮痛作用適用於衰弱性（寒證）風濕性與關節炎性病症；修復神經與提振血管作用，適用於神經衰弱伴隨循環不良、疲勞、虛弱、抑鬱、神經炎等。當外用時，寬葉薰衣草能提振微血管循環、促進傷口癒合與鎮痛，適用於發冷、無光澤的皮膚病症、脫髮、傷口、頭痛、神經痛等。寬葉薰衣草也有優質的抗病毒與中度的抗細菌作用，適用於上述多種感染。由於其含有樟腦（<1%），發熱、癲癇與懷孕期禁用。

頭狀薰衣草（*Lavandula stoechas*）是具有分解黏液、抑制黏液分泌、消炎與抗菌的提振排痰劑，適用於鼻竇炎、漿液性中耳炎、支氣管炎與口腔炎。其在低張性病症（弱證）下，可作為一般性的修復劑或滋補劑，也是治療因銅綠假單胞菌造成的泌尿道感染的特效藥。外用時，頭狀薰衣草的創傷修復作用，適用於

傷口、濕疹、口瘡、燙傷等。此精油組成中的酮類，使其帶有慢性累積毒性，因此與鼠尾草精油一樣，需謹慎使用。

醒目薰衣草（*Lavandula x fragrans, Lavandula x intermedia*），此精油通常只能從無性生殖植栽中獲得，比起薰衣草精油擁有較低的生物活性。因此，醒目薰衣草特別適用於以擴香、全身按摩與穴位點香的方式，來治療精神情緒病症。在應用於兒童、老人等輕柔治療即可的情況下，醒目薰衣草是非常合適的選擇。

除此以外，醒目薰衣草具有與薰衣草相似的功能與適應症，尤其是其「超級（Super）」植株。醒目薰衣草組成中樟烯的含量，使其比薰衣草更具有提振作用。醒目薰衣草可以用於輕微的低張性病症（弱證），包括嗜睡、發冷、頭痛、鼻塞伴隨疼痛、肌肉痠痛，以及頭髮生長稀疏與再生緩慢。

峽角雪灌木（*Eriocephalus africanus* **L.**），也稱為Kapokbush或野生迷迭香，是一種有著與迷迭香相似葉片的艷麗灌木，來自南非的西開普省與卡魯地區。此精油來自於葉片與樹枝的蒸餾，帶有甘甜青綠與草本香氣，以及輕微醒鼻香調。與薰衣草一樣，其組成中有顯著的乙酸沈香酯（<75%），與較低含量的1,8桉樹腦、樟腦、單萜烯與倍半萜烯達到平衡。峽角雪灌木具有修復與鎮靜神經的作用，適用於慢性失眠、焦慮、神經衰弱與慢性抑鬱。其對於消化道的放鬆與解痙作用，適用於腸絞痛、脹氣與腹瀉；而對於子宮的放鬆與提振作用，適用於痙攣性痛經與閉經。顯而易見地，峽角雪灌木與薰衣草精油一樣，能作用於緊證與弱證。此精油有時也做為出血病症的止血藥。外用時，峽角雪灌木的組織再生、創傷修復、止血與殺菌作用，適用於治療出血中的傷口與潰瘍。

註：瓦列裡烏斯・科杜斯（Valerius Cordus），16世紀的德國醫生與植物學家，以著作最完整的藥典，以及發明合成醚類的方法而聞名。

檸檬（Lemon）

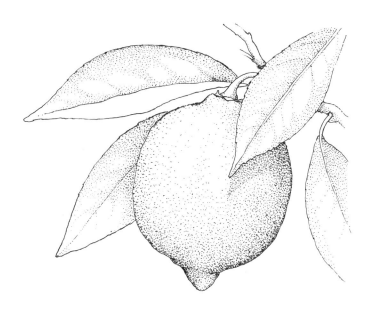

精油基本資料

植物來源： 檸檬（*Citrus limon*（L.）Osbeck）（syn. *C. limonum* [L.] Burm. fil.）芸香科的果皮，是原生於亞洲南部而廣泛種植於地中海區的常綠樹木。

別名： 黃檸檬，Citron（法語），Zitrone（德語），Limone（義大利語），Limón（西班牙語）。

外觀： 介於黃色至橙色之間，或帶綠色的流動液體，帶有輕微柑橘果香與甜味。

香氣類型： 檸檬香氣的前調。

香氣特徵： 中度的前調，持久性差。

萃取方法： 新鮮果皮的冷壓萃取。

產生 1 公斤精油所需原料： 120 至 150 公斤的新鮮果皮（中等的產量）。

產區： 義大利、西班牙、以色列、阿根廷、美國。

精油化學成份與摻混

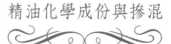

基本成份：

單萜烯 90-96%	檸檬烯（limonene）54-78%、γ- 萜品烯（gamma- terpinene）3-10%、β- 松烯（beta-pinene）11%、香檜烯（sabinene）、傘花烴（cymene）、月桂烯（myrcene）
單萜烯醛 2-3%	牻牛兒醛（geranial）0.6-2%、橙花醛（neral）1%、香茅醛（citronellal）、壬醛（nonanal）、辛醛（octanal）
倍半萜烯	甜沒藥烯（bisabolen）2-4%、香柑油烯（bergamotene）、石竹烯（caryophyllene）
單萜醇	沈香醇（linalool）、萜品醇（terpineol）、萜品烯 -4- 醇微量（terpinen-4-ol）
脂肪醇	己醇（hexanol）、庚醇（heptanol）、辛醇（octanol）、壬醇（nonalol）、癸醇（decanol）
酯類	乙酸橙花酯（neryl acetate）、乙酸牻牛兒酯（geranyl acetate）、乙酸萜品酯（terpenyl acetate）
香豆素與呋喃香豆素	佛手萜品酚（bergaptole）、佛手柑腦（bergapten）、莨菪素（scopoletine）、繖形酮（繖形花內脂）（umbelliferone）、珊瑚菜內酯（phellopterin）

摻混可能性：相當高。首先，為了用於食品與香氛產業，而將致光敏性的香豆素移除的工業製程種類繁多，最終產物不是完整或真實的精油。其次，檸檬精油通常會加入其他精油摻混，例如蒸餾、濃縮、無萜烯或無倍半萜烯的檸檬精油，以及天然或合成的檸檬烯、檸檬醛，松節油與其他化合物。

防腐劑與抗氧化劑，如丁基羥基甲氧苯（BHA），也常做為添加劑加入檸檬精油的商業製程中，以防止其快速氧化。

相關精油：

檸檬精油一般與許多其他柑橘類精油相關，以下為最相近的幾種。

🖉 萊姆（*Citrus aurantifolia* Swingle），帶有清新柑橘青綠香氣。

🖉 葡萄柚（*Citrus x paradisi* Macfad.），帶有較為香甜的柑橘香氣。

🖉 泰國青檸（*Citrus hystrix* DC.），帶有細緻的青綠柑橘香氣。

🖉 波斯萊姆（*Citrus latifolia* Tanaka），帶有清新青綠柑橘香氣。

療效作用與適應症

療效性質：不會累積毒性的溫和藥方。

外用安全程度：對皮膚有些微刺激，不會造成皮膚敏感。輕度致光敏性，對皮膚的刺激性是來自商業製程的標準化。

具體症狀－*所有應用方法皆宜*

精神疲勞與分辨不清、注意力不集中、**分心**、精神錯亂、**精神萎靡**；無情緒波動、**悲觀**、抑鬱、喪失良好的判斷力、喪失前瞻性與計劃性、**體力低下而晨起困難**；消化不良、頭痛、**痠痛與疼痛**、靜脈曲張、痔瘡、**慢性腹脹與飽腹感**、蒼白失去生命力的皮膚、水腫。

心理層面的作用機轉－*適用方法為薰香、全身按摩*

基本的心理 - 神經 - 內分泌免疫功能與適應症：虛弱病症的提振劑。

可能的腦動力學作用：增強前額皮質的功能。

心理疾患適應症：注意力缺失、輕度抑鬱。

提振精神，提升警覺心與樂觀心態

🕉 專注力與注意力缺失、分心、短期記憶力不足。

🕉 意識混沌、迷失方向。

🕉 負面思考、悲觀、輕度抑鬱。

促進思路清晰與定位視角

🕉 判斷能力不足、缺乏洞察力與批判性思考。

🐾 喪失遠見與計劃能力。

🐾 喪失視覺化與構想能力。

生理層面的作用機轉－*適用方法為噴霧器吸入、膠囊、肛門栓劑、外部應用*

作用向性：肝膽、消化、循環系統。

主要的診斷功能：緩解瘀堵病症／濕證，與強化無張性病症／弱證。

主要的修復作用

🐾 修復神經與大腦：精神疲勞、記憶力減退、抑鬱、疲憊，神經衰弱。

🐾 修復肝臟、緩解瘀堵與解毒：肝臟與膽囊阻塞、貧血。

🐾 修復胰腺、降血糖：高血糖症、糖尿病。

主要的緩解瘀堵與復原作用

🐾 提振胃腸道與開胃：無張性消化不良、脹氣、厭食。

🐾 修復靜脈與毛細血管、提振毛細血管與淋巴：靜脈回流不足伴隨靜脈曲張、毛細血管破裂、流鼻血、骨盆循環阻塞、水腫，淋巴結腫大、乳房的纖維囊腫。

🐾 解毒、鹼化、抗風濕與復原：代謝與微生物中毒，包括腸道菌落失衡，慢性疲勞，頭痛，風濕性關節炎性病症、痛風，高血壓。

🐾 抗凝：血液過度黏稠、靜脈炎、血栓形成。

🐾 抗結石（化石）、抗硬化：尿結石與膽結石、腎結石絞痛，動脈硬化。

🐾 收斂：腹瀉、腸道通透率過高。

🐾 退熱、消炎、輕度免疫刺激：發熱、一般性感染。

🐾 輕度鎮靜神經：失眠、噩夢。

抗微生物作用

🐾 抗真菌：由毛癬菌屬、小孢子菌屬、表皮細菌屬、念珠菌等引起的真菌感染，包括圓癬／癬，真菌導致的腸道菌落失衡。

🜂 抗病毒：病毒感染，包括皰疹、疣、贅疣。

協同精油組合

🌿 檸檬＋杜松果：解毒與抗風濕，適用於代謝性中毒、風濕性與關節炎性病症。

🌿 檸檬＋歐洲赤松／綠花白千層：抗結石，適用於膽結石。

互補精油組合

🌿 檸檬＋迷迭香／胡蘿蔔籽：修復肝臟與解毒，適用於慢性肝臟阻塞。

🌿 檸檬＋天竺葵：修復胰腺，適用於高血糖。

🌿 檸檬＋牛膝草：抗結石，適用於泌尿道結石。

🌿 檸檬＋廣藿香：修復靜脈，適用於靜脈曲張。

🌿 檸檬＋檸檬香茅／山雞椒：退熱、消炎、提振淋巴系統，適用於發熱、發炎，尤其當伴隨淋巴結腫大。

🌿 檸檬＋義大利永久花：抗凝血，適用於淤泥般高黏稠度的血液病症，伴隨血栓、血腫、靜脈炎。

外用時的作用機轉－*濕敷、擦劑、乳液與其他美妝保養方式*

皮膚護理：油性膚質（應用於臉部蒸氣）。

🜂 收斂、溫和殺菌：疲倦、阻塞的皮膚、毛孔粗大、皮脂溢、靜脈曲張、毛細血管破裂、痤瘡、瘡。

🜂 毛細血管提振劑、發紅劑、解毒劑、皮膚與肌肉的緊膚劑：暗沈、薄弱、發冷的皮膚、粉刺、肌肉疲勞、橘皮組織。

🜂 提振淋巴回流：淋巴結腫大、淋巴液淤滯、水腫。

🜂 抗黑色素：曬斑（棕色斑點）。

🜂 產生焦痂的：鱗狀細胞癌。

🜂 抗病毒：皰疹、疣、贅疣。

🜂 鎮痛：蚊蟲叮咬，尤其能預防叮咬後的搔癢與腫脹。

頭髮與頭皮護理

修復頭髮與刺激頭髮再生：頭髮生長不良、頭髮與頭皮生長遲緩、頭皮屑。

治療注意事項：由於檸檬精油的清熱特質，一般的寒證／低張力病症需避免使用。

藥理作用注意事項：檸檬精油對皮膚有輕度刺激性，應用於皮膚護理或按摩時，一般會使用 0.5% 至 1% 的稀釋度。將檸檬精油與其他三至四種精油混合使用，是避免可能造成皮膚刺激最好的方式。避免使用檸檬精油於敏感或受損的皮膚。檸檬精油對皮膚有輕度的致光敏性，使用後 18 小時內，應避免曝露於陽光下。

純正的檸檬精油與其他所有柑橘類精油一樣，會因為接觸氧氣而迅速自然分解與氧化，因此應用於皮膚護理時，使用新鮮未氧化的檸檬精油，是相當重要的。氧化的檸檬精油可能會引起皮膚刺激與敏感，合成的添加物也會加劇皮膚的問題。純正的檸檬精油，在室溫下的公認保鮮期限為 12 個月，如果冷藏，保鮮則為 24 個月，這是在沒有添加任何防腐劑的前提之下。

配製原則

薰香：於水中加入 4-5 滴。

按摩油：稀釋 1% 於乳液或植物基底油中。

擦劑：精油貼布測試皮膚的敏感性後，稀釋 3-10% 於植物基底油中。

膠囊：在些許橄欖油中加 2-3 滴。

補充說明

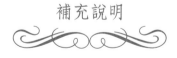

檸檬樹原生於東南亞，但約在 10 世紀的中世紀安達魯斯時代，摩爾人將檸檬樹帶到了西西里島與西班牙。當時的草藥師們，例如著名的伊本・拜塔爾（Ibn Al-Baitar），已經意識到其作為優質藥用食物的價值，認為其在發熱時能提供清

熱與修復的作用。從那之後的數百年以來，作為檸檬的主要組成精油，在西西里島開始手工冷壓生產，並隨著生產的擴大，成為了芳香療法中相當重要的精油。於此同時，檸檬精油也成為香氣能量中經典的分類之一，定義了全新的香氣能量種類——檸檬味（柑橘調）能量。它體現了純粹的擴張、振奮精神與澄淨效果，這些效果不僅作用在心理層面，也作用於在實質的身體層面。

檸檬在生理層面上的功能，圍繞著兩個基本主題——修復與緩解瘀堵。檸檬與其他多數柑橘類精油的不同，在於它具有舉足輕重的修復作用，特別能應用於中樞神經系統與上消化道器官。事實上，檸檬精油是柑橘類精油中，唯一能治療**神經系統、肝臟、胰腺**與**血管系統弱證**的精油，尤其能調和與收斂具有大量靜脈供血的器官。檸檬精油也能系統性地緩解阻塞器官的瘀堵，尤其是肝臟、靜脈、微血管與淋巴導管。當這些充滿液體的器官阻塞時，在能量醫學中即稱為「濕證」，也就是體液層面的淤滯形式。檸檬精油適合用於放鬆、混濁、阻塞與腫脹的組織。

這兩種生理作用結合的結果之一，即是排毒作用。檸檬精油能沖刷並溶解其阻塞路徑中的任何障礙物，無論是血塊、高黏稠血團、粘滯或粘稠的淋巴液，或者礦物質沉積（動脈粥樣硬化）等。簡言之，我們看到的是一味重要的解毒與鹼化芳香藥草，能用於治療**代謝性中毒**，與程度較輕的**微生物中毒**，以及這些病症所帶來的病理後果，尤其是**慢性疼痛**、**疲勞**與**炎症**。特別是表現在腸道方面，檸檬精油的收斂、修復與抗真菌的聯合作用，能用於現代社會常見的病症，即是腸道通透率過高，伴隨真菌導致的腸道菌落失衡。

儘管檸檬是柑橘調香氣的主要代表，但純正的冷榨檸檬精油卻沒有酸味或酸性。它帶有甘甜的檸檬香氣，始終保持滑順與圓潤，同時具有振奮精神、純淨與緩解情緒的效果。檸檬的芳香能量透過光亮而創造空間，提供客觀性、清晰度與細節。檸檬精油對那些感到困惑，或單純被責任壓迫無法喘息的個體，非常有幫助，它拯救了因負擔、決定與障礙，而陷入困境的思想。檸檬精油寬廣的療癒光譜，能澄清不僅是概念上，並且是具有挑戰性的情緒問題，從而使我們能夠面對

這些問題，並能洞察先知與深謀遠慮。

與其他富含單萜烯的精油一樣，由於不容易產生嗅覺疲勞，採取嗅入途徑時，檸檬精油是清新穿透調精油的優良替代品。它適用於因潛在精神疲勞導致精神遲緩與脫離的個體。從更廣泛的角度來看，通過增強前額葉皮質的功能，檸檬精油能使我們擺脫常規的、習慣導致的、缺乏想像力的思考方式。透過在心靈中創造光亮與清晰度，它能幫助減輕沮喪的、消極的與憂鬱的想法等，此類也歸屬於精神層面的濕阻證症狀。

檸檬香茅（Lemongrass）

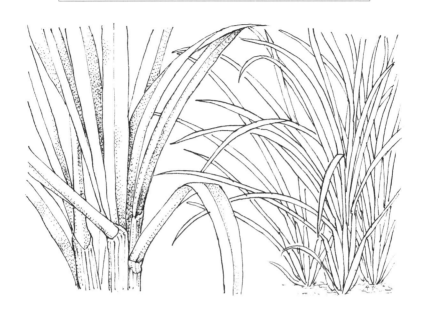

精油基本資料

植物來源：香茅（*Cymbopogon citratus*（DC.）Stapf）或（*C. flexuosus* [Nees ex Steudel] J.F. Watson）或（*C. pendulus* [Nees ex Steudel] J.F. Watson），禾本科／黍草科的草本全株，是廣泛種植且原生於亞洲南部的多年生熱帶草本植物。

別名：

✎ *Cymbopogon citratus*：西印度香茅，Verveine des Indes，Herbe citron（法語），Zitronengras（德語），Erba di limone（義大利語），Serai dapur（印尼語、馬來語）。

✎ *Cymbopogon flexuosus*：東印度香茅、馬拉巴爾草（Malabar）、科欽草（Cochin）、發熱草、Herbe de malabar（法語）。

✎ *Cymbopogon pendulus*：Jammu 香茅。

外觀：介於黃色至琥珀色間的流動液體，帶有青草綠葉香氣與些微柑橘前調。

香氣類型：青綠、柑橘般的前調。

香氣特徵：中強度的前調，持久性差。

萃取方法：通常於五月至十月間，蒸餾新鮮或部分乾燥的植栽草本全株。

產生 1 公斤精油所需原料：40 至 90 公斤的新鮮草本全株（優質的產量）。

產區：印度、斯里蘭卡、印尼、馬達加斯加、埃及、南非、中國、瓜地馬拉。

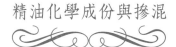

精油化學成份與摻混

基本成份：

單萜醛 60-86%	檸檬醛（citral）70-75%、牻牛兒醛（geranial）45-87%、橙花醛（neral）25-50%、香茅醛（citronellal）
倍半萜醇	金合歡醇（farnesol）13%
單萜烯	檸檬烯（limonene）10%、月桂烯（myrcene）、雙戊烯（dipentene）
倍半萜醛	金合歡醛（farnesal）3%、糠醛（furfural）
單萜醇	萜品醇（terpineol）、龍腦（borneol）、牻牛兒醇（geraniol）、橙花醇（nerol）
醛	異戊醛（isovaleric aldehyde），正葵醛（n-decyclic aldehyde）
酯	戊酸類（valeric）、辛酸類（caprylic）、癸酸類的脂類分子（capric）

摻混可能性：由於價格低廉，摻混的可能性為中等。有時會以山雞椒或香茅油，或其所含的檸檬醛，甚至用合成的檸檬醛進行摻混。

相關精油：

上述三種 Cymbopogon 是產生檸檬香茅精油最主要的種類，全部都存在些微變化的化學類型。其他能蒸餾出精油的 Cymbopogon 種類包括：

- 玫瑰草（*Cymbopogon martini* var. *motia*）
- 非洲藍香茅（六月禾）（*Cymbopogon validus* [Stapf] Stapf ex Burtt Davy），帶有青草綠葉甘甜的香氣。

- ☙ 薑草（*Cymbopogon martini* var. *sofia*），在印度被稱為索菲亞草或俄羅斯草，帶有濃郁青綠與溫和的辛香生薑香氣，有時與檸檬香茅一起蒸餾。

- ☙ 斯里蘭卡香茅（*Cymbopogon nardus* [L.] Rendle），帶有檸檬味，濃郁青草綠葉香氣。

- ☙ 爪哇香茅（*Cymbopogon winterianus* Jowitt），香茅醛含量較高，具有細緻的柑橘青綠香氣。

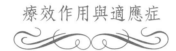

療效作用與適應症

療效性質：不會累積毒性的溫和藥方。

外用安全程度：會引起些微的皮膚刺激，可能引起皮膚敏感。

具體症狀－*所有應用方法皆宜*

　　精神疲勞、注意力不集中、**分心**、精神與情緒混亂、**無情緒波動**、悲觀情緒、**抑鬱**；缺乏分辨力與批判性思考、缺乏遠見與計劃能力；**慢性消化問題**、食慾不振；**慢性頭痛**、全身痠痛與疼痛、肌肉緊張、**淋巴結腫大**；真菌感染的傾向高；**鬆弛暗沈的或油性阻塞的皮膚**。

心理層面的作用機轉－*適用方法為薰香、全身按摩*

基本的心理 - 神經 - 內分泌免疫功能與適應症：虛弱病症的提振劑。

可能的腦動力學作用：增強前額皮質的功能。

心理疾患適應症：注意力缺失、抑鬱。

促進情緒內在新生

　　一般所有致病性（徒然、陷入困境）的情緒與苦惱感覺，尤其是來自過去的負面經驗。

提昇樂觀心態與警覺心

- 沮喪、失去希望、悲觀、負面思考。
- 意識混沌、專注力與注意力不足、分心。

促進清晰的判斷、洞察力與遠見

- 判斷能力不足、缺乏洞察力與批判性思考。
- 喪失遠見與計劃能力。
- 喪失視覺化與構想能力。

生理層面的作用機轉－*適用方法為噴霧器吸入、膠囊、肛門栓劑、外部應用*

作用向性：神經、心血管、消化、神經肌肉系統。

主要的診斷功能：鎮定高張性病症／緊證、降緩亢進的病症（熱證）、緩解瘀堵的病症（濕證）。

主要的放鬆與降緩作用

- 放鬆神經與神經心臟：鎮靜、冷卻、舒張血管；高張性病症（緊證）與亢進病症（熱證），尤其是帶有痙攣、發炎、疼痛的症狀，高血壓、心律不整、心悸、自主神經失調。
- 放鬆胃腸道、鎮痛、解痙、消炎：胃痛與腸絞痛、大腸激躁症、發炎性腸道疾病、結腸炎
- 放鬆肌肉：鎮痛、解痙、消炎；肌肉緊張與疼痛、急性關節炎性與風濕性疼痛與炎症、肌腱炎、頭痛。
- 冷卻、退熱、免疫刺激：短暫發熱、感染引起的發熱，包括食物中毒、急性胃腸炎、痢疾。
- 止汗：汗出過多。

主要的提振與緩解瘀堵作用

- 提振消化道、驅風：胃與肝膽功能不全，伴隨上消化道消化不良。

🕉 緩解毛細血管與淋巴阻塞：淋巴阻塞、淋巴結腫大、脾腫大、乳房的纖維囊腫。

🕉 解除代謝與微生物中毒：一般的代謝與微生物中毒，包括腸道菌落失衡。

🕉 催乳：泌乳不足或無泌乳。

🕉 抗氧化、抗腫瘤：癌症（包括皮膚癌）。

抗微生物作用

🕉 強效廣譜抗真菌：念珠菌屬、鐮刀菌屬、表皮菌屬、毛癬菌屬、小孢子菌屬與黑麴黴屬／赭黴屬等多種真菌感染，只包括腸道菌落失衡、足癬、念珠菌病、鵝口瘡、指床真菌、圓癬／癬、股癬。

🕉 抗菌：細菌感染，尤其是胃腸道、腸道菌落失衡，特別是來自大腸桿菌、幽門螺旋桿菌、金黃色葡萄球菌、變形桿菌。

🕉 抗病毒：病毒感染，包括單純型皰疹病毒、唇皰疹、帶狀皰疹。

🕉 驅蟲：腸道寄生蟲。

協同精油組合

✎ 檸檬香茅＋檸檬尤加利：鎮靜神經肌肉、消炎、鎮痛，適用於急性關節炎。

✎ 檸檬香茅＋山雞椒：提振與放鬆胃腸道，適用於多種消化不良伴隨疼痛與腹脹。

互補精油組合

✎ 檸檬香茅＋廣藿香：調節自主神經系統與放鬆腸道，適用於各種情緒疾病與消化病症。

✎ 檸檬香茅＋馬鬱蘭：放鬆肌肉，適用於肌肉痙攣與疼痛。

✎ 檸檬香茅＋綠花白千層：提振／放鬆消化道，適用於上消化道消化不良、胃痙攣。

✎ 檸檬香茅＋大西洋雪松：緩解淋巴阻塞，適用於淋巴結腫大。

✎ 檸檬香茅＋杜松果：解毒，適用於所有代謝與微生物中毒，尤其是皮膚、風

濕性或消化病症。

✐ 檸檬香茅＋丁香：抗菌，適用於細菌性胃腸道感染。

✐ 檸檬香茅＋天竺葵＋茶樹：抗真菌，適用於多種真菌感染。

外用時的作用機轉－*濕敷、擦劑、乳液與其他美妝保養方式*

皮膚護理：油性膚質。

⚘ 收斂、殺菌：疲倦、阻塞的皮膚、毛孔粗大，痤瘡、癤、皮膚感染。

⚘ 解毒、緊膚劑：粉刺與斑點。

⚘ 提振淋巴回流：淋巴結腫大、淋巴淤滯、水腫。

⚘ 修復結締組織與表皮細胞、抗氧化：放鬆、暗沈的皮膚、皺紋、妊娠紋、橘皮組織、彈性蛋白張力不足；瘀傷、扭傷、拉傷、肌張力不足。

⚘ 止汗：汗出過多、皮膚與頭皮出汗。

⚘ 抗真菌，抗寄生蟲：皮膚真菌病症，包括足癬，皮膚寄生蟲。

⚘ 鎮痛：肌肉痠痛與疼痛。

⚘ 強效去味芳香、殺菌：適用於局部與居家環境。

⚘ 驅蟲、驅壁蝨、殺蟲、殺蟎：蚊子、蝨子、跳蚤、壁蝨（藥膏、乳霜）。

治療注意事項：對於大部分的內臟系統來說，檸檬香茅是系統性的清熱放鬆劑，因此禁用於所有虛弱病症／寒證，與低張性病症／弱證。這些病症包括慢性循環不良、低血壓、虛弱與神經衰弱伴隨抑鬱。檸檬香茅僅能應用於急性炎症與發熱，而非慢性。

藥理作用注意事項：如果在按摩、擦劑或面部護理等外用時，重覆使用檸檬香茅，需注意是否有任何可能的皮膚敏感跡象。避免使用檸檬香茅於敏感或受損的皮膚，且不能超過以下的稀釋度。在攝護腺腫大的案例上，需謹慎或避免使用。

配製原則

- 薰香：於水中加入 2-3 滴。

- 按摩油：稀釋 2-3% 於植物基底油中。

- 擦劑：稀釋 3-6% 於植物基底油中。

- 足浴：稀釋 3-5 滴，適用於疲倦、痠痛、沈重的雙足與小腿，靜脈曲張、腳踝腫脹。

- 膠囊：在些許橄欖油中加 2-3 滴。

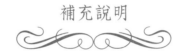

補充說明

　　檸檬香茅是一種常見的泛熱帶草本植物，因其含有重要的香水原料檸檬醛，而受到廣泛的種植。於此同時，此精油在嗅入時的活化、提神作用，得到英國芳香療法專家長期的應用。此種藥用植物開始於原生地的使用後，再由法國治療師廣泛地將此芳香精油的臨床應用，擴展到了生理醫學領域。

　　檸檬香茅作為廣泛使用的傳統藥方，最常見的應用在於減輕所有類型的**發熱與發炎**。其抗菌作用與退熱消炎作用合作無間，使其成為如食物中毒或痢疾等急性感染的理想選擇。然而事實上，當採用內服途徑時，檸檬香茅精油具有降緩與放鬆的作用。它能治療**熱證**與**緊證**，尤其是因城市生活帶來壓力所導致的熱證與緊證。檸檬香茅能放鬆平滑肌與橫紋肌，因此能應用於多種涉及痙攣、疼痛與發炎的病症，以上這些作用來自此精油高含量的單萜醛。其放鬆與鎮痛效果，則很可能來自醇類的含量。值得注意的是，其牻牛兒醇、檸檬醛與 d- 檸檬烯所驅動的抗腫瘤作用，也獲得研究。

　　就感染而言，檸檬香茅是一種以醛類為基礎的芳香藥草，具有非常廣泛的抗真菌作用，可用於**體內與體外的真菌感染**。舉例來說，其檸檬醛含量，能作用於幽門螺桿菌感染。

這種珍貴精油還有較少被注意到的另一面，就是它的提振與緩解瘀堵作用。檸檬香茅精油是有效的全身性解毒藥方，能減少代謝、結締組織與淋巴微血管方面的細菌數量。它在**腸道菌落失衡與感染**之間的灰色區域，表現尤其出色，對於腸道菌落失衡且傾向實際感染的個體特別有效。這方面的作用與蒲公英根（*Taraxacum officinale*）非常相似。檸檬香茅的抗寄生蟲作用，是其對於腸道全面解毒作用的最後修飾。

青綠與柑橘調，是檸檬香茅所屬的香氣類別。當作為嗅覺療法輕柔地吸入時，青綠調精油能誘導精神的**新生與轉化**。如同檸檬香茅能刺激身體毒素的排除途徑一樣，它也能幫助消除日常的**苦惱感覺**與**致病的情緒**，尤其是當這些情緒以悲觀與精神抑鬱為基礎時。消除過程也能協助整合過去消極的經驗、錯誤與傷害，並開啟通往全新、正面經驗的大門。具有柑橘調香氣的檸檬香茅，能向前推進並促進思路**清晰**、**洞察力**與**樂觀心態**，適合因面對巨大困難而失去希望的個體。在純精神層面上，這味經典的柑橘青綠調精油，一直推廣著冷靜、清楚的思考，以及放鬆的專注力與集中力，而不像其他較為尖銳、檸檬味、單萜烯為主的精油，所代表的過度集中或腦力勞動的思考。

作為轉化與澄清的象徵，檸檬香茅創造了從過去到未來，從有雜質到純淨的清晰連結。在當今的文化背景下，此精油可以引導我們從玩世不恭的態度，轉向樂觀心態；從混亂引導到清晰。它可以成為我們的盟友，明確地體現我們所渴望的目標。

相關精油的治療側重

以下不同種類的檸檬香茅雖然類似，卻有不同的治療特質。

薑草（*Cymbopogon martini* **var.** *sofia* **Gupta**），是印度生產的熱帶南亞草本精油，帶有甘甜、草本與淡淡的生薑香調，其成份包括 d- 檸檬烯（<31%）與大量的薄荷腦（<48%）。從治療特質來說，薑草與玫瑰草的相似性，比與檸檬香茅更高。此精油是實用的神經與心臟修復劑，能治療慢性虛弱病症，如神經衰

弱（神經疲勞）與倦怠、所有心臟虛弱病症，與一般需要滋養心臟的慢性疾病。與藥草中的覆盆子葉一樣，薑草也作為溫和的子宮修復劑或調養劑使用。與玫瑰草相同，薑草是優質的抗感染藥方，有廣譜的抗真菌、抗菌與抗病毒作用，能治療上呼吸系統、消化系統、生殖系統與泌尿系統感染，包括支氣管炎、胃腸炎、病毒血症與各種婦科感染。其外部製劑，可以治療乾性或濕性濕疹等皮膚感染。

爪哇與斯里蘭卡香茅（*Cymbopogon nardus, C. winterianus*），皆是可產生實用精油的熱帶草本品種。主要成份包括醛類的香茅醛（<47%）與單萜醇類的牻牛兒醇（<29%）。這兩者都廣泛地應用於香氛產業，與包括非酒精飲料的所有調味產品中，爪哇香茅精油被認為具有更細緻的柑橘青綠調香氣。臨床應用上，香茅因其消炎、解痙、抗感染與熱，以及清熱特性而特別受到重視。其針對熱證與緊證的退熱、放鬆特性，可用於治療痙攣性與發炎性病症，如急性痙攣性腸道病症（腸絞痛、結腸炎等），與急性、風濕性、關節炎性疾病，以及短暫發熱、潮熱等。香茅也具有優質的抗真菌與抗菌作用，適用於多種感染，包括發熱型的感染。其殺菌、擴香與驅蟲作用，能應用於居家環境，特別是針對壁蝨與各種各樣的蚊蟲。斯里蘭卡香茅，通常被認為具有強效的解痙作用，能有效應用於多種骨盆疼痛；而爪哇香茅則具有較強的抗感染作用。須注意的是，這兩種香茅品種都有引起皮膚過敏的案例，懷孕期間的內用也必須謹慎。

桔（Mandarin）

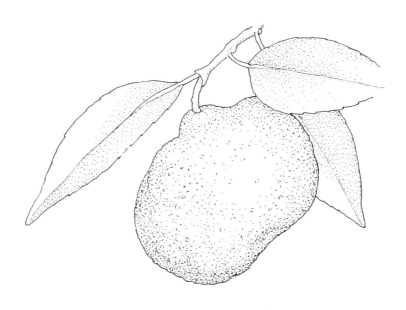

精油基本資料

植物來源：桔（*Citrus reticulata* Blanco var. *mandarine* et al.），芸香科的果皮，是原生於中國中部的開花常青小樹。

別名：歐洲桔，Mandarine（法語、德語），Mandarino（義大利語），Mandarina（西班牙語）

外觀：淡橙色的流動液體，帶有水果的溫暖甘甜與些微花香，偶爾出現魚腥般的氨味。

香氣類型：帶有甘甜與柑橘香氣的中調。

香氣特徵：中等強度的前調，持久性差。

萃取方法：於 1 月至 3 月間進行新鮮、碰傷桔果皮的冷壓萃取。

產生 1 公斤精油所需原料：100 至 150 公斤的新鮮果皮（良好的產量）。

產區：義大利、以色列、南非、阿根廷、巴西。

根據採收時果實的成熟度區分，目前有生產的桔精油有三種：綠桔、黃桔與紅桔。綠桔與黃桔的香氣較為酸澀，而紅桔則較為香甜圓潤。

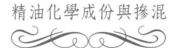

精油化學成份與摻混

基本成份：

單萜烯類	檸檬烯（limonene）65-77%、萜品烯（terpinene）不超過 21 %、α- 松烯（alpha-pinene）2%、香檜烯（sabinene）、月桂烯（myrcene）、傘花烴（cymene）、水芹烯（phellandrene）
單萜醇類	沈香醇（linalool）1-5%、香茅醇（citronellol）、萜品醇（terpineol）、牻牛兒醇（geraniol）
酯類	鄰胺苯甲酸甲脂（methyl-anthranilate）、乙酸苄酯（benzyl acetate）
醛類 1%	癸醛（decanal）、中國橘醛（sinensal）、紫蘇醛（perillaldehyde）、辛醛（octanal）
非揮發性成份	類黃酮（flavonoids）、類胡蘿蔔素（carotenoids）、類固醇（steroids）、香豆素（coumarins）、呋喃香豆素（furanocoumarins）

摻混可能性：中度，通常與其他同類的柑橘精油摻混，尤其是較廉價的甜橙精油、紅柑精油與克萊門小柑橘精油。這些相關精油也可能藉由添加諸如 γ- 萜品烯、磷酸苯甲酸二甲酯，α- 中國橘醛與紫蘇醛等合成化合物，以「轉化」為更理想的桔精油。

相關精油：

一般的柑橘類精油，如檸檬、葡萄柚、苦橙葉、橙花、甜橙、萊姆等，以及桔精油的特定品種，尤其是以下兩種雜交種：

✑ 紅柑（*Citrus x tangerina* Tanaka），帶有清新果香。

✑ 克萊門小柑橘（*Citrus x clementina*），帶有與紅桔精油相似的香氣。

療效作用與適應症

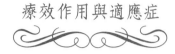

療效性質：不會累積毒性的溫和藥方。

外用安全程度：不會造成皮膚刺激與敏感。當保存不當時，桔精油可能會產生氧化的單萜烯，而引起中度的皮膚敏感。

具體症狀－*所有應用方法皆宜*

情緒低落、**情緒波動**、易怒、沮喪、**憤怒**、神經緊張、抑鬱伴隨焦慮、**內疚**、病態想法；早晨體力低下、**壓力相關的失眠**、心悸、**隨壓力惡化的消化不良與腹脹**、口臭、油性肌膚。

心理層面的作用機轉－*適用方法為薰香、全身按摩*

基本的心理 - 神經 - 內分泌免疫功能與適應症：調節失調病症。

可能的腦動力學作用：降低深層邊緣系統功能亢進。

心理疾患適應症：躁鬱症、注意力不足過動症、輕度抑鬱。

促進情緒穩定

🌿 情緒波動、情緒不穩定伴隨苦惱的情緒、羞愧。

🌿 精神／情緒混亂，或思考／感覺衝突。

提昇樂觀心態與喜樂

🌿 負面思考或病態想法、悲觀。

🌿 抑鬱，尤其伴隨焦慮。

生理層面的作用機轉－*適用方法為噴霧器吸入、膠囊、肛門栓劑*

作用向性：神經、消化、心血管系統。

主要的診斷功能：平衡失調的病症，鎮靜高張性病症／緊證。

主要的放鬆作用

🌿 鎮靜神經（催眠）、抑制交感神經系統：高張性病症伴隨神經緊張、躁動、失眠、焦慮，一般所有壓力相關病症。

🌿 放鬆神經心臟：心悸、期外收縮、高血壓，壓力相關的心臟病症。

🌿 輕度胃部止痙：打嗝、胃／上腹痛。

🌿 止吐：噁心、嘔吐。

主要的提振作用

🌿 提振膽道與胃（利膽）、驅風、通便：無張性的膽道與胃部導致的消化不良、上腹脹氣、便秘、食慾不振。

🌿 抗真菌

協同精油組合

🖊 桔＋佛手柑：鎮靜神經，適用於緊張、失眠、易怒，所有急性壓力相關病症。

🖊 桔＋佛手柑：提振膽道與胃部，適用於上消化道消化不良伴隨腹脹、疼痛、情緒低落、情緒波動。

互補精油組合

🖊 桔＋薰衣草：鎮靜神經，適用於緊張、失眠、心悸，與所有一般性壓力相關病症，特別是慢性病症。

🖊 桔＋苦橙葉：舒緩與修復神經，適用於慢性壓力相關病症，尤其是伴隨消化與情緒疾病。

🖊 桔＋甜茴香／甜羅勒：提振膽道與胃部，適用於上消化道消化不良伴隨疼痛、腹脹、噁心。

🖊 桔＋一級依蘭：放鬆神經心臟，適用於心悸、心跳過速，所有一般性急性壓力相關心臟病症。

外用時的作用機轉─*濕敷、外部應用、乳液與其他美妝保養方式*

皮膚護理：油性、阻塞性膚質。

🪷 分解皮膚脂肪：痤瘡、癤、斑點、疣（扁平疣）、白斑病。

🪷 其他：疤痕組織、妊娠紋。

治療注意事項：無。

藥理作用注意事項：無，前提是於皮膚護理的應用僅能使用非氧化的精油。請注意，桔精油不會引起皮膚的光敏反應。

配製原則

🍃 薰香：於水中加入 2-4 滴。

🍃 按摩油：稀釋 2-5% 於植物基底油中。

🍃 擦劑：稀釋 2-10% 於植物基底油中。

🍃 膠囊：在些許橄欖油中加 2-3 滴。

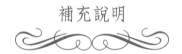

補充說明

　　與其原生地的中國中部相去甚遠，現今，桔精油在世界上許多國家都有生產，這些國家都擁有溫暖、溫和的地中海氣候。像所有柑橘類精油一樣，桔精油主要是大規模無酒精飲料調味產業的副產品。正宗的冷榨精油被廣泛地用於治療，而治療主要取決於其平衡精神與感覺的作用。在這方面，桔精油與佛手柑相似，可以互相取代，但也具有些微有趣的差異。

　　在心理層面上，嗅入方法對於進入深層邊緣系統很重要，帶有優雅柑橘香甜的桔精油，與佛手柑一樣具有深層的穩定與鎮定作用。此作用有益於**情緒不穩**伴隨煩躁、情緒波動等狀態的個體。桔精油能從本質上應用其協調情緒與溫暖的香氣，以治療**失調**病症，這種病症在能量醫學中屬於氣滯的一種。

生理層面上，當桔精油以生理劑量吸收時，其作用為調節劑，而不是具有抑制交感神經系統的放鬆劑。這是一味典型的芳香藥草，適用於**中度緊證**伴隨易怒、失眠等，以及影響太陽神經叢與心臟等**與壓力有關的病症**。在膽汁與胃液的分泌方面，桔精油是良好的提振劑，以及久經考驗的驅風劑，就像傳統中西草藥中使用的陳皮一樣。中醫學中的「桔」，是用以調節中焦氣滯。

桔精油比佛手柑略高一籌之處，在於其令人振奮、愉快的能量。它將光亮注入**黑暗、僵化**或**病態思想**中的能力，是無人能及的，特別是在表現出慢性持久或隱藏羞恥與貶低自我價值的個體上。焦慮引起的抑鬱症，是另一種相關病症，能受益於桔精油的振奮精神與鎮定的聯合作用。桔精油的獨特天賦，也許在於其能打開、減輕與軟化情感內心，它可能有助於所有人重拾內心深處像孩童一樣那種單純的快樂。

馬鬱蘭（Marjoram）

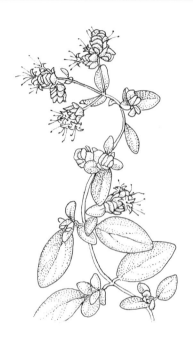

精油基本資料

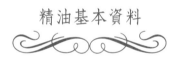

植物來源：馬鬱蘭（*Origanum maiorana* L.），唇形花科的草本全株，是原產於地中海的多年生開花草本植物。

別名：甜馬鬱蘭、法國馬鬱蘭、Marjolaine（法語）、Majoran（德語）、Maggiorana（義大利語）、Mejorana（西班牙語）

外觀：淡黃色的液體，帶有清新、穿透、甘甜草香、輕微木質隱調與柑橘暗香。

香氣類型：青綠、甘甜、穿透的中調。

香氣特徵：強烈的中調，持久性中等。

萃取方法：八月至九月之間，進行新鮮的帶花草本全株的蒸餾。

產生 1 公斤精油所需原料：160 至 200 公斤的新鮮全株（中等的產量）。

產區：埃及、突尼西亞、匈牙利、法國。

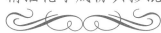

精油化學成份與摻混

基本成份：

單萜醇 50%	萜品烯 -4- 醇（terpinen-4-ol）14-24%、α- 萜品醇（alpha- terpineol）7-16%、順式側柏醇（cis-thujanol）12%、反式側柏醇（trans-thujanol）1-5%、沈香醇（linalool）2–10%、薄荷醇腦（menthenol）、胡椒醇（piperitol）
單萜烯 40%	α- 萜品烯（alpha-terpinene）14-19%、γ- 萜品烯（gamma-terpinene）15%、香檜烯（sabinene）9%、月桂烯（myrcene）＜9%、傘花烴（cymene）、萜品油烯（terpinolene）、松烯（pinenes）、羅勒烯（ocimene）、杜松烯（cadinene）、蒈烯（carene）、水芹烯（phellandrene）、檸檬烯（limonene）
醛類	檸檬醛（citral）
酯類	乙酸牻牛兒酯（geranyl acetate）1-8%、乙酸萜品酯（terpenyl acetate）、乙酸沈香酯（linalyl acetate）
水合物	反式與順式香檜烯水合物（trans- and cis-sabinene）

摻混可能性：一般，常以其他相似但廉價的精油摻混，比如藏茴香、夏香薄荷、茶樹、野馬鬱蘭與百里香。

相關精油：_Origanum_ 屬的許多植物都能產生精油，與馬鬱蘭不同的是，這些 _Origanum_ 精油的特性，屬於溫暖與提振的群組，會在野馬鬱蘭的內容中另外探究。

療效作用與適應症

療效性質：不會造成積蓄毒性的溫和藥方。

外用安全程度：不會造成皮膚刺激與敏感。

具體症狀－*所有應用法皆宜*

易怒、喜怒無常、**情緒混亂伴隨負面期待**；分心、煩躁抑鬱、**焦慮**、**躁動不安**、緊張、失眠；**心悸**、胸痛、**嚴重咳嗽**、頭痛、短暫頭暈；腹痛、排尿困難與疼痛、**尿痛**、漏尿；**嚴重的月經痛**、過度性刺激、抽搐、神經失常；所有因壓力而加重的症狀。

心理層面的作用機轉－*適用方法為薰香、全身按摩*

基本的心理 - 神經 - 內分泌免疫功能與適應症：調節失調病症，緩解亢奮病症。

可能的腦動力學作用：降低深層邊緣系統與基底神經節的亢奮。

心理疾患適應症：輕躁症、躁鬱症、注意力不足過動症、抑鬱、恐懼症、恐慌發作、創傷後壓力症候群。

促進情緒穩定與內在新生

🌿 煩躁、深陷的憤怒，與過度喜悅、情緒波動。

🌿 情緒衝突或不穩定伴隨混亂。

🌿 感覺－知覺分離與衝突。

🌿 一般所有致病的（陷入困境）、苦惱的與隱藏的情緒。

鎮靜心靈，促進放鬆

🌿 神經緊張、心跳加速、焦慮、恐懼、恐慌。

🌿 焦慮伴隨易怒與抑鬱。

生理層面的作用機轉－*適用方法為噴霧器吸入、膠囊、肛門栓劑、子宮栓劑、外部應用*

作用向性：神經、肌肉、消化、泌尿、呼吸系統。

主要的診斷功能：放鬆高張性病症／緊證，與重建無力病症／弱證。

主要的放鬆作用

🌿 放鬆全身神經、抑制交感神經系統、迷走神經：高張性病症（緊證）伴隨神

經緊張，一般壓力相關病症。

🌿 強效鎮痛、解痙：範圍廣泛的、涉及平滑肌與橫紋肌的各種急性痙攣性與疼痛性病症，包括緊張性偏頭痛與血管性頭痛，急性與慢性疼痛病症。

🌿 強效鎮靜、催眠大腦：失眠、焦慮、易怒、經前症候群、精神病。

🌿 強效放鬆神經肌肉、抗驚厥：肌肉痙攣與疼痛、關節痛、神經痛、肌肉痛、坐骨神經痛、足底筋膜炎、牙痛、頭痛；半身麻痺、癲癇發作、頭暈、眩暈、昏迷。

🌿 強效放鬆心血管（血管擴張劑、降壓劑）：心悸、心跳過速、心律不齊、心前區疼痛、高血壓、凍瘡。

🌿 放鬆呼吸系統（緩解支氣管痙攣、輕度消炎）：哮喘（所有類型）、百日咳、哮吼、所有痙攣性與神經性咳嗽。

🌿 放鬆胃腸道：神經性消化不良、腸絞痛、大腸激躁症、胃酸過多。

🌿 放鬆泌尿道：痛性尿淋瀝、排尿困難的神經性膀胱。

🌿 放鬆子宮：痛經伴隨重度痙攣。

🌿 平息性慾、使性慾減退：過度性刺激、慕雄狂、求雌癖。

🌿 退熱：發熱。

🌿 降低甲狀腺功能：功能性甲狀腺功能亢進。

主要的修復作用

🌿 修復神經與大腦：慢性交感神經系統亢奮導致的神經衰弱、神經失常、慢性壓力相關病症，易怒型抑鬱、精神／情緒疲勞或倦怠。

🌿 利尿、化石：排尿疼痛、結石尿、泌尿道結石。

🌿 通經：月經不調。

🌿 抗氧化。

主要的抗微生物作用

🌿 抗菌：細菌感染，包括假單胞菌，特別是涉及呼吸道，包括鼻炎、鼻竇炎、

中耳炎、咽炎、支氣管炎；與消化道感染，包括口瘡、胃炎、腸炎伴隨腹瀉。

🌿 中度抗真菌：輕度的真菌感染。

協同精油組合

🖋 馬鬱蘭＋歐薄荷：解痙，適用於壓力相關的胃腸道痙攣、疼痛、腸絞痛、大腸激躁症。

互補精油組合

🖋 馬鬱蘭＋薰衣草：鎮靜神經與心臟，適用於所有急性壓力相關病症伴隨焦慮、失眠、易怒、心悸等。

🖋 馬鬱蘭＋橙花：鎮靜與修復神經系統、抑制交感神經系統，適用於慢性壓力或疾病相關的亢奮病症，伴隨神經衰弱、虛弱。

🖋 馬鬱蘭＋快樂鼠尾草：解痙、鎮痛與鎮靜神經，適用於急性、疼痛性、痙攣性痛經，急性經前症候群伴隨易怒。

🖋 馬鬱蘭＋羅馬洋甘菊：解痙、陣痛、催眠，適用於急性、痙攣性病症伴隨疼痛、焦慮，適用於所有重度急性高張性病症。

🖋 馬鬱蘭＋絲柏：止咳，適用於痙攣性咳嗽，尤其是來自於情緒失調。

🖋 馬鬱蘭＋依蘭：降低血壓、擴張血管，適用於高血壓、心跳過速。

🖋 馬鬱蘭＋藍艾菊／德國洋甘菊：擴張支氣管、消炎，適用於所有哮喘病症，包括神經性哮喘。

🖋 馬鬱蘭＋綠薄荷：放鬆泌尿道，適用於痛性尿淋瀝、神經性膀胱伴隨排尿困難。

外用時的作用機轉－*濕敷、擦劑、乳液與其他美妝保養方式*

皮膚護理：油性膚質。

🌿 清潔劑、消炎：粉刺、痤瘡、濕疹。

🌿 鎮痛、止痙：肌肉與關節痠痛、疼痛、痙攣與抽筋，坐骨神經痛與其他神經痛、頭痛、扭傷、拉傷、瘀傷、凍瘡。

治療注意事項：馬鬱蘭精油具有提振子宮平滑肌的作用，懷孕期間禁用。

藥理作用注意事項：無。

配製原則

- 薰香：於水中加入 2-3 滴。
- 按摩油：稀釋 2-5% 於乳液或植物基底油中。
- 擦劑：稀釋 2-10% 於植物基底油中。
- 膠囊：在些許橄欖油中加 2-3 滴。

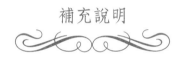

補充說明

　　馬鬱蘭不僅是來自花園與廚房的唇形花家族知名藥草，也是用藥歷史悠久，可追溯到埃及的傳統歐洲藥方。傳統希臘醫學的醫生，給予此藥方高度的評價，尤其是在羅馬帝國蓋倫時期。其精油從 19 世紀中葉開始生產，從生理與心理角度來看，它已成為一味重要的放鬆藥方。

　　馬鬱蘭香氣濃郁、草本且令人耳目一新，在治療各種緊張或高張性病症方面極為靈活。它是幾種具有青綠、鎮靜香氣能量的中調精油之一，其中包括薰衣草與快樂鼠尾草等。馬鬱蘭有效且值得信賴的放鬆、解痙與鎮痛作用，可以治療任何平滑肌器官的**痙攣**、**疼痛**，與涉及**全身神經緊張**的**緊證**。幾個世紀以來，在歐洲的草藥藥典中，無數草藥與精油配方皆使用馬鬱蘭為主要的成份，用於治療從急性哮喘與心跳過速，到腸絞痛、痛性尿淋漓與痛經等嚴重的緊證，這些病症在中醫學歸屬各種氣滯的範疇。與快樂鼠尾草一樣，此精油是可靠的大腦鎮定劑，適用於**精神躁動**的急性發作期，不論原因為何，此精油在促進休息與睡眠方面，都有相當的成效。

　　馬鬱蘭高含量的單萜醇在酯類的協同作用支援下，很大程度地解釋了其放鬆作用。然而，有趣的是，可以看到此精油亦含有相等高含量的單萜烯族群。就香氣能量而言，馬鬱蘭也相應地具有清新穿透與振奮精神的效果。自古以來，不同文化在不同程度上，表達了馬鬱蘭所產生的溫暖，與對人生的欣快感覺，顯示出馬鬱蘭的雙重性質，使各時代的草藥師深深著迷。

　　馬鬱蘭的作用，一方面是放鬆與降緩，能治療常見於氣滯生熱的緊證發熱，以及陰虛導致的虛熱擾神。另一方面則是修復作用，來自單萜烯與單萜醇清新甘甜的香氣能量，使馬鬱蘭與薰衣草一樣，能夠治療慢性陰虛。次要的修復作用，主要針對中樞神經系統，主要的適應症為慢性交感神經系統亢進，所導致的**神經衰弱**病症，如焦慮伴隨疲勞、易怒型抑鬱與神經失常。同時，具有放鬆與修復作用的馬鬱蘭，與西方植物藥方中相當重要的纈草根十分相似。

　　馬鬱蘭的青綠、略帶柑橘調與明顯穿透的性質，在心理層面的應用代表什麼呢？最主要是支持**情感更新**的潛力。關於這一點，有趣的是，馬鬱蘭與古埃及神奧西裡斯有關，奧西裡斯註定一生中不斷死亡與重生。耐人尋味的是，情感的再生，主要來自個人釋放長期苦惱情緒的能力。例如馬鬱蘭與絲柏，傳統上常用於支援哀悼失去親人的悲傷。在這樣的情況下，我們可以解釋為這是有說服力的傳統作法。

　　馬鬱蘭是能幫助個體釋放，並消除持久、鬱積情緒的最好芳香藥方之一。透過支持，重新組合真實的情感來源、平息與化解衝突與矛盾，具體地執行情感的更新。

　　此精油將情感深度轉化的能力，能帶出耳目一新的、更新的情感力量與穩定感。與義大利永久花一樣，馬鬱蘭能夠從根源上，處理根深蒂固的情感衝突與不穩定。最終，馬鬱蘭可以潛在地幫助個體建立充滿活力的、真實的情感真相，而非以無意識衝突為基礎的膚淺感覺與慾望。

山雞椒（May Chang）

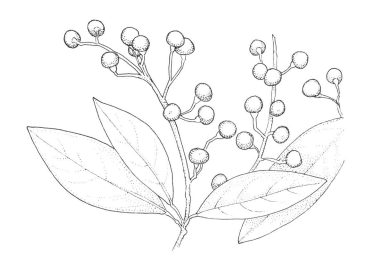

精油基本資料

植物來源：山雞椒（*Litsea cubeba* [Lour.] Persoon）（syn. *Litsea citrata* Blume），
樟科的果實，是原生於華南、台灣與越南的多年生熱帶灌木。

別名：野雞胡椒、山胡椒、芳香木薑子，Myü Tsam Fa（廣東話）、畢澄茄（華語）、
Medang Ayer（馬來語）、Krangean（爪哇語）。

外觀：淡黃色的流動液體，帶有強烈的清新、檸檬青綠與水果甜香。

香氣類型：柑橘、青綠般的前調。

香氣特徵：高強度的前調香氣，持久性差。

萃取方法：七月至九月間進行乾燥果實的蒸餾。

產生 1 公斤精油所需原料：40 至 80 公斤的果實（優質的產量）。

產區：越南、華南、台灣、爪哇。

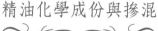

精油化學成份與摻混

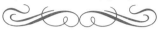

基本成份：

單萜醛	檸檬醛 <74%（citral）、牻牛兒醛 25-40%（geranial）、橙花醛（neral）26-34%、香茅醛 2-10%（citronnellal）
單萜烯	檸檬烯 8-15%（limonene）、α- 松烯 1%（alpha-pinene）、β- 松烯（beta-pinene）、樟烯（camphene）、香檜烯（sabinene）、月桂烯（myrcene）
單萜醇	沈香醇 2%（linalool）、牻牛兒醇 1%（geraniol）
氧化物	1,8- 桉樹腦 2%（1,8-cineole）
酮類	甲基庚烯酮（6-methyl-5-hepten-2-one）
酯類	

摻混可能性：由於產量佳，摻混的可能性為中等。最常見的摻混添加物，是與天然檸檬醛相同的合成檸檬醛。

相關精油：無。從香氣的角度來看，山雞椒精油與檸檬香茅和香蜂草精油類似，但具有更多的果香與較少的草本青綠香氣。它們的化學組成也相似，在臨床作用上，也有相當程度的重疊。

療效作用與適應症

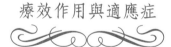

療效性質：不會累積毒性的溫和藥方。

外用安全程度：不會引起皮膚刺激，但是會造成相當程度的皮膚敏感。

具體症狀－*所有應用方法皆宜*

　　精神疲勞、注意力不集中、**分心**、精神錯亂、迷失方向、**垂頭喪氣**、**悲觀**；無情緒波動、**抑鬱**、缺乏判斷力與批判性思考、缺乏遠見與計劃能力；**慢性消化**

問題伴隨消化不良、因壓力而惡化的消化症狀、食慾不振；**慢性頭痛**、全身痠痛與疼痛、肌肉緊張；容易感染真菌疾病；**鬆弛暗沈的皮膚**。

心理層面的作用機轉—*適用方法為薰香、全身按摩*

基本的心理 - 神經 - 內分泌免疫功能與適應症：虛弱病症的提振劑。

可能的腦動力學作用：增強前額皮質的功能。

心理疾患適應症：注意力缺失、抑鬱。

促進情緒內在新生

　　一般所有致病性（徒然、陷入困境）的情緒與苦惱的感覺，尤其是來自過去的負面經驗。

提昇樂觀心態與警覺心

🌿 沮喪、失去希望、悲觀、負面思考。

🌿 意識混沌、專注力與注意力不足、分心。

促進清晰的判斷、洞察力與遠見

🌿 判斷能力不足、缺乏洞察力與批判性思考。

🌿 喪失遠見與計劃能力。

🌿 喪失視覺化與構想能力。

生理層面的作用機轉—*適用方法為噴霧器吸入、膠囊、肛門栓劑、外部應用*

作用向性：神經、消化、淋巴、循環系統。

主要的診斷功能：鎮定高張性病症 / 緊證、降緩亢進熱證的病症、緩解瘀堵的病症。

主要的放鬆與降緩作用

🌿 放鬆神經與神經心臟：鎮靜、冷卻、舒張血管：高張性病症（緊證）與亢進病症（熱證），尤其是伴隨痙攣、發炎、疼痛的症狀，高血壓、心律不整、心跳過速、心悸、自主神經失調。

🌊 鎮定與放鬆胃腸道；鎮痛、解痙、消炎：胃痛與腸絞痛、大腸激躁症、發炎性腸道疾病、結腸炎。

🌊 止吐：噁心、嘔吐。

🌊 放鬆肌肉、鎮痛、解痙、消炎：肌肉緊張與疼痛、急性關節炎性與風濕性疼痛與炎症、肌腱炎、頭痛。

🌊 冷卻、退熱：短暫發熱、潮熱、發熱。

🌊 止汗：汗出過多。

主要的提振與緩解瘀堵作用

🌊 提振消化道、健胃、開胃、驅風：上消化道功能不全，伴隨消化不良、脹氣、食慾不振。

🌊 緩解毛細血管與淋巴阻塞：淋巴阻塞、淋巴結腫大、乳房纖維性囊腫、卵巢囊腫、脾腫大。

🌊 解除代謝與微生物中毒、利尿：一般的代謝與微生物中毒，包括腸道菌落失衡。

🌊 促雌激素分泌（未證實）。

🌊 抗腫瘤（未證實）。

抗微生物作用

🌊 抗病毒：病毒感染，包括單純性皰疹、傳染性軟疣，包括帶狀皰疹、唇皰疹、生殖器皰疹。

🌊 抗真菌：曲黴菌屬引起的真菌感染，包括曲黴菌病、念珠菌病。

🌊 抗菌：細菌感染，包括金黃色葡萄球菌、大腸桿菌、幽門螺旋桿菌，消化道潰瘍。

協同精油組合

✍ 山雞椒＋檸檬香茅：放鬆神經與心血管，適用於焦慮、失眠、高血壓、血管痙攣。

✑ 山雞椒＋檸檬香茅：緩解淋巴阻塞、利尿、解毒，適用於淋巴結腫大、乳房纖維性囊腫、一般代謝或微生物中毒。

✑ 山雞椒＋檸檬香茅＋薰衣草：退熱、解毒，適用於一般發熱，特別是細菌感染時。

✑ 山雞椒＋檸檬尤加利：消炎與鎮痛，適用於急性關節炎性與風濕性病症，以及急性泌尿道發炎與疼痛。

互補精油組合

✑ 山雞椒＋依蘭：放鬆心臟，適用於心跳過速、心律不整。

✑ 山雞椒＋甜羅勒：放鬆腸道與鎮痛，適用於腸絞痛與疼痛。

✑ 山雞椒＋德國洋甘菊：消炎與解痙攣，適用於所有發炎性與痙攣性胃腸道疾病。

✑ 山雞椒＋甜茴香：提振消化道與驅風，適用於脹氣、腹脹、食慾不振。

✑ 山雞椒＋寬葉薰衣草 / 乳香：鎮痛，適用於多種痠痛與疼痛，特別是肌肉、關節、胸部與腹部。

外用時的作用機轉－*濕敷、擦劑、乳液與其他美妝保養方式*

皮膚護理：油性膚質。

🍃 收斂、殺菌：疲倦、阻塞的皮膚，毛孔粗大，痤瘡、癤、皮膚感染。

🍃 解毒：粉刺與斑點。

🍃 提振淋巴回流、緩解淋巴阻塞：淋巴結腫大、淋巴淤滯、水腫。

🍃 消炎：發炎，包括痤瘡、疔癤、皮膚炎。

🍃 止汗：汗出過多、皮膚與頭皮出汗。

🍃 強效去味芳香、殺菌，適用於局部與居家環境擴香。

🍃 驅蟲、驅壁蝨、殺蟲、殺蟎：蚊子、蝨子、跳蚤、壁蝨（藥膏、乳霜）。

治療注意事項：對於大部分的內臟系統來說，山雞椒是系統性的清熱放鬆劑，因此禁用於所有衰弱病症／寒證，與低張性病症／弱證。這些病症包括慢性循環不良、低血壓、虛弱與神經衰弱伴隨抑鬱。山雞椒僅能應用於急性炎症與發熱，而非慢性。

藥理作用注意事項：如果在按摩、擦劑或面部護理等外用時重覆使用山雞椒，需注意是否有任何可能的皮膚敏感跡象。避免使用山雞椒於敏感或受損的皮膚，且不能超過以下配製原則的稀釋度。在攝護腺腫大的案例上，需謹慎或避免使用。懷孕期的首三個月需避免使用。

配製原則

- 薰香：於水中加入 2-4 滴。
- 按摩油：稀釋 2-3% 於植物基底油中。
- 擦劑：稀釋 3-6% 於植物基底油中。
- 膠囊：在些許橄欖油中加 2-3 滴。

補充說明

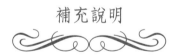

　　樟科家族中的芳香山胡椒或山雞椒樹原產於台灣、中國華南與印尼。它帶有檸檬味與辛香的漿果，可產出傳統烹飪中的胡椒香料，尤其在台灣的泰雅族原住民部落經常使用。此種漿果的蒸餾精油因其檸檬醛含量，在無酒精飲料與香氛產業中受到大量使用。如今，它以山雞椒之名，成為精油治療界眾所周知的重要芳香藥方。

　　根據我們在中國華南的親身研究，英文名稱「May chang」是一個中國人創造的，是其粵語名稱「Myu Tsam Fa」的衍生詞，其字面意思是「May」（五月）「Tsam（某個姓氏）花」。事實上，此樹雪白的花團在春天盛開，很可能體現了

一年中這個季節開始蠢蠢欲動的再生本能。

　　透過提振毛細血管、淋巴管、腎臟與膀胱的排除途徑，山雞椒精油對代謝與微生物毒素，均具有良好的全身性解毒作用，春季大掃除的概念在此顯然易見。淋巴結腫大與乳房纖維性囊腫，山雞椒緩解阻塞作用具有極佳反應的多種病症之二，作用機制為消除腫脹並破壞結節。山雞椒具有高含量的檸檬醛，在微生物層面能夠減少可能存在的任何**病毒**、**真菌**或**細菌菌數**。因此，當排除毒素為當務之急時，此精油在臨床上，對於細菌感染的治療收尾至關重要。

　　山雞椒無價的效用，不僅在於抗感染作用，還具有清熱、減輕躁動與疼痛的能力，適用於表現出高熱、疼痛與躁動不安的感染病症。與檸檬香茅精油一樣，此芳香藥方有出色的退熱與消炎特質，適用於治療全身性或局部性的**急性發熱**病症。因此，可以用於多種急性發炎病症，尤其是關節炎。

　　在神經系統的軸線上，吸收進入身體的山雞椒精油，能行使良好的放鬆作用，並能鎮靜神經與放鬆血管。趨向**發熱**的**緊張**、**高張性病症**的個體；表現出影響心血管、神經肌肉與消化系統的**痙攣**、**疼痛**與**發炎**等，都是山雞椒的治療範圍。山雞椒漿果傳統上會熬煮成湯，以緩解胃痛與腹痛。今天，這味鎮痛、解痙的精油，能適用於消化道的各種痙攣性與發炎性病症。

　　根據推測，山雞椒精油中的檸檬醛，可能具有雌激素的作用，研究也顯示出這方面的表現。檸檬醛與牻牛兒醛的協同作用，也可能出現抗腫瘤效果。但是這兩種作用尚未有任何明確的結論，我們仍在等待支持性的臨床證據。

　　有趣的是，山雞椒精油不僅僅是生理上的解毒劑，也能作用於情感層面。當使用嗅入途徑時，此精油強大的清新、柑橘調、青綠香氣特質，能媲美檸檬馬鞭草。它對心靈層面的影響是廣泛且澄清的，透過作用於前額皮質，山雞椒不僅能像清新醒鼻類精油一樣，能提升注意力與警覺性；也能像泉湧般的春季能量一般，在悲觀、消極思考與失去遠見的情況下，創造未來的樂觀、遠見與前瞻性。當嗅入此極度振奮人心的精油時，仍要保持著常見後現代犬儒主義的姿態，是不可能的。

　　與其春季再生能量的協同作用下，山雞椒的青綠香氣特質也告訴我們，它在於情緒轉化方面的潛力，這也是使山雞椒能瞬間吸引注意的特點。當作為升級版的藍艾菊時，山雞椒能幫助我們釋放心靈深處的消極、苦惱的感覺，而對於這些感覺，我們其實有早該丟棄的自知之明。山雞椒給予我們的禮物是什麼？提供了清新、積極的體驗，以及我們從不知道存在感覺的開放空間。與許多其他柑橘、青綠香氣的芳香精油一樣，在更廣大的文化層面上，山雞椒被視為極為關鍵的精油，能夠帶領我們由犬儒主義走向樂觀主義，使朝向積極未來的願景更為明確。

玫瑰草（Palmarosa）

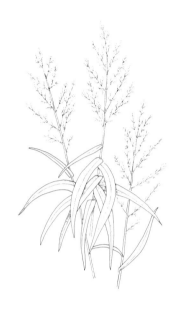

精油基本資料

植物來源： 玫瑰草（*Cymbopogon martini* Stapf. var. *motia*）（syn. *Cymbopogon martini* [Roxb.] J.F. Watson），禾本科的草本全株，是原生於印度南部的多年生熱帶草本植物。

別名： 馬丁香、羅莎、Russa，Motia（印度語）、Palmarosa（法語、德語、義大利語、西班牙語）。

外觀： 介於淡黃色與綠色間的半黏稠液體，帶有輕柔的玫瑰甘甜草本香氣，與些微柑橘前調。

香氣類型： 甘甜、些微檸檬香氣的中調。

香氣特徵： 中強度的中調香氣，持久性中等。

萃取方法： 於四、五月，以及九月至十二月間，進行新鮮或乾燥草本全株的蒸餾。

產生 1 公斤精油所需原料： 50 至 70 公斤的草本全株（非常優質的產量）。

產區：印度、爪哇、尼泊爾、馬達加斯加、巴西、瓜地馬拉、宏都拉斯。首次的蒸餾開始於 18 世紀的印度。

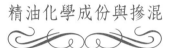

精油化學成份與摻混

基本成份：

單萜醇 80-95%	牻牛兒醇 70-85%（geraniol）、沈香醇 2-4%（linalool）、香茅醇（citronellol）、橙花醇（nerol）
萜類與脂肪族酯 11-42%	乙酸牻牛兒酯 5-25%（geranyle acetate）、甲酸牻牛兒酯 5-15%（geranyle formiate）、丁酸牻牛兒酯（geranyle butyrate）、異丁酸牻牛兒酯（isobutyrate）、己酸牻牛兒酯（caproate）
倍半萜醇	欖香醇（elemol）、金合歡醇（farnesol）
倍半萜烯	石竹烯（caryophyllene）、欖香烯（elemene）、蛇麻烯（humulene）

摻混可能性：由於產量優良，摻混的可能性為中等。有時會使用來自香茅精油的天然牻牛兒醇或合成的牻牛兒醇，使玫瑰草的香譜更為廣泛。經典的摻混，是使用植物學上相關的薑草（gingergrass）精油，而其牻牛兒醇含量低。

相關精油：檸檬香茅（*Cymbopogon martini*）帶有典型的檸檬草本香氣；很容易混淆的是薑草（*Cymbopogon martini* var. *sofia*），薑草也以羅莎草（Russa 或 Rosha）為人所知，帶有濃郁青綠生薑香調。

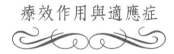

療效作用與適應症

療效性質：不會累積毒性的溫和藥方。

外用安全程度：不會引起皮膚刺激與敏感。

具體症狀－*所有應用方法皆宜*

情緒混亂、**情緒波動**、煩躁、**分心**、**消極情緒**、喪失洞察力、垂頭喪氣、情

緒分離與退縮、不安全感；**長期疲勞、失眠**、心悸；**慢性消化問題**、體重減輕；痛經、乾燥暗沈的皮膚。

心理層面的作用機轉－*適用方法為薰香、全身按摩*

基本的心理 - 神經 - 內分泌免疫功能與適應症：調節失調的病症。

可能的腦動力學作用：降低深層邊緣系統的亢進。

心理疾患適應症：成癮症，包括食物成癮、共依存症、精神分裂狀態、恐慌症。

促進情緒清晰與樂觀心態

🌿 混淆、糾結的關係。

🌿 判斷力不足、缺乏洞察力。

促進情緒穩定與整合

🌿 情緒混淆、情緒波動。

🌿 持久的悲傷、焦慮或羞愧。

🌿 焦慮、恐懼。

生理層面的作用機轉－*適用方法為噴霧器吸入、膠囊、肛門栓劑、子宮栓劑、外部應用*

作用向性：神經內分泌、心血管、消化、生殖系統。

主要的診斷功能：修復低張性病症／弱證、平衡失調病症。

全身性的修復作用

🌿 適用於多種低張性病症／弱證。

🌿 修復神經系統：神經衰弱、虛弱、倦怠、抑鬱。

🌿 修復心臟系統：心臟虛弱伴隨心悸；慢性壓力相關心臟疾病，包括高血壓或低血壓，任何一般慢性病症。

🌿 修復微生物菌落：類益生菌、解毒、抗真菌，抗菌；腸道菌落失衡伴隨排便不規則（腹瀉或便秘）、微生物中毒、慢性腸道寄生蟲；吸收不良症候群伴

隨疲勞、體重減輕。

🪷 緩和與修復胃腸道：組織再生、消炎，腸道通透率過高，伴隨食物敏感／過敏、麩質敏感、消化性潰瘍、潰瘍性結腸炎、發炎性腸病（IBD）、沾黏。

🪷 修復與調節腎上腺皮質（未證實）：腎上腺疲勞與失調。

🪷 輕度修復卵巢與子宮、輕度修復與調節荷爾蒙：雌激素或孕激素缺乏引起的輕度荷爾蒙疾病。

🪷 輕度調節與修復胰腺（血糖）：高血糖與低血糖。

🪷 肝臟解毒（未證實）：肝臟阻塞、代謝性中毒（未證實）。

🪷 抗腫瘤（未證實）。

🪷 擴張血管擴張、降壓：頭痛、高血壓。

🪷 鎮痛、解痙：神經痛（包括坐骨神經痛），肌肉痙攣與抽筋、風濕性疼痛。

🪷 退熱：發熱。

🪷 調節甲狀腺（未證實）。

抗微生物作用

🪷 廣譜抗感染：抗菌、消炎、免疫刺激，各種各樣的感染，特別是口腔、胃腸道、泌尿生殖、皮膚與呼吸系統。

🪷 強效抗真菌：真菌感染，包括念珠菌屬、毛癬菌屬、表皮藻屬、麴黴屬，包括鵝口瘡、腸道菌落失衡、念珠菌病（所有類型）、股癬、圓癬／癬（所有類型）。

🪷 強效抗菌：細菌感染，包括胃腸炎、腸道菌落失衡、喉炎、鼻竇炎、中耳炎、支氣管炎、尿道炎、膀胱炎、陰道炎、宮頸炎、披衣菌。

🪷 抗病毒，病毒感染，包括喉炎、鼻竇炎、腸炎、病毒血症、皰疹。

協同精油組合

✐ 玫瑰草＋薰衣草：修復神經與抗抑鬱，適用於慢性神經衰弱、虛弱、抑鬱。

✐ 玫瑰草＋薰衣草：修復心臟，適用於任何原因導致的心臟衰弱。

✐ 玫瑰草＋快樂鼠尾草：修復神經，適用於慢性神經衰弱與倦怠。

✐ 玫瑰草＋沈香醇百里香：抗真菌與抗菌、修復消化道，適用於腸道菌落失衡、腸道通透率過高、念珠菌病，外用殺菌，適用於皮膚感染（需稀釋）。

✐ 玫瑰草＋天竺葵：抗真菌，適用於所有真菌感染，包括真菌性腸道菌落失衡、念珠菌。

互補精油組合

✐ 玫瑰草＋綠花白千層：廣譜抗感染與消炎，適用於廣泛的急性真菌、病毒與細菌感染。

✐ 玫瑰草＋乳香：修復心臟，適用於慢性心臟虛弱。

✐ 玫瑰草＋廣藿香：抗真菌與抗菌、類益生菌、修復腸道菌落，適用於真菌導致的菌落失衡、慢性排便不規律、念珠菌病。

✐ 玫瑰草＋檸檬香茅：抗真菌、修復腸道菌落，適用於真菌導致的菌落失衡、慢性排便不規律、念珠菌病。

✐ 玫瑰草＋藍艾菊：修復胃腸道、消炎、抗過敏，適用於消化道虛弱伴隨腸道通透率過高、食物過敏／敏感、消化道潰瘍、潰瘍性結腸炎。

✐ 玫瑰草＋茶樹：修復胃腸道、抗真菌、消炎，適用於消化道衰弱伴隨腸道菌落失衡與腸道通透率過高、消化道潰瘍、潰瘍性結腸炎、發炎性腸病、微生物中毒。

✐ 玫瑰草＋岩蘭草：修復胃腸道與全身，適用於消化道衰弱伴隨慢性疲勞、吸收不良、腸道通透率過高。

外用時的作用機轉－*濕敷、擦劑、乳液與其他美妝保養方式*

皮膚護理：乾性、敏感性與混合性膚質。

❦ 潤膚、止癢：乾燥／暗沈／發炎的皮膚、乾性或濕性的皮膚炎／濕疹、痤瘡、搔癢。

🕯 皮膚再生：大多數的慢性皮膚病症，包括疤痕、濕疹、皺紋、毛細血管破裂。

🕯 創傷修復、組織修復、消炎、殺菌、鎮痛：傷口（包括感染、膿液、慢性），割傷、瘡。

🕯 抗真菌：真菌性皮膚感染，包括圓癬、足癬、甲癬、尿布疹。

🕯 鎮痛、解痙：神經痛（包括坐骨神經痛）、肌肉痙攣與抽筋、風濕性疼痛。

🕯 驅蟲。

治療注意事項：無。

藥理作用注意事項：無。

配製原則

🕯 薰香：於水中加入 2-5 滴。

🕯 按摩油：稀釋 2-5% 於植物基底油中。

🕯 擦劑：稀釋 5-10% 於植物基底油中。

🕯 膠囊：在些許橄欖油中加 2-3 滴。

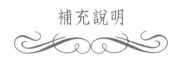

補充說明

　　玫瑰草是原生於印度，而後向南從印度洋群島蔓延至馬達加斯加島，向東至泰國與印尼。今日，它與檸檬香茅一樣，在世界上受到廣泛的栽植。玫瑰草雖然在植物學上與檸檬香茅和薑草密切相關，其精油的化學成份卻反映出擁有相當不同的香氣特質。玫瑰草的甘甜、玫瑰味與些微檸檬味的基礎，是單萜醇與酯類，而不是檸檬香茅中檸檬味的檸檬醛。由於高含量的牻牛兒醇所散發出玫瑰般的香氣，使其成為 19 世紀時，土耳其香氛業者用以偽造土耳其玫瑰精油的原料。對這些業者來說，要使玫瑰草更上一級，只需要將它稱為「土耳其天竺葵」。

　　玫瑰草的治療應用，在於與其他精油的協同作用。它是茶樹、沈香醇百里香，與其他以單萜醇為主的抗感染精油的優良替代品或增效劑。與千層屬（Melaeucas）精油一樣，玫瑰草的確具有良好、廣譜的抗微生物能力，然而毫無疑問地，其強項在於治療**真菌**與**細菌**的感染。以牻牛兒醇與沈香醇為主的化學組成，充分地支持這一點。再者，玫瑰草與薰衣草相似，因其皮膚再生與組織修復的能力，而應用於皮膚護理。在這方面，玫瑰草優異的保濕特質，使其在照顧乾燥、敏感的皮膚病症方面，略勝薰衣草一籌。

　　這些臨床作用雖然經過了時間的考驗和證實，它們並不能代表整個玫瑰草。臨床經驗顯示，經由口服途徑的玫瑰草精油，儼然成為修復腸道的重要藥方。首先，它是少數也可能是唯一，能同時具有類益生菌與解毒作用的微生物菌落修復劑；它可能是唯一具有益生菌作用的精油，雖然其中的機制尚不清楚。這樣的雙重作用，能支持腸道內的健康共生，同時消除致病菌株，從而得以用真正全面的方式，解決當今常見的**腸道菌落失衡**。玫瑰草能增加營養的吸收，正是透過這種修復微生物菌落的作用。

　　其次，玫瑰草的組織修復與消炎作用，使其成為腸道整體優良的修復劑。它的應用可推及另外一種肆虐於現代的病症，那就是**腸道通透率過高**，又稱為腸漏症，以及後續引起的食物敏感。更不用說其他發炎性腸病，比如麩質不耐症。從診斷的觀點來看，我們可以總結，玫瑰草的適應症為治療**慢性消化道弱證**，尤其是涉及腸道菌落失衡與腸道通透率過高。在中醫學中，這些症狀屬於脾氣虛與濕毒的範疇。

　　無論給藥途徑為何，玫瑰草與薰衣草一樣，是心臟與神經系統良好的修復劑，適用於同時表現出**神經**與**心臟衰弱**的個體。雖然此精油本身並非心臟放鬆劑，其滋養神經心臟系統的作用，卻能出色地治療慢性壓力相關心臟病症。玫瑰草應該要與山楂（*Crataegus oxyacantha*）一樣，應用於任何慢性疾病、過度運動的個體，以及與年長相關的心臟虛弱，它能提供迫切需要的心臟神經支援。

　　有趣的是，儘管缺少天竺葵深厚的麝香甜味，玫瑰草中牻牛兒醇的含量遠高

於天竺葵。理論上，這應該說明了牻牛兒醇在肝臟解毒、肝癌，以及平衡女性荷爾蒙方面的應用是有效的，然而，這些作用還未經由臨床實踐結果證實。與天竺葵相比，玫瑰草對性荷爾蒙與血糖荷爾蒙兩者的調節作用，已被證明是溫和且較不可靠的。

在情感層面上，帶有經典甘甜香氣特質的玫瑰草，是能量心氣的修復劑，能治療情感匱乏的病症。此精油滋養、支持與柔化的特質，使其對情緒低落或僵硬，以及情感否定或單純解離的個體，非常有幫助。並且，玫瑰草結合了玫瑰甜香與檸檬特質，對受到情感否定的影響而失去洞察力，或與自我感覺連結的個體，非常有益。憑藉其柔和，具有啟發性與開放性的氣質，當真實的感覺與偽裝的假我之間，即在感覺與思想之間存在著衝突時，它可以作為真正的整合媒介。同樣地，玫瑰草也是心的感覺和與腸道神經系統相關的自發性、本能的直覺之間的溫和調節媒介。

廣藿香（Patchouli）

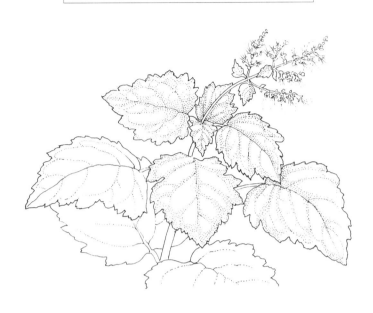

精油基本資料

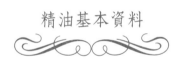

植物來源：廣藿香（Pogostemon cablin [Blanco] Bentham），脣形科的草本全株（包括葉與梗），是廣泛種植並原生於印尼與菲律賓的多年生熱帶開花草本灌木。

別名：Puchaput（印度語）、Nilam wangi（印尼語）、Phimsen（泰語）、霍香（普通話）、Patchouli（法語、德語）。

外觀：介於深橙色至暗琥珀棕色之間的黏稠液體，帶有濃郁的甜木根香氣，通常有淡淡的辛香隱調與類似葡萄酒的青綠花香。隨著時間流逝，香氣中的薄荷綠葉與濕潤土質香氣消退，而變得越來越香甜、濃郁、圓潤與滑順。許多生產者會在精油上架販賣之前，讓其進行適當的陳化。需注意的是，延長蒸餾的時間，也能產生類似陳化的酒香。

　　使用傳統的鐵蒸餾器蒸餾出的廣藿香精油，鐵質會釋出滲入精油中，因此顏色較深，香氣也更加深層、土質與穿透，這些精油被稱為深暗廣藿香。顏色為淺

橙色，香氣較清淡、淺層而偏向葡萄酒香的廣藿香精油，通常是在不鏽鋼的蒸餾器中蒸餾，因此被稱為淺淡廣藿香。然而，若將深暗廣藿香分餾、分子蒸餾或化學漂白而移除鐵質後，亦可獲得淺淡廣藿香精油。有許多的製程，也會把使用不鏽鋼蒸餾得到的淺淡廣藿香，進行額外的漂白過程。

香氣類型：帶有木質與輕微根系的基調。

香氣特徵：中強度的基調香氣，持久性佳。

萃取方法：整年皆能進行乾燥草本葉片的蒸餾。為了獲得完整與優質的產量，首先需將葉片乾燥，並在不發霉的前提下，稍微發酵後再進行蒸餾。乾燥的過程最好在陰涼處或陽光下放置約三天，然後將葉子從莖上撕下來，裝入籃子或紮成大捆，讓葉子間歇、輕度的發酵，類似煙草的保存過程。另外一種雖然不是首選的方式，在商業上卻是相當引人注意的替代方法——使用過熱蒸氣將葉子燙洗，正如在裝罐之前將蔬菜進行熱燙處理一樣，或透過其他方式進行輕度發酵。乾燥與溫和發酵的目的，是使細胞膜更具通透性，有助於蒸餾過程中植物細胞壁的破裂，從而釋出更多的精油。

蒸餾時間為 6 至 20 小時，具體取決於生產者的技術與堅持。產生優質廣藿香精油的必須條件，是低壓與長時間的蒸餾，最精華的分餾物質，會在蒸餾的最後階段產生。蒸餾而得的精油，最後會經過過濾，以除去任何植物或其他不必要的雜質。

產生 1 公斤精油所需原料：30 至 50 公斤的乾燥草本（優質的產量）。

產區：印度尼西亞（蘇門答臘和蘇拉威西島）、馬來西亞、塞席爾共和國、印度、馬達加斯加、華南、巴西。第一批專門用於生產精油植栽的的種植園，於 1835 年時在馬來西亞檳城成立，使用的是最初從菲律賓進口的植株。其後，爪哇很快地成為主要生產地。到 19 世紀後期，大部分的廣藿香精油都是進口原料後，於歐洲進行蒸餾而得，以確保香水生產的供應穩定。

精油化學成份與摻混

基本成份：

倍半萜烯 40-45%	α- 布黎烯 10-26%（alpha-bulnesene）、α- 癒創木烯（alpha-guaienes）6-15%、香橙烯 10-21%（aromadendrene）、塞席爾烯 5-12%（seychellene）、α- 廣藿香烯 2-7%（alpha- patchoulene）、β- 廣藿香烯（beta-patchoulene）1-5%、石竹烯 2-4%（caryophyllene）、環塞席爾烯（cycloseychellene）、蛇麻烯（humulene）、杜松烯（cadinene）
倍半萜醇 35-45%	廣藿香醇 24-50%（patchoulol）、降廣藿香醇（norpatchoulenol）、刺蕊草醇（pogostol）、布黎醇（bulnesol）、癒創木醇（guaiol）
倍半萜酮	廣藿香酮（patchoulenone）
環氧倍半萜烯	環氧庚烯（epoxygaiens）、環氧石竹烯（epoxycaryophyllene）、環氧癒創木烯（epoxybulnesene）
吡喃酮類	（pyranones）
倍半萜類鹼	廣藿香吡啶（patchoulipyridine）、蓋吡啶（gaiapyridine）
羧戊基 - 環丙酸	（carboxy-pentyl-cyclopropanic acid）
單萜烯，微量	松烯（pinene）、檸檬烯（limonene）

摻混可能性：從歷史上有記錄，一直到今天為止，廣藿香精油是最常見的摻混精油之一。其植物來源中，通常會包含多種其他物種與屬，或不同種屬單獨蒸餾後，再添加到真正的廣藿香精油中。在東南亞的各個地區中，最常見的摻混植株來源是爪哇廣藿香（*Pogostemon heyneanus* Bentham, syn. *P. patchouli*）、中國廣藿香（*Microtoena insuavis* [Hance] Prain ex Briquet），與完全不相關、來自印度的古芸香脂（*Dipterocarpus turbinatus* Gaertner and spp.）、還有錦葵科的野棉花（*Urena lobata* L.）與左手香（*Plectranthus patchouli*）。

其他用於分割，甚至重組廣藿香精油最終產物的常用精油，包括倍半萜烯含量高的甜木質精油，以及例如各種雪松（*Cedrus* spp.）、古巴樹脂（Copaiba）、華澄茄（Cubeb）與丁香，再如乙酸甲酯與乙酸異龍腦酯等合成成份。

相關精油：爪哇廣藿香，也稱為印度廣藿香，一般認為是功效遠不及廣藿香的次級品，通常單獨以廣藿香精油之名販賣。

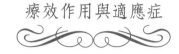

療效作用與適應症

療效性質：不會累積毒性的溫和藥方。

外用安全程度：不會造成皮膚刺激與敏感。

具體症狀─所有應用法皆宜

　　不安全感、焦慮、逆來順受、**幻想或妄想的分離**、**過度敏感**、恐懼、**情緒與性壓抑**、**憂慮與煩躁不安**、**分散與重複的思考**；**慢性消化問題**、痠痛與疼痛；性慾低下；**靜脈曲張**；油性或粗糙的皮膚。

心理層面的作用機轉─適用方法為薰香、全身按摩

基本的心理 - 神經 - 內分泌免疫功能與適應症：放鬆亢進病症，感覺─情緒失調病症的感覺統合劑。

可能的腦動力學作用：降低基底神經節與扣帶迴的功能亢進。

心理疾患適應症：注意力不足過動症、創傷後壓力症候群、強迫症、解離症、感覺統合疾患、失讀症、自閉症、性慾低下。

穩定情緒與促進認知靈活性

🕉 擔憂、固執、強迫。

🕉 重複或分散性思考。

提升力量與穩定性

🕉 不安全感、容易受傷、喪失安全感。

🕉 持久的恐懼或歡欣、焦慮。

🕉 妄想意念。

促進整合與去抑制

🌿 解離症、脫離感、知覺 / 感覺分離。

🌿 感覺剝奪與裂解。

🌿 情緒、感官與性抑制。

生理層面的作用機轉－*適用方法為膠囊、噴霧器吸入、肛門栓劑*

作用向性：神經內分泌、消化、循環系統。

主要的診斷功能：緩解高張性病症 / 緊證，與修復低張性病症 / 弱證。

主要的放鬆作用

🌿 放鬆神經：催眠，高張性病症（緊證）伴隨躁動不安、易怒、失眠、性焦慮，慢性壓力相關病症，尤其是消化道。

🌿 鎮痛：疼痛，包括平滑肌痙攣引起的疼痛，頭痛、腸絞痛、心絞痛、神經肌肉疼痛。

🌿 放鬆胃腸道（消化道）：輕度解痙；慢性消化不良、絞痛、腹瀉、腹部不適或疼痛，粘液性結腸炎型大腸激躁症。

主要的修復作用

🌿 抗真菌、重建腸道菌落：腸道菌落失衡、念珠菌病。

🌿 修復胃腸道：收斂、抑制粘液分泌、組織再生性、消炎、抗過敏；胃腸道粘液過度分泌、粘液性糞便、腹瀉，腸道通透性過高伴隨食物過敏或敏感、麩質敏感、消化性潰瘍、潰瘍性結腸炎、發炎性腸道疾病、沾黏。

🌿 止吐：噁心、嘔吐、動暈症。

🌿 緩解靜脈阻塞、修復靜脈：靜脈虛弱 / 不足伴隨靜脈曲張、痔瘡（外痔與內痔）。

🌿 退熱、利尿：發熱（大多數類型）。

抗微生物作用

🍃 抗真菌：真菌感染，包括念珠菌屬、毛癬菌屬、表皮菌屬、小孢子菌屬等引起的腸道菌落失衡、念珠菌病（多種類型）、真菌皮膚感染，包括圓癬／癬（大多數類型）。

🍃 輕度抗菌：食物中毒、胃腸炎。

🍃 抗螺旋體：螺旋體細菌感染。

協同精油組合

🍃 廣藿香+大西洋雪杉：鎮靜、修復神經，適用於慢性壓力相關病症，伴隨焦慮、失眠、衰弱、倦怠。

🍃 廣藿香+藍艾菊：消炎與抗過敏，適用於急性與慢性腸道炎症，伴隨腸道通透率過高、腸道菌落失衡、食物過敏與多種消化症狀，慢性疼痛病症。

互補精油組合

🍃 廣藿香+苦橙葉：放鬆神經，適用於慢性壓力相關病症，特別是伴隨消化道症狀。

🍃 廣藿香+玫瑰草：抗真菌、修復黏膜、抑制黏液分泌、消炎、組織再生，適用於慢性腸道菌落失衡與腸道通透率過高，食物敏感／過敏、黏液性糞便、黏液性結腸炎。

🍃 廣藿香+茶樹：抗微生物、修復消化道與解毒，適用於腸道菌落失衡與腸道通透率過高。

🍃 廣藿香+黑胡椒：鎮痛與抗感染，適用於急性腹痛、食物中毒、腹瀉。

🍃 廣藿香+薑：止吐，適用於嘔吐、晨起孕吐。

🍃 廣藿香+天竺葵：修復靜脈、緩解靜脈瘀堵，適用於靜脈曲張，包括痔瘡。

外用時的作用機轉－_濕敷，擦劑，乳液與其他美妝保養方式_

皮膚護理：油性膚質。

🪷 殺菌、輕收斂、消炎、抗過敏：油性、阻塞性皮膚與頭皮，頭皮屑、痤瘡，過敏、脂溢性與發炎性濕疹 / 皮膚炎、蛛網般的靜脈。

🪷 皮膚再生、潤膚：發炎、粗糙、乾燥、疲倦、鬆弛或老化的皮膚，皺紋、皮膚擦傷 / 乾裂 / 裂傷，疤痕、沾黏、橘皮組織。

🪷 創傷修復：口瘡、傷口。

🪷 抗真菌、抗寄生蟲：真菌與寄生蟲性皮膚病，例如圓癬、足癬、疥瘡，蝨子。

🪷 驅蟲。

🪷 去味芳香。

治療注意事項：無。

藥理作用注意事項：廣藿香精油具有中度抗凝血作用，正在服用抗凝血藥物的患者，必須注意內服的禁忌。其他內服的禁忌對象包括大手術、容易出血與其他出血性疾病的患者。

配製原則

🍃 薰香：於水中加入 2-3 滴。

🍃 按摩油：稀釋 2-4% 於植物基底油中。

🍃 擦劑：稀釋 4-10% 於植物基底油中。

🍃 膠囊：在橄欖油中加 2-3 滴。

補充說明

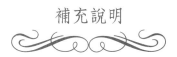

　　廣藿香是 1970 年代迷幻藥中使用最多的社交香氣，香味記憶殘留在西方社會中的嬉皮與毒品濫用。然而，時至今日，重新讚賞這味目前被忽略的精油是適當的。歷史上，廣藿香在 1800 年初期，反工業革命的文化起義有著密切的關聯，

一如當代東方藝術運動可見的景象。透過將廣藿香溫暖、潤濕、感官的香氣，引入維多利亞時代的文化環境中，當時印度與歐洲之間巨大增長的貿易，間接地激發了浪漫主義的感性氛圍。在進口的地毯、衣服與編織配件中，包覆著一層又一層的廣藿香碎葉，這些碎葉在亞洲常作為防蛾與小昆蟲的驅蟲劑。值得注意的是，來自克什米爾（Kashmir）的披肩（此名很快地被英國化為 Cashmere），總是充滿著廣藿香的香氣，喚起了遙遠土地的神秘感與異國情調。廣藿香香氣的流行不衰，最終開啟了該藥草的大規模進口，此後不久，又帶動了芳香精油的蒸餾。大約同時，馬來西亞檳城也開始蒸餾此種精油。

自十九世紀中葉以來，廣藿香精油廣泛地用於香氛產業，成為包括東方調、柑苔調、薰苔調等多種香氛種類中，苔質、木質與根系質的重要基調。它也同樣廣泛應用在食品調味產業中，還有無酒精飲料與酒精飲料中。

在包括印度在內的整個東南亞地區，廣藿香的醫療用途有著悠久歷史。它是世界上三種傳統醫學系統——中國傳統醫學，阿育吠陀醫學與希臘醫學中，共同紀錄的極少數草藥之一。這些醫學系統瞭解該草藥可有效地再生、消毒、潤濕與清熱組織，通常用於局部治療與皮膚護理。如今，此精油能透過多種護膚方式，有效地治療粗糙、發炎、乾燥或疲倦的肌膚。有些人認為它能像岩蘭草一樣，深層滋潤表皮並增加皮膚彈性。作為多樣性的外用製劑，廣藿香能以濕敷、擦劑之類的護膚方式，用於表現出發炎、組織損傷與感染等多種病症。

內服使用時，廣藿香的功能圍繞著放鬆與修復兩個軸心。這味從脣形科（薄荷）家族中提取的精油，對神經系統有典型的放鬆作用，擅長治療涉及**疼痛與壓力的緊證**。考慮到其高含量的倍半萜烯與倍半萜醇，這樣的作用不足為奇。另一方面，它在**涉及發炎、黏液阻塞與腸道微生物菌落失衡**等**腸道弱證**的狀態下，能發揮良好的修復效果。廣藿香對神經系統與消化道展現出特別的作用向性，因此，它能在同時出現腸道神經系統、腸道黏膜與共生菌落這三種元素的疾病下，大展所長。這味芳香藥方，能同時緩解腸道的精神情緒壓力、減少黏液的過度分泌、修復腸道內膜，與減少真菌引起的菌落失衡。其次要的作用，包括抑制任何

表現出的發炎反應，包括由過敏引起的。總結下來，廣藿香能治療一系列的胃腸道不適，從大腸激躁症，或表現出**慢性黏液過度分泌與腹瀉的黏液性腸炎（在能量醫學中的分類為腸道濕證）**，到**腸道菌落失衡**與**伴隨食物過敏的腸道通透率過高**。

　　儘管廣藿香精油顯然並非來自樹木的蒸餾，其香氣能量中主要的木質甜香與次要的根質，使其成為正宗的基調精油。與大西洋雪松一樣，廣藿香能發揮強烈的向心效果，並集中於下腹部（hara），進而在心理上產生穩定效果，將個體拉回實際的身體中。因此，嗅入廣藿香精油適用於自言自語、憂慮、重複性思考等，以及焦慮或是身心分離常引起的壓迫感。在情感層面，這味芳香藥方為缺乏安全感或失去安全感的個體，提供甜香木質的定錨，當這些個體受到挑戰時，會表現出防禦性的固執態度、不可理喻的行為，與固定的情緒姿態。

　　與經典的甜香木質精油檀香一樣，廣藿香也是重要的感覺統合劑，能幫助我們連結所有感官，並且完全清楚身體的體驗。這使得它非常適合用於思考、感覺與感官衝突所導致的感覺－情緒抑制的個體，以及臨床上的感覺剝奪狀態。廣藿香有著溫和但持久的感官化特質，能誘導我們接受身體的需求、幫助允許生成真實的感官性。儘管廣藿香被認為是春藥，但它肯定不是諸如檀香或依蘭一樣，毫不隱藏的催情精油。廣藿香能治療那些單純與身體和感覺脫節的性焦慮與早洩。

　　從更廣義的角度來看，廣藿香這種亞洲草藥，可以幫助治癒對身體與環境的消極脫離。透過統合身心，其香氣使我們從抽象思考與對社會地位象徵的自我投資，轉移到務實思考，與欣賞物質世界的真實財富，所能帶來的滿足感，也就是艾倫・沃茨（Alan Watts）所謂的「真正的唯物主義」。同樣地，廣藿香可以幫助我們立足於當下的時刻，而不是雄心壯志的計劃或充滿焦慮的虛無想法中。

　　廣藿香最終可以將我們引向「精神內在」，即精神在所有事物中都是內求的。它可以使我們在絕妙的瞬間，深刻地體會精神與物質的相互聯繫，那瞬間即是日本禪宗行者所說的「恆常」（Sono-mama）時刻。

歐薄荷（Peppermint）

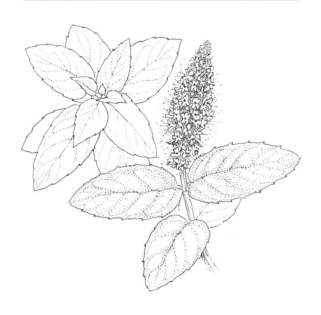

精油基本資料

植物來源：歐薄荷（*Mentha x piperita* L.），唇形科的草本全株，是原生於東歐，受到廣泛栽種的多年生開花草本植物。歐薄荷是綠薄荷（*Mentha spicata*）與水薄荷（*Mentha aquatic*）雜交生成，因此於學名中帶有「x」。

別名：白蘭地薄荷；Menthe poivrée（法語），Pfefferminze（德語），Menta peperita（義大利語），Yerba Buena（西班牙語），Nana、Lammam（阿拉伯語）。

外觀：介於淡綠至黃色間的流動液體，帶有甘甜草本香氣，以及清新、醒鼻穿透與些微胡椒隱調。

香氣類型：醒鼻穿透、青綠、甘甜的中調。

香氣特徵：高強度的前調香氣，持久性差。

萃取方法：一般於七月、八月、九月時，蒸餾其部分乾燥的帶花全株。

產生 1 公斤精油所需原料：70 至 100 公斤的半乾燥全株（相當優質的產量）。

產區：美國、英國、法國、義大利、埃及、烏克蘭、匈牙利。薄荷精油的首次商業萃取，大約發生在 1750 年的英國米查姆區，接著 1812 年，在馬薩諸塞州阿什菲爾德市的英國工廠，從 1830 年開始，擴展到密西根州。

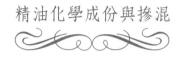

精油化學成份與摻混

基本成份：

單萜醇 <63%	薄荷醇（menthol）29-48%、新薄荷醇（neomenthol）3-11%、異薄荷醇（isomenthol）、萜品烯 -4- 醇（terpinen-4-ol）、α- 萜品醇（alpha-terpineol）、沈香醇（linalool）
酮類 16-44%	薄荷酮（menthone）9-33%、異薄荷酮（isomenthone）4-10%、新薄荷酮（neomenthone）、胡椒酮（piperitone）、胡薄荷酮（pulegone）1%
單萜烯 3-18%	松烯（pinene）、檸檬烯（limonene）3%、薄荷烯（menthene）、香檜烯（sabinene）、月桂烯（myrcene）、順式羅勒烯（cis- ocimene）、α-萜品烯（alpha-terpinene）
倍半萜醇	綠花白千層醇（viridiflorol）
氧化物	1,8- 桉樹腦（1,8-cineol）3-8%、薄荷呋喃（menthofuran）3%
酯類	乙酸薄荷酯（menthyl acetate）9%、新 / 異乙酸薄荷酯（neo-/iso-menthyl acetate）
水合物	反式香檜烯水合物（trans-sabinene hydrate）
倍半萜烯	微量

摻混可能性：非常常見，比如使用廉價的野薄荷精油（*Mentha arvensis var. piperascens*）或其分餾所得，或是使用合成的薄荷醇、薄荷酮等進行摻混。

相關精油：

歐薄荷與其精油有兩種主要類別：

▨ 米查姆薄荷或黑薄荷（*Mentha x piperita* var. *vulgaris* L.），其薄荷醇腦含量最高，具有強烈醒鼻穿透的香氣；含括美國中西部與太平洋西北地區，它是所有薄荷類中，最常被栽種與繁殖的。

⑩ 白薄荷（*Mentha x piperita* var. *officinalis* L.），非常高的乙酸薄荷酯，香氣較為柔和；由於產量低，很可惜極少生產。

　　這兩類薄荷在療效作用的不同點相當微小，且無關緊要。

其他幾種薄荷屬的精油萃取也很常見，通常用於香氛產業：

⑩ 綠薄荷（*Mentha spicata* L.），帶有較為甘甜青綠的香氣。

⑩ 野薄荷或玉米薄荷（*Mentha arvensis* L.），甜味輕微但柔和清新。

⑩ 馬薄荷或匈牙利薄荷（*Mentha longifolia* [L.] Hudson, syn. *Mentha sylvestris* L.），來自巴爾幹半島國家與南非，薄荷酮含量最高，香氣非常醒鼻而較少甜味。

⑩ 檸檬薄荷或柑橘薄荷（*Mentha x citrata* L.），帶有清新柑橘薄荷香氣。

⑩ 蘋果薄荷或毛茸薄荷（*Mentha suaveolens* Ehrh.），帶有甘甜青綠香氣。

⑩ 胡薄荷（*Mentha pulegium* L.），帶有澀味、土質、醒鼻穿透與薄荷香氣。

　　以上薄荷的性質雖與歐薄荷相似，但是各有個別的側重。

療效作用與適應症

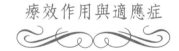

療效性質：不會累積毒性的溫和藥方。

外用安全程度：不會造成皮膚刺激（除非高濃度），但會引起皮膚的輕微敏感。

具體症狀－*所有應用方法皆宜*

　　精神萎靡與情緒惰性、**冷漠**、猶豫不決、**情緒波動**、活力低迷；**混淆**、注意力分散、**情緒洞察力與反應不足**、集中力與記憶障礙；**暈眩**、**視力差**、**慢性頭痛**；食慾不振、**上腹部或下腹部脹氣**、腹痛、突發性痠痛與疼痛。

心理層面的作用機轉－*適用方法為薰香、全身按摩*

基本的心理-神經-內分泌免疫功能與適應症：虛弱病症的提振劑；調節失調病症。

可能的腦動力學作用：增強基底神經節功能，並降低深層邊緣系統亢進。

心理疾患適應症：輕度抑鬱、注意力缺失、躁鬱症。

提升積極心態、自信心與警覺心

🐚 失去動力，伴隨淡漠、拖延。

🐚 自尊心與自信心低下、自我忽略。

🐚 腦霧現象、喪失專注力、注意力分散、短期記憶力差。

解除情感障礙與促進內在新生

一般所有致病的（持久的）、悲傷的、隱藏的情緒。

生理層面的作用機轉－適用方法為噴霧器吸入、膠囊、擦劑

作用向性：神經、消化、呼吸、血管、泌尿系統。

主要的診斷功能：重建與提振低張性病症 / 弱證。

主要的提振作用

🐚 提振大腦、使大腦甦醒：精神疲勞伴有注意力與記憶力障礙、認知障礙；頭痛、視力不佳、頭暈、眩暈、昏厥、昏迷。

🐚 提振毛細血管、調節視神經：視力障礙（神經與循環方面）。

🐚 提振神經心臟、升高血壓：休克、創傷、疲勞、低血壓。

🐚 中度提振動脈循環：衰弱無力病症（寒證），伴有血液循環不良、皮膚發冷。

🐚 提振肝膽、促膽汁分泌、利膽：肝臟與膽管功能不足，伴有肝臟阻塞、上腹消化不良、黃疸、肝炎。

🐚 提振胃和胰腺、健胃、驅風、止吐：胃蛋白酶與胰酶不足，伴有消化不良、噁心；動暈症、嘔吐。

🐚 溫和祛痰與分解粘液：支氣管炎、鼻竇炎伴有鼻塞。

主要的放鬆作用

🐚 胃腸道、膽道和腎臟的解痙：急性痙攣性胃腸道病症，伴有痙攣 / 絞痛、疼痛與脹氣；膽結石絞痛 / 痙攣、痙攣性大腸激躁症；腎絞痛、子宮痙攣。

- 🌱 鎮痛：血管與緊張性頭痛、發炎性或痙攣性疼痛，包括神經痛（面部／牙齒／坐骨神經痛）、牙痛、喉炎、肌腱炎、神經炎、足底筋膜炎、腕隧道症候群、膽囊炎。

- 🌱 中度消炎：胃炎、胰腺炎、腸炎、大腸激躁症、肝炎（阻塞性和痙攣性）、前列腺炎；耳炎、鼻竇炎、喉炎；皮膚炎、蕁麻疹；慢性膀胱炎。

- 🌱 止泌乳：過量的母乳、斷奶。

- 🌱 抗氧化劑。

抗微生物作用

- 🌱 抗病毒：病毒感染，包括流感、鼻竇炎、腸胃炎；皰疹，包括帶狀皰疹、唇皰疹、Ⅰ型單純皰疹；病毒性神經炎、病毒性肝炎。

- 🌱 抗真菌：真菌感染，包括念珠菌屬、毛癬菌屬的念珠菌病、圓癬／癬。

- 🌱 輕度抗菌。

協同精油組合

- ∅ 歐薄荷＋鼠尾草：提振與修復大腦機能，適用於精神疲勞、眩暈、低血壓、昏迷。

- ∅ 歐薄荷＋馬鬱蘭／熱帶羅勒：解痙，適用於急性腸絞痛，痙攣性大腸激躁症。

互補精油組合

- ∅ 歐薄荷＋薰衣草：驅風劑，適用於急性消化道窘迫（食物積滯）。

- ∅ 歐薄荷＋甜茴香：健胃與驅風，適用於胃與胰腺分泌不足的上消化病症。

- ∅ 歐薄荷＋檸檬：緩解肝臟阻塞，適用於慢性肝阻塞。

- ∅ 歐薄荷＋佛手柑／迷迭香：促膽汁分泌、利膽，適用於肝膽虛弱，伴有肝阻塞、上消化道消化不良、肝病。

- ∅ 歐薄荷＋羅馬洋甘菊：解痙、消炎與鎮痛，適用於急性膽道或腎結石痙攣、膽囊炎。

- ∅ 歐薄荷＋藍艾菊：鎮痛與消炎，適用於神經痛、神經炎。

✐ 歐薄荷 + 綠花白千層：抗病毒，適用於多種病毒感染。

外用時的作用機轉─_濕敷、擦劑、乳液與其他美妝保養方式_

皮膚護理：油性膚質。

🖐 清潔劑、消炎、提振毛細血管循環：皮疹與粉刺、燒傷、燙傷、皮膚炎、蕁麻疹、皰疹、痤瘡、癤子、蕁麻疹（包括毒橡樹或常春藤引起的）。

🖐 鎮痛、止癢：昆蟲叮咬疼痛、牙痛、肌肉痠痛與疼痛、痙攣；瘡、潰瘍；皮膚搔癢病症。

🖐 抗寄生蟲：皮膚寄生蟲，包括疥癬。

🖐 輕度抗真菌：真菌性皮膚感染，包括癬。

🖐 驅蚊藥

治療注意事項：由於其刺激性本質，歐薄荷精油的口服，對於胃酸過多、哺乳期，以及所有乾燥病症者是禁忌的。所有應用方式對於嬰幼兒也是禁忌的，它可能引起反射性呼吸暫停與喉痙攣。另外，懷孕與哺乳期間禁用。

藥理作用注意事項：薄荷精油會造成皮膚的輕微敏感，外用稀釋濃度不要超過配製原則所列範圍，以避免可能的皮膚刺激。胃食道逆流與心房顫動者，也需慎用。

配製原則

🍃 薰香：於水中加入 2-4 滴。

🍃 按摩油：稀釋 1-3% 於植物基底油中。

🍃 擦劑：稀釋 2-7% 於植物基底油中。

🍃 膠囊：在些許橄欖油中加 1-3 滴。

補充說明

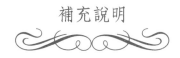

　　儘管歐薄荷以一味舉足輕重的地中海藥用植物角色，佔據傳統希臘醫學歷史達兩千多年之久，其萃取的精油似乎從 17 世紀中期，才被普遍使用。從那時起，數量可觀的研究，使其成為西方藥局、食用調味品產業，以及現代精油療法中，最為廣泛使用的精油之一。有趣的是，歐薄荷受歡迎的程度，似乎隨著西方文化對於探索外部世界開放與執著的衝動而高漲。是否應該將歐薄荷視為這種衝動的原因或結果，仍是有爭議性，然而兩者顯然是同步的。

　　歐薄荷具有新鮮薄荷與濃郁的甘甜草本香氣，也許就是西方大腦提振劑的象徵。嗅聞該精油時，其喚醒與振奮精神的作用，能長時間有效地引導出更樂觀的觀點、提高警覺心，與促進積極心態。歐薄荷與迷迭香一樣，是經典的精油，適用於失去熱情或極端悲觀主義，以及自尊心缺乏、左腦活動減少所引起的注意力集中障礙、記憶障礙等個體。可以大膽假設，其提振基底神經節功能的作用，參與了這中間的運作機制。臨床經驗顯示，該精油能幫助個體突破，並釋放苦惱感覺與停滯、徒然的情緒。這或許是另一個能夠解釋歐薄荷在其眾多製劑中，受到極大歡迎的因素。

　　能量方面，歐薄荷精油的醒鼻穿透香氣，任何的使用途徑都能將能量提升至頭部。除了其心理層面的效果以外，該精油在生理層面，也能改善各種不良的大腦症狀，包括頭暈、頭昏與頭痛，以及改善認知與記性等。它甚至還能發揮提振與修復視神經的作用，用於神經性與循環性的視力損害。

　　雖然在毫無疑問地，多數人心中將歐薄荷視為提振劑，醫學草藥師們對它的溫暖特質，也進行了長達一千年的討論：「它的提振作用是溫暖提振，或是清涼提振？」這困惑應該來自於該精油或純露外用時對於皮膚的降溫、鎮痛效果，以及相反地，飲用後在體內達到的溫暖效果。前者臨床上用於緩解各種疼痛病症（拜其高含量的薄荷腦所賜），是讚譽甚多的作用。當考慮到歐薄荷額外的消炎、

止癢與提振毛細血管機能的作用，並用於治療多種局部問題，如燒傷到急性皮疹時，卻又很容易會將它完完全全地視為降溫藥物。

然而，當以任何方式內服後，歐薄荷能提振動脈循環以及升高血壓。與迷迭香一樣，該精油能有效地治療因循環不良、肝膽阻塞，以及一般低血壓所引起的**弱證**、**寒證**與**進程遲緩的病症**。歐薄荷是特別優質的肝、膽、胃、脾提振劑，能治療這些上消化器官常見的弱證與瘀滯，這部分的作用與中藥的木香（*Saussurea lappa*）非常一致。

那結論是什麼？簡單地說：「歐薄荷外用時是清涼提振劑，內服時是溫暖提振劑。」

作為藥物與人之間相互作用的動態表現，其有效的溫暖特質，完全取決於給藥的途徑與部位。

歐薄荷具有的興奮提振特質，會直接影響特定腸道平滑肌的解痙作用，最適合應用的病症，是伴隨循環不良**消化器官的痙攣性**、**絞痛性疼痛病症**，另外也包括膽結石與腎臟結石造成的疼痛性痙攣。歐薄荷對於上消化器官的雙重提振與解痙作用，使其作為優越的驅風劑而適得其名。需留意的是，歐薄荷不像檸檬香茅與馬鬱蘭這一類的肌肉放鬆劑，無法治療橫紋肌痙攣（肌肉緊張）；也不像快樂鼠尾草或與苦橙葉，屬於治療緊張病症的一般性放鬆劑。

微生物作用方面，無論是外用或內服，歐薄荷以其良好的抗病毒作用而聞名。由於它對於肝臟的作用向性，使其適用於神經性肝炎，以及多種神經相關的病毒性病症，這項作用已經證明，會在細胞吸收病毒之前或期間啟動。

形容薄荷的基本臨床適應症，最好的詞彙就是「瘀滯」。該精油能應付西方社會中三大主要瘀滯來源所導致的病理性結果。第一種是徒然負面情緒的惡化，而導致的苦惱情緒；第二種是長期食用營養缺乏的垃圾食物；第三為次等的生活方式。綜合以上所造成的結果為慢性弱證、寒證伴隨氣滯血瘀，尤其是頭部與整個腹部。

苦橙葉（Petitgrain Bigarade）

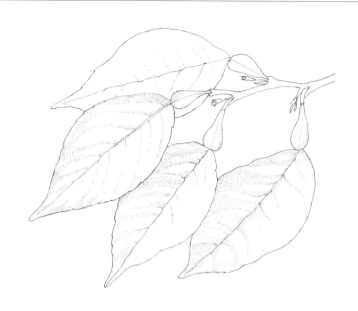

精油基本資料

植物來源：苦橙（*citrus aurantium* L. subsp. *amara*），芸香科的嫩枝與樹葉，是廣泛種植於溫帶氣候的水果樹。

別名：橙葉；Petit grain bigarade（法語）。

外觀：琥珀黃色的流動液體，帶有水果甘甜、溫暖辛香，與溫和的土質木根香調。

香氣類型：甘甜、根系的中調。

香氣特徵：中度的中調，持久性差。

萃取方法：於三月、四月或五月，橙花精油所需的花朵採收結束、樹木修剪過後，採收樹葉、嫩枝與小分枝進行蒸餾。十月份開始結果時，重複相同採收流程。1950 年以前，苦橙葉精油是苦橙的樹葉、嫩枝，以及未成熟的小型綠色果實一起蒸餾的產物，之後則傾向只採用苦橙樹的樹葉。

產生 1 公斤精油所需原料：150 至 200 公斤的帶葉嫩枝（優質的產量）。

產區： 巴拉圭、烏拉圭、義大利南部、摩洛哥、海地。苦橙葉的蒸餾於 1870 年，由法國植物學家班傑明巴蘭薩（Benjamin Balansan），從法國引進巴拉圭，此後，巴拉圭演變成最主要的產區。

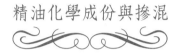

精油化學成份與摻混

基本成份：

酯類 50-75%	乙酸沈香酯（linalyl acetate）46-70%、乙酸牻牛兒酯（geranyl acetate）<4%、乙酸橙花酯（neryl acetate）<2%、乙酸萜品酯（terpenyl acetate）
單萜醇 30-42%	左旋沈香醇（*l*-linalool）19-29%、α- 萜品醇（α-terpineol）5-8%、沈香醇（geraniol）2-4%、橙花醇（nerol）1-2%、萜品烯 -4- 醇（terpinen-4-ol）1%、香茅醇（citronellol）
單萜烯 10%	月桂烯（myrcene）1-6%、右旋檸檬烯（*d*-limonene）<8%、順式 / 反式 β- 月桂烯（*cis/trans*-β-cymenes）3-5%、對傘花烴（*p*-cymene）1-4%、松烯（pinene）、香檜烯（sabinene）、γ- 萜品烯（γ-terpinene）、反式羅勒烯（*trans*-ocimene）、萜品烯（terpinene）、萜品油烯（terpinolene）
鄰胺苯甲酸甲酯	微量
百里酚	微量
醛類	微量
茉莉酮	微量

摻混可能性： 非常常見。如以下多種苦橙葉精油與檸檬、香茅和分離物，如檸檬醛、沈香醇、鄰胺苯甲酸甲酯等天然或合成的原料，用以摻混苦橙葉精油，使其化學組成更為廣泛。有時，蒸餾苦橙葉精油的原料一開始已經混合多種柑橘類的枝葉，包括桔、克萊門小柑橘、甜橙與苦橙。

相關精油： 產生苦橙葉精油的苦橙樹，也會生產苦橙精油（來自果皮）與橙花精油（來自花朵）。橙葉精油種類繁多，可以從不同品種的柑橘枝葉萃取而得，然

而臨床上鮮少使用。

🖉 佛手柑葉，來自佛手柑（*Citrus x bergamia*），帶有新鮮檸檬香氣與高含量的醛類檸檬醛（45%），具有降緩、鎮定與消炎、鎮靜神經的作用。

🖉 桔葉，來自桔（*citrus reticulata* var. *mandarine*），帶有深沈土質濕霉與辛香，含有 50% 的正鄰胺苯甲酸甲酯，具有強效鎮定神經、解痙與鎮痛作用，適用於急性焦慮、易怒與失眠，尤其伴有痙攣或疼痛時。

🖉 泰國青檸葉（Kaffir or Combava lime petitgrain），來自印尼與馬達加斯加的青檸（*Citrus hystrix*），帶有細粉般青檸柑橘前調，具有降緩、鎮定、消炎、鎮靜神經與鎮痛作用。最主要的成份是香茅醛（45-85%），與小於 9% 的綜合單萜醇。與類似的檸檬尤加利一樣，適用於急性肌肉骨骼疼痛與發炎。

🖉 甜橙葉，來自甜橙（*Citrus x sinesis*），帶有清新果香與土質香氣，顏色介於橄欖綠與綠橙色之間。

🖉 橘葉，來自克萊門小柑橘（*Citrus x reticulate* var. *clementine*），帶有深沈土質濕霉香氣。克萊門小柑橘是苦橙與桔的雜交種。

🖉 檸檬葉，來自檸檬（*Citrus limonum*）。

　　極少的情況下，生產者會採用最初的傳統方式，也就是將枝葉與未成熟的青澀果實一起蒸餾，以產生具有更多甜味且更為飽滿、圓滿中調的精油。

　　橙葉蒸餾後所得的純露，稱為「Eau de brout」，可經由溶劑萃取後，產生作為香水原料的原精。

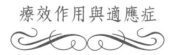

療效作用與適應症

療效性質：不會累積毒性的溫和藥方。

外用安全程度：不會引起皮膚刺激與敏感，也不具有致光敏性，除非精油中摻混了柑橘果皮精油，例如含有致光敏性香豆素成份的甜橙精油。

具體症狀－*所有應用方法皆宜*

　　煩躁、沮喪、**情緒波動**、注意力分散、情緒混亂、**神經緊張**、**慢性焦慮**、恐懼；**慢性睡眠問題**、**慢性疲勞**；分離、精神恍惚、異常興奮、**妄想**、**心悸**、心跳加快；**壓力導致的消化問題加劇**、排便不規律。

心理層面的作用機轉－*適用方法為薰香、全身按摩*

基本的心理 - 神經 - 內分泌免疫功能與適應症：調節失調的病症，舒緩過度興奮的病症。

可能的腦動力學作用：降低深層邊緣系統與扣帶迴系統的亢進。

心理疾患適應症：躁鬱症、輕微抑鬱、焦慮。

促進情緒穩定與增強內在力量

🌿 情緒不穩定伴隨衝突、情緒波動、擔憂、恐懼。

🌿 負面情緒、沮喪、煩躁。

🌿 失去情緒安全感與力量、倦怠。

🌿 抑鬱性焦慮。

生理層面的作用機轉－*適用方法為噴霧器吸入、膠囊、肛門栓劑、外用*

作用向性：神經、心血管、消化、呼吸系統。

主要的診斷功能：放鬆高張性病症／緊證，與調節失調的病症。

主要的放鬆作用

🌿 舒緩全身神經、抑制交感神經系統，提振迷走神經：多種急性與慢性高張性（緊證）與痙攣性病症；一般壓力相關病症。

🌿 輕度鎮靜大腦、輕度催眠：易怒、輕度焦慮、失眠、眩暈、注意力不足過動症。

🌿 放鬆胃腸道、解痙、驅風：上消化道消化不良、上腹部痙攣，以及絞痛、脹氣、大腸激躁症。

🌿 放鬆與調節神經心臟：心臟精神官能症與心律失常（緊張型心臟）、心悸、

心跳過速。

🜔 放鬆與調節呼吸道：痙攣性呼吸困難、咳嗽與發聲障礙；哮喘、呼吸模式不規則。

🜔 放鬆子宮：痙攣性痛經。

🜔 消炎：慢性關節炎、風濕性病症。

主要的調節作用

🜔 調節自律神經（副交感神經／交感神經系統）：自律神經失調伴隨情緒、呼吸、消化與溫度障礙病症；特別是與壓力和創傷有關的便秘與腹瀉交替；更年期症候群伴隨潮熱、甲狀腺功能亢進症候群。

主要的修復作用

🜔 滋養修復神經與大腦：精神疲憊、倦怠或失常，尤其是情緒性伴隨慢性失眠、焦慮抑鬱、焦慮；恢復期，包括產後；耳鳴。

🜔 緩解肝臟充血：肝阻塞、慢性肝炎。

抗微生物作用

🜔 抗真菌：念珠菌屬、小孢子菌屬、麴黴屬引起的真菌感染，包括圓癬／癬、念珠菌病。

🜔 溫和抗菌、消炎：呼吸道感染，包括支氣管炎；感染的膿腫、疔瘡。

協同精油組合

🖋 苦橙葉＋薰衣草：舒緩神經與解痙，適用於多種壓力相關與／或痙攣病症，包括神經源性消化病症、哮喘、心跳過速、失眠。

🖋 苦橙葉＋桔／佛手柑：舒緩神經、鎮靜與調節，適用於情緒波動、神經緊張、焦慮、失眠、壓力或情緒相關消化問題。

🖋 苦橙葉＋西伯利亞冷杉／甜茴香：調節與放鬆支氣管與胃腸道，適用於痙攣性呼吸困難與咳嗽；哮喘、百日咳；所有痙攣性消化道症狀。

✍ 苦橙葉＋快樂鼠尾草：鎮定與修復神經，適用於慢性緊繃－虛弱病症伴隨疲倦、失眠、慢性壓力；神經衰弱伴隨疲倦、倦怠、疲憊（包括產後、恢復期）。

✍ 苦橙葉＋芫荽籽：滋養修復神經與抗抑鬱，適用於精神疲憊或失常、慢性抑鬱、失眠或焦慮。

✍ 苦橙葉＋佛手柑／豆蔻：調節自律神經系統，適用於呼吸道、消化道、情緒與溫度失調病症、更年期症候群、甲狀腺亢進症候群。

互補精油組合

✍ 苦橙葉＋桉油樟：修復與鎮靜神經，適用於神經衰弱伴隨疲勞、倦怠、抑鬱、慢性失眠、焦慮。

✍ 苦橙葉＋歐白芷根：鎮定大腦與修復神經，適用於注意力缺失、注意力不足多動症、慢性神經衰弱、精神倦怠或失常、恢復期。

✍ 苦橙葉＋一級依蘭：舒緩神經與全身，適用於嚴重壓力相關病症，例如哮喘、心跳過速、高血壓、腸絞痛、大腸激躁症。

✍ 苦橙葉＋絲柏／馬鬱蘭：放鬆支氣管與止咳，適用於哮喘、痙攣性咳嗽與呼吸困難、百日咳。

外用時的作用機轉－*濕敷、擦劑、乳液與其他美妝保養方式*

皮膚護理：混合與油性膚質。

🌿 皮膚排毒、細胞再生：皮膚內雜質、失去活力的皮膚、瘢痕組織。

🌿 抗細菌與抗真菌、殺菌：痤瘡、膿腫、疔瘡、酒糟肌、真菌感染。

🌿 分解脂肪：油性皮膚、頭皮與頭髮、皮脂漏。

🌿 收斂：過度排汗。

🌿 去味芳香：環境擴香。

治療注意事項：無。

藥理作用注意事項：無。

配製原則

✍ 薰香：於水中加入 3-5 滴。

✍ 按摩油：稀釋 2-5% 於乳液或植物基底油中。

✍ 擦劑：稀釋 5-10% 於植物基底油中。

✍ 膠囊：在橄欖油中加入 2-3 滴。

補充說明

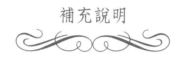

　　法語中「petit grain bigarade」的字面意思是「苦橙的小顆粒」。「Bigarade」指的是苦橙樹的法語「bigaradier」，它源於普羅旺斯的 bigarrado，意思是「斑駁的」。此精油的名稱源自早期，可能是在 17 世紀天然香水真正開始蓬勃發展的時候，當時，精油的蒸餾只使用小的綠色未成熟苦橙，通常是大顆櫻桃的大小。

　　這些年來，苦橙葉精油經歷逐步的轉變。首先，在 1950 年以前，綠色未成熟的苦橙精油，開始納入樹葉與嫩枝一同進行蒸餾。此後的傾向，則是除去果實，僅僅蒸餾樹葉與嫩枝。雖然現代來說是名稱有誤，但「petitgrain」這個名字已經無法更換。無論如何，這是一帖有價值且多用途的芳香療法藥草。

　　作為生理層面的藥方，苦橙葉隸屬於精油中的菁英群組，它們結合了對神經系統的調節、放鬆與恢復作用。這些作用也顯現在其藥理學上：主要酯類的鎮靜作用，與單萜醇的修復作用，並經由單萜烯的支持作用加以鞏固。作為首要的平衡精油，苦橙葉基本上能治療**橫隔膜以上的器官失調**，也就是當器官功能交替擺盪於緊張到虛弱之間時。作為心臟放鬆劑，它被視為更實用溫和版本的橙花精油，用於治療緊張性心臟病症、心悸與心跳過速。作為胃腸道放鬆劑，它能緩解大多數的神經性消化不良症狀。法國治療師在任何情緒干擾引起的病症，**與明顯的苦惱情緒症狀**出現時，都會想到使用苦橙葉精油。

此外，苦橙葉也特別適用於當痙攣性緊張轉變成慢性長期，並且轉變成潛在的虛弱時，此精油對於**慢性緊張與虛弱**所造成的**神經系統耗損**非常有效。苦橙葉有非常高含量的乙酸沈香酯，也是薰衣草成份中公認的神經修復成份。此精油具有良好的滋養修復神經作用，能有效治療慢性神經衰弱與以上提及的器官功能耗竭病症。任何需要額外神經支援的慢性病症，都能從配方中加入苦橙葉，而獲得改善。

當純粹透過嗅聞使用時，苦橙葉甘甜與根系的香氣能量，對心靈產生良好的鎮靜與接地氣的效果。正如它能調節生理層面的緊張一般，它也能調節情緒張力與協調心情。苦橙葉是治療師用以促進情緒穩定與緩解情緒波動和伴隨症狀的經典藥方之一。伴隨症狀其一是沮喪、煩躁與消極心態，另外則是憂慮、焦慮與抑鬱。

溫和的嗅聞精油，也能有效地治療情緒倦怠與後續產生的憂慮、焦慮、失眠與焦慮型抑鬱等後果。在此，苦橙葉可以幫助個體放開重複性思考，以及對於過去的錯誤與不盡理想的決定所衍生的苦惱，並支援個體與他或她的直覺連結。在潛意識本能的領域中，此精油能將個體的神經官能症，分解化為一群群的集體安全感。它可以讓人沉浸在家族與祖先傳承下來，潛在的價值觀與責任承擔所涵納的安全、支持與安慰中。透過產生深層接受與滋養的感覺，苦橙葉可以幫助個體解除根深蒂固的不安全感、安全感喪失與焦慮。在個體與其歷史中昇華的情緒連結的過程中，此精油能有效地支持個體，與其過去未解決的矛盾達成協議，接受並整合消極與積極的心態。

桉油樟（Ravintsara）

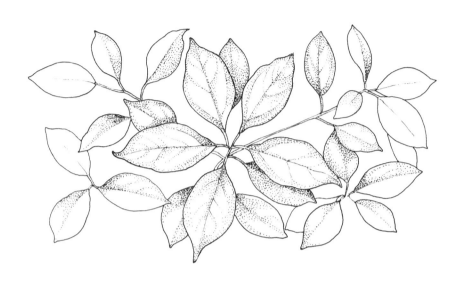

精油基本資料

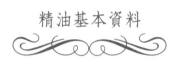

植物來源：樟樹（*Cinnamomum camphora* [L.] J.S. Presl ct. *cineole*）（syn. *Laurus aromatica, Agathophyllum aromatic*），樟科的樹葉，原生於馬達加斯加的熱帶常綠喬木，與華南、台灣與越南的樟樹密切相關。

別名：馬達加斯加樟樹、馬達加斯加香料、丁香果；Voaravintsara（馬爾加什語）、Ravintsara（法語、德語）。

外觀：清澈無色的流動液體，帶有清新穿透與幽微甜辛香氣。

香氣類型：清新、醒鼻穿透與甘甜的前調。

香氣特徵：高強度的前調，持久性差。

萃取方法：多於三月至五月蒸餾新鮮的樹葉。

產生 1 公斤精油所需原料：120 至 250 公斤的新鮮樹葉（相當優質的產量）。

產區：馬達加斯加、法屬留尼旺島、模里西斯共和國。

精油化學成份與摻混

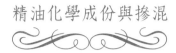

基本成份：

氧化物	1,8- 桉樹腦（1,8-cineole）50-70%
單萜烯 <19%	香檜烯（sabinene）12%、α- 與 β- 松烯（alpha and beta-pinene）9%、月桂烯（myrcene）1%、β- 羅勒烯（beta-ocimene）1%、α- 側柏烯（alpha-thujene）、γ- 萜品烯（gamma-terpinene）、α- 萜品烯（alpha-terpinene）、檸檬烯（limonene）
單萜醇 <15%	α- 萜品醇（alpha-terpineol）7-12%、萜品烯 -4- 醇（terpinen-4-ol）、δ- 萜品醇（delta-terpineol）1%
倍半萜烯 4-5%	α- 蛇麻烯（alpha-humulene）2%、β- 石竹烯（beta-caryophyllene）1%、大根香葉烯（germacrene）、α- 芹子烯（alpha-selinene）
酚類	丁香酚（eugenol）、異丁香酚（isoeugenol）、甲基丁香酚（methy leugenol）
酯類	乙酸萜品酯（terpenyl acetate）

摻混可能性： 常有，通常添加帶有相近香氣的廉價精油，比如白樟樹（*Cinnamomum camphora*）、芳香羅文莎葉（*Ravensara aromatica*）、莎羅白樟（*Cinnamosma fragrans*）、白千層（*Melaleuca cajuputi*）與綠花白千層（*Melaleuca quinquenervia* ct.cineole）。

相關精油：

桉油樟精油需避免與從樟科的丁香肉豆蔻樹，即「芳香羅文莎葉」（*Ravensara aromatica*）中萃取的兩種精油混淆。這兩種精油的馬達加斯加語稱為 Havozo、Hazomanitra 與 Tavolomanitra。

丁香肉豆蔻葉，即芳香羅文莎葉（*Ravensara aromatica* Sonnerat）葉子的精油，帶有甘甜、青綠、輕微醒鼻穿透，還有些微大茴香般的香氣，與淡黃色的外觀。成份以單萜烯為主（檸檬烯 17-22%、香檜烯 11-16%、α- 松烯 4%、α- 萜品烯 5%、δ-3 蒈烯 6%、月桂烯 4%、α- 水芹烯 4%、β- 松烯 2%），另外有甲基

丁香酚 7%、甲基蔞葉酚 2%、欖香脂素 2%、倍半萜烯 <21%（包括大根香葉烯
D 12%、β- 石竹烯 6%、α- 蛇麻烯 2%、α- 胡椒烯 1%、欖香烯、大根香葉烯 B、α-
與 β- 蓽澄茄油烯、δ 與 γ- 杜松烯），與相當低含量的 1,8- 桉樹腦（與桉油樟不
同）。

　　丁香肉豆蔻樹皮，芳香羅文莎葉（*Ravensara aromatica* Sonnerat）樹皮的精
油，拜其高含量的甲基蔞葉酚所賜，濃烈的大茴香般香氣是它的特徵。桉油樟則
完全不含此成份。

　　芳香羅文莎葉的葉與樹皮精油，目前面臨兩個問題，第一個與環境相關，第
二個則是與名稱相關。首先，迎合香氛產業的過度採伐，芳香羅文莎葉現在已成
為馬達加斯加的瀕危物種，因此，基於道德因素不再建議使用。

　　再者，是長期以來樟樹精油銷售時的混淆。一者為迄今為止，最重要與最
常用的桉油樟（*Cinnamomum camphora*）精油，以及兩種較少用的芳香羅文莎葉
（*Ravensara aromatica*）精油。這些精油的本身，以及連帶治療特性都界線模糊。
簡單來說，20 世紀中期，法國植物學家一直認為芳香羅文莎葉就是桉油樟。後
來的鑑定發現，芳香羅文莎葉與桉油樟有顯著的差異，後者現在歸類於樟樹的一
種。很遺憾的是，文獻中紀錄的所有歸因於桉油樟的療效作用與適應症，仍然與
芳香羅文莎葉緊緊相連。為了界定界線，桉油樟（Ravintsara）這個詞才被創造
出來，以代表桉油樟（*Cinnamomum camphora*）的精油，以明確地與芳香羅文莎
葉（*Ravensara aromatica*）作區別。

　　現存唯一的問題是，確定芳香羅文莎葉的真正療效屬性。根據最近於馬達
加斯加當地的使用情況與現代臨床研究發現，芳香羅文莎葉具有抗病毒、可能的
提振免疫與修復神經作用，適用於感冒或流感等病毒感染狀況，特別當伴隨疲勞
時。然而，基於環境因素而停止繼續使用，其功能可以用桉油樟、白千層與綠花
白千層等作用相近的精油取代。

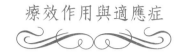

療效作用與適應症

療效性質：不會累積毒性的溫和藥方。

外用安全程度：不會造成皮膚刺激與敏感。

具體症狀－*所有應用方法皆宜*

活力低下、**慢性精神和身體疲勞**、興趣缺缺；**自信心低下、不安全感、退縮、決定困難**；抑鬱、悲傷、輕度焦慮；**手腳冰涼、肌肉無力**、關節與肌肉痠痛、腰背部疼痛；**淋巴結腫大、慢性或複發性感染**。

心理層面的作用機轉－*適用方法為薰香、全身按摩*

基本的心理 - 神經 - 內分泌免疫功能與適應症：虛弱病症的提振劑。

可能的腦動力學作用：增強前額皮質與基底神經節的功能。

心理疾患適應症：注意力缺失、抑鬱。

提振精神，提升警覺心

🌼 腦霧現象、嗜睡、麻木。

🌼 分心、精神錯亂、迷失方向、注意力不集中、短期記憶力不足。

提昇自信心與積極心態

🌼 失去動力，伴有冷漠、拖延、自我忽視。

🌼 失去自信心與自尊心、悲觀、抑鬱。

生理層面的作用機轉－*適用方法為噴霧器吸入、膠囊、肛門栓劑、擦劑*

作用向性：神經、心血管、呼吸、消化、淋巴、神經肌肉系統。

主要的診斷功能：重建低張性病症／弱證，與溫暖無力病症／寒證。

🌼 滋補神經與大腦：低張性病症（弱證），伴隨大腦缺陷、精神與身體疲勞、衰弱、記憶力或注意力不集中、嗜睡；神經衰弱、慢性疲勞症候群、病毒後抑鬱症。

🌿 滋補免疫系統：慢性免疫缺陷伴隨反覆感染。

🌿 提振動脈循環：廣泛的虛弱病症（寒證），伴有血液循環不良、皮膚發冷。

🌿 提振呼吸道、分解粘液與祛痰：阻塞性上呼吸道與下呼吸道病症、尤其是支氣管炎、鼻竇炎。

🌿 提振與緩解淋巴阻塞、解毒、利尿：去過敏原缺乏引起的中毒，尤其是伴隨淋巴結腫脹。

🌿 提振與修復肌肉骨骼：抗風濕、消炎、鎮痛；風濕性與關節炎疼痛與炎症、纖維肌痛症候群，尤其是慢性；神經肌肉收縮無力、肌肉無力。

🌿 輕度鎮靜神經：失眠、輕度焦慮。

🌿 抗過敏（未證實）：速發型過敏。

🌿 提振心血管、甦醒劑（未證實）：循環不足或虛脫、休克、昏迷。

抗微生物作用

🌿 抗感染、免疫刺激、消炎、鎮痛：大範圍感染所導致的疼痛性炎症，尤其是急性、病毒性或流行性感染。

🌿 強效抗病毒：流感、鼻竇炎、鼻炎、急性病毒性支氣管炎、病毒性哮吼、病毒性腸炎、病毒性肝炎、傳染性單核白血球增多症／腺熱；水痘、帶狀皰疹、樹突細胞炎、單純性皰疹／生殖器皰疹、唇皰疹、人類皰疹病毒。

🌿 抗菌：感冒、鼻竇炎、鼻炎、慢性支氣管炎、百日咳；腸胃炎、霍亂、痢疾。

協同精油組合

✍ 桉油樟＋莎羅白樟＋澳洲尤加利：抗病毒、消炎、鎮痛，適用於上呼吸道感染的急性發作、流感。

✍ 桉油樟＋白千層／綠香桃木：提振動脈與支氣管、祛痰、抗菌，適用於咳嗽痰多的細菌性支氣管炎，尤其當循環不良時。

✍ 桉油樟＋迷迭香：修復神經與提振循環，適用於神經衰弱，伴隨疲勞、抑鬱與手腳冰冷等。

∥ 桉油樟＋綠花白千層：恢復免疫，適用於慢性免疫缺乏，伴隨重複性或慢性感染、疲倦、全身中毒。

互補精油組合

∥ 桉油樟＋寬葉薰衣草：提振動脈與呼吸道、分解黏液，適用於循環不良、支氣管感染伴隨痰、咳嗽、四肢冰冷。

∥ 桉油樟＋香茅：解毒、提振淋巴循環、利尿，適用於伴隨淋巴結腫大的一般中毒。

∥ 桉油樟＋藍艾菊＋薰衣草／檸檬尤加利：鎮定神經肌肉系統／消炎、鎮痛，適用於急性關節炎、纖維肌痛症。

∥ 桉油樟＋歐薄荷＋茶樹：抗病毒，適用於皰疹（所有類型）與其他病毒。

∥ 桉油樟＋快樂鼠尾草：修復神經、抗抑鬱，適用於慢性神經衰弱、抑鬱。

∥ 桉油樟＋玫瑰草／綠花白千層：修復與鎮定神經，適用於慢性壓力相關疾病，伴隨焦慮、失眠、倦怠。

外用時的作用機轉—*濕敷、擦劑、乳液與其他美妝保養方式*

皮膚護理：

⚱ 創傷恢復、鎮痛、殺菌：割傷、創傷、感染、風濕性與關節炎性病症。

⚱ 抗病毒：皰疹、帶狀皰疹。

治療注意事項：桉油樟性質溫暖、乾燥與刺激，因此禁用於熱證、乾燥病症以及嬰幼兒。懷孕期需慎用口服。

藥理作用注意事項：放置過久而氧化的精油會引起敏感，應避免使用。

配製原則

⚘ 薰香：於水中加入 3-4 滴。

⚘ 按摩油：稀釋 2-4% 於乳液或植物基底油中。

✍ 擦劑：稀釋 4-8% 於植物基底油中。

✍ 膠囊：在些許橄欖油中加入 2-3 滴。

補充說明

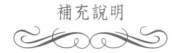

　　如同天竺葵，拜歷史上印度洋中的法屬殖民地留尼旺島、葛摩聯盟與馬達加斯加所賜，桉油樟今日仍是治療師精油架上可見的精油之一。該精油來自原生於馬達加斯加一種樟腦樹葉的蒸餾，是馬達加斯加熱帶植物群落中，驚人的多樣物種所產生的精油之一，另外還有甜羅勒、莎羅白樟、依蘭與種類繁多的義大利永久花。桉油樟精油不應與相似的葉類精油芳香羅文莎葉混淆，後者是來自月桂屬的芳香羅文莎葉的蒸餾。

　　馬達加斯加語的桉油樟意指「好的葉子」，自有文字記載之前，直到今日仍是原住民治療感冒、咳嗽、消化症狀與流行性感染的民俗藥方。從能量應用與化學組成兩方面來看，桉油樟與白千層事實上非常相似，有著極高含量的 1,8- 桉樹腦與單萜烯，使其成為本質上具有提振、溫暖與乾燥作用，並且是出色的清新醒鼻精油，臨床上多用於治療**弱證**與**寒證**。桉油樟是具有多功能的芳香藥草，當透過內服吸收後，會提振動脈循環與呼吸系統兩方面，能治療感冒、流行性感冒與其他各種**上呼吸道與下呼吸道感染**。

　　與白千層和其他清新醒鼻的精油一樣，桉油樟具有優良的提振、排痰與分解黏液作用，能收乾與緩解上呼吸道與下呼吸道兩方面的黏膜充血。該精油的免疫刺激、消炎與強效抗病毒作用，使其特別適用於所有耳、鼻、咽喉與呼吸道感染的發作期。它也可以成功地作為一般抗病毒劑，而應用於任何類型或部位的感染。桉油樟與其他同類的精油，有很好的協同作用。

　　桉油樟與白千層相異，而與綠花白千層相同之處，是對於神經、大腦與免疫功能，也能發揮深層修復作用。此作用即為中醫觀點所說的「溫陽補氣」，適

用於患有**慢性精神衰弱**伴隨疲勞、寒證，與**進行中或反覆性感染**傾向的個體。在此，它提振淋巴系統、解毒與利尿的作用，能支援任何病毒或細菌、急性或慢性感染的治療。矛盾的是，桉油樟也可以輕度鎮靜神經系統而治療失眠，這代表某種對於大腦功能可能的調節效應。有鑑於其單萜醇的顯著含量，這效應是不足為奇的。

以一絲辛香（注意到酚類的存在）為底，桉油樟乾淨醒鼻的香氣，能使身心靈皆充滿能量。通過嗅聞獲得的振奮精神、恢復體力與激勵心靈的作用，不僅適用於一般醒鼻精油已知可治療的精神缺陷，對於根本上欠缺積極力所引起的自尊心與自信心低下、悲觀心態的個體，也特別有用。「好的葉子」對於靈魂缺陷病症，有相當大的治療潛力。

羅馬洋甘菊（Roman Camomile）

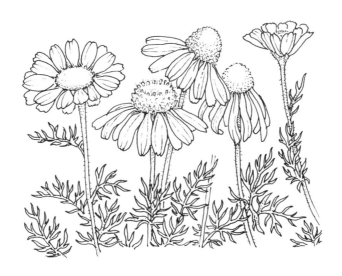

精油基本資料

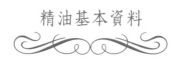

植物來源：羅馬洋甘菊（*Anthemis nobilis* L. [syn. *Chamaemelum nobile* L.]），菊科的花部，是原生於歐洲的溫帶多年生開花草本植物。

別名：花園洋甘菊、雙洋甘菊、英國洋甘菊；Camomille romaine ou noble（法語），Romische ／ Edle Kamille（德語），Camomilla romana（義大利語），Manzanilla romana（西班牙語）。

外觀：介於清澈至淡黃色或淡藍色間的流動液體，帶有強烈的水果甘甜與乾茶葉、青綠般的香氣。

香氣類型：甘甜、青綠的中調。

香氣特徵：非常高強度的中調香氣，持久性差。

萃取方法：通常於七月時，蒸餾新鮮或些許乾燥的帶花草本全株。

產生 1 公斤精油所需原料：80 至 100 公斤的新鮮草本全株（優質的產量）。

產區：英國、法國、匈牙利、智利。羅馬洋甘菊的首次商業蒸餾，於 1822 年在匈牙利設立。

精油化學成份與摻混

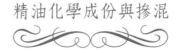

基本成份：

酯類 72-78%	2- 甲基當歸酸丁酯（2-methyl butyl angelate）4-25%、3- 甲基當歸酸丁酯（3-methyl butyl angelate）4-6%、3- 甲基異纈草酸戊酯（3-methyl pentyl isovalerate）21%、當歸酸甲酯（methyl angelate）16%、當歸酸異丁酯（isobutyl angelate）4%、丙酸甲基丁酯（methylbutyl methyl propionate）1-25%、甲基丁酸甲基丁酯（methylbutyl methylbutirate）1-25%、丁酸甲基丙酯（methylpropyl butyrate）1-10%、甲基丁酸甲基戊酯（methylpropyl methylbutirate）0-10%、當歸酸甲基丙酯（methyl-propyl angelate）1-25%、當歸酸丁酯（butyl angelate）、當歸酸丙酯（propyl angelate）、當歸酸甲基戊酯（methylpentyl angelate）、乙酸己酯（hexyl acetate）、異丁基異丁酯（isobutyl isobutyrate）
酮類	松香芹酮（pinocarvone）13%
氧化物	1,8- 桉樹腦（1,8-cineole）0-25%
倍半萜烯	香檜烯（sabinene）1-10%、石竹烯（caryophyllene）0-10%、母菊藍烯（chamazulene）0- 微量、胡椒烯（copaene）、杜松烯（cadinene）
醛類 0-10%	
單萜醇	反式松香芹醇（*trans*-pinocarveol）5%
倍半萜醇 5-6%	金合歡醇（farnesol）、橙花叔醇（nerolidol）
香豆素	東莨苕苷（scopoletin glucoside）

摻混可能性：中度，通常以較廉價、較能取得的摩洛哥野甘菊（*Ormenis mixta*）取代，然而其化學組成完全不同。

相關精油：菊科植物中，最常蒸餾的精油為德國洋甘菊（*Matricaria recutita*）、藍艾菊（*Tanacetum annuum*）、西洋蓍草（*Achillea millefolium*）、義大利永久花（*Helichrysum angustifolium*）、摩洛哥野甘菊（*Ormenis mixta*）與黃花蒿（*Artemisia annua*）。

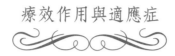

療效作用與適應症

療效性質：不會累積毒性的溫和藥方。

外用安全程度：不會造成皮膚刺激與敏感。

具體症狀－*所有應用方法皆宜*

　　神經緊張、**過度敏感**、易怒、**煩躁**、喜怒無常；**易怒型抑鬱、情緒沮喪、憤怒**、怨恨、暴怒、**焦慮**；痠痛與疼痛、頭痛、頭暈、**肌肉疼痛、突發性神經痛**、皮疹；睡眠不安、噩夢、**失眠**、肌肉震顫和痙攣；**痛經**、骨盆疼痛，**所有隨壓力加重的症狀**。

心理層面的作用機轉－*適用方法為薰香、全身按摩*

基本的心理 - 神經 - 內分泌免疫功能與適應症：舒緩過度興奮的病症；調節失調病症。

可能的腦動力學作用：降低基底神經節與深層邊緣系統的亢奮，解除顳葉失調。

心理疾患適應症：躁鬱症、焦慮、抑鬱、恐懼症、恐慌發作、創傷後壓力症候群。

促進情緒靈活性與穩定

- 情緒衝突，伴隨失去彈性、僵硬、擔憂。
- 煩躁、情緒波動，憤怒管理問題。
- 伴隨憂慮的情緒不穩定，包括悲觀、憤世嫉俗、嫉妒、自我貶低，罪惡感、自殺傾向。

鎮靜心靈，促進放鬆

- 神經緊張、躁動不安、注意力分散；衝動。
- 焦慮，包括抑鬱；恐懼、恐慌、恐懼症。
- 易怒型抑鬱。

生理層面的作用機轉－*適用方法為噴霧器吸入、膠囊、肛門栓劑、擦劑*

作用向性：神經、消化、泌尿、呼吸系統。

主要的診斷功能：放鬆高張性病症／緊證。

- 舒緩全身神經：高張性病症（緊證），伴隨神經緊張、疼痛、煩躁；所有急性壓力相關病症。

- 強效鎮痛、解痙與消炎：廣泛的平滑肌與橫紋肌的急性痙攣、疼痛與發炎；包括緊張與血管性頭痛，如偏頭痛；急性與慢性疼痛病症。

- 強效鎮靜大腦與催眠：失眠、易怒、焦慮、經前症候群、噩夢。

- 強效放鬆神經肌肉：肌肉痙攣、痠痛與疼痛；關節炎性與風濕性疼痛、纖維肌痛症、肌腱炎、滑囊炎、神經炎、足底筋膜炎、腕隧道症候群、神經痛、腰痛與背痛、痛風；喉嚨痛、牙痛、耳痛；疼痛或搔癢性皮膚炎、濕疹、蕁麻疹、帶狀皰疹、結膜炎。

- 放鬆子宮：痙攣性痛經、卵巢痛；睪丸炎。

- 放鬆膽道與胃腸道：神經性消化不良、腸絞痛、大腸激躁症、結腸炎、膽結石絞痛、膽囊炎、胰腺炎、胃炎。

- 中度抗組織胺、抗過敏：速發型過敏的狀況，包括皮膚炎、異位性哮喘、蕁麻疹、鼻炎等。

- 開胃、驅風：食慾減退，脹氣。

- 退熱：間歇性發熱。

- 驅蠕蟲藥、驅蟲劑：梨形鞭毛蟲、鉤蟲（*Ankylostoma*）。

協同精油組合

- 羅馬洋甘菊＋薰衣草：放鬆、鎮痛、解痙與消炎，適用於多種急性緊張性、痙攣性與／或發炎病症，例如頭痛、結腸炎、腸絞痛、痙攣性痛經、神經肌肉疼痛／痙攣／發炎。

- 羅馬洋甘菊＋薰衣草＋快樂鼠尾草：子宮的解痙與鎮痛，適用於急性痙攣性痛經；一般卵巢與骨盆疼痛。

- 羅馬洋甘菊＋快樂鼠尾草：放鬆、修復、鎮痛與解痙，適用於慢性高張性與失張性病症，尤其是疼痛性痙攣性婦科與神經肌肉病症，伴隨有神經衰弱、疲勞、失眠、慢性壓力。

互補精油組合

- 羅馬洋甘菊＋馬鬱蘭：放鬆、催眠、止痛、解痙，適用於許多急性高張力、痙攣性疼痛病症，尤其是壓力相關病症，伴隨焦慮、易怒、失眠。
- 羅馬洋甘菊＋藍艾菊：消炎、鎮痛，適用於急性神經炎、神經痛、皮膚炎。
- 羅馬洋甘菊＋歐薄荷：膽道、胃腸道的解痙與消炎，適用於急性膽結石絞痛、膽囊炎、胰腺炎、結腸炎、腸絞痛。

外用時的作用機轉－*濕敷、擦劑、乳液與其他美妝保養方式*

皮膚護理：敏感性與油性膚質。

- 消炎、抗過敏：過敏引起的皮膚敏感或發炎，包括皮膚炎、濕疹；燙傷、燒傷、痤瘡、癤子、牙齦發炎。
- 創傷修復、殺菌：刀傷、創傷、瘡、潰瘍（尤其是癒合緩慢的）、破損的毛細血管、皸裂的乳頭。
- 鎮痛、止癢：肌肉抽筋與疼痛、疼痛或搔癢性皮膚炎、蚊蟲叮咬、長牙痛、牙痛。

治療注意事項：無。

藥理作用注意事項：儘管羅馬洋甘菊不會造成皮膚刺激與敏感，並且能夠治療過敏性皮膚炎，用於對菊科植物高度過敏的人時，極少數個體會因羅馬洋甘菊而引起過敏性皮疹（接觸性皮膚炎）。由於其香豆素含量，口服過量時，可能會增強抗凝血藥物的作用。

配製原則

✍ 薰香：於水中加入 2-3 滴。

✍ 按摩油：稀釋 2-4% 於植物基底油中。

✍ 擦劑：稀釋 2-8% 於植物基底油中。

✍ 膠囊：在些許橄欖油中加 1-3 滴。

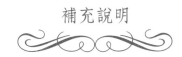

補充說明

　　作為首要的藥用植物，羅馬洋甘菊在古埃及、希臘、伊斯蘭教與歐洲的醫療藥典中，發揮了重要的作用。隨著英國都鐸王朝時期全面發展的精油蒸餾，使英國洋甘菊不僅是在房子周圍散佈的草本植物，亦不僅是藥草園中一種受歡迎且可靠的藥草，它成為受歡迎的純露與精油，最終，普遍地在全國家庭中茶水室裡被蒸餾出來。如今，羅馬洋甘菊精油作為特殊的芳香藥草，延續了這種古老傳統，並加重在精神－情緒與生理病症方面的應用。這種芳香藥草，與雛菊家族的其他藥用成員有很多共同之處，如德國洋甘菊、藍艾菊、西洋蓍草與義大利永久花。

　　羅馬洋甘菊中極高含量的芳香酯類，讓人聯想到青蘋果與夏末的田野。今日的羅馬洋甘菊精油，被認為是經典的放鬆療方之一。從六原辨證[註]的模型看來，它是治療**緊證**最有效的精油之一。該精油最能發揮在全身性緊張，引起疼痛、痙攣、炎症與**能量停滯**的狀況下。羅馬洋甘菊能夠從根源放鬆與分散壓力，特別是在急性壓力相關病症下，在大腦與神經系統中發揮良好的催眠作用。如馬鬱蘭精油一般，它會產生同時影響平滑肌與橫紋肌的全身放鬆效應，並發揮出色的鎮痛、解痙與消炎作用。羅馬洋甘菊全面性**治療疼痛**的機轉，能鎮靜神經系統的中心端，並抑制周圍末端的疼痛。該精油在治療緊張性頭痛，以及神經性消化不良、絞痛等方面，是相當出類拔萃的。

　　與馬鬱蘭、薰衣草或快樂鼠尾草不同，羅馬洋甘菊不具有互補的滋補神經作

用。它只是單純直接的舒緩劑，能有效的作用於出現短期或急性情緒緊張、煩躁，或易怒伴隨體徵的個體。當外用或用於穴位時，它顯然不需要與任何其他精油搭配才會有效。當面對更複雜的病症時，它亦能以複方的方式應用。

經由推測，嗅聞羅馬洋甘菊，可以降低基底神經節與深層邊緣系統的功能亢進。在心理層面的機轉上，它能發揮柔軟、舒緩、鎮靜與集中效果，適合表現出任何僵硬、嚴酷、緊張、焦慮或不穩定的個體。羅馬洋甘菊特別有助於消除植根於憤怒的自我防禦。可能通過調節顳葉的方式，該精油能提高靈活性與穩定性，對於同時存在憤怒情緒僵化與消除消極苦惱情緒，非常有效。嗅聞羅馬洋甘菊的舒緩效果，在緩和神經緊張、衝動、焦慮等狀態下非常有效。因此，羅馬洋甘菊應該僅僅適用於易怒型或神經型的抑鬱症，而非憂鬱型或肝型，也不應用於虛弱引起的抑鬱，比如神經衰弱病症。

如同一個富饒的大地女神一樣，羅馬洋甘菊召喚了夏末漫長的溫熱與甜蜜，邀請我們沈浸於生活節奏的內在和諧與生命的流動，享受其週期性培育出的果實與寧靜。如此，經由整個宇宙濡養並以其為歸屬，而非以小我的身分與意志行動，是它能贈予我們的寶貴經驗。

其他相關精油

南非峽角甘菊（*Eriocephalus punctatus* DC），是來自南非西開普省地區的菊科（*Asteraceae*）常綠灌木。該精油得自帶花草本全株的蒸餾，與羅馬洋甘菊一樣，帶有甘甜青綠香調與酯類（包括乙酸沈香酯與多種丙酸甲酯）為主的組成。透過嗅聞與內用給藥途徑，它能用於以焦慮、煩躁、疼痛與痙攣為特徵的緊張病症。南非洋甘菊是具有降緩作用的全身神經、大腦與神經肌肉的放鬆劑，其特定的適應症與羅馬洋甘菊大抵相同，那就是易怒型抑鬱。該精油具有額外的抗過敏作用，常以外用製劑治療濕疹（皮膚炎）與其他發熱、發炎的皮膚損傷，包括癤子、痤瘡、蚊蟲叮咬與曬傷。它與羅馬洋甘菊的使用劑量相同。

註：六原辨證（Diagnostic model of Six Conditions），是功能與能量醫學中進行辨證（一系列相
　　關疾病與症狀），所歸納採用的六種原因，分別是寒（cold）、熱（hot）、乾（dry）、濕
　　（damp）、弱（weak）、緊（tense）。

桉樹腦迷迭香（Rosemary ct Cineole）
樟腦迷迭香（Rosemary ct Camphor）

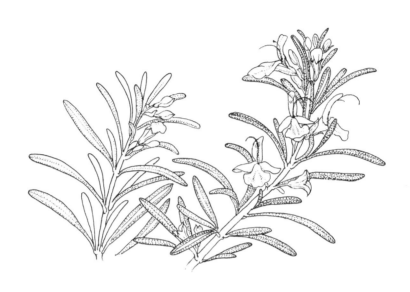

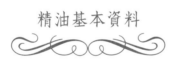

精油基本資料

植物來源：桉樹腦迷迭香（*Rosmarinus officinalis* L. ct. *cineole*）與樟腦迷迭香（*Rosmarinus officinalis* L. ct. *camphor*），是唇形花科的草本全株，廣泛分佈於地中海地區的多年生開花灌木。

別名：Romarin（法語），Rosmarin（德語），Rosmarino（義大利語），Romero（西班牙語）。

外觀：清澈的流動液體，帶有甘甜草香氣與強烈清新穿透松脂隱調。桉樹腦迷迭香通常較為甘甜與清新穿透，樟腦迷迭香則偏向青綠草本香氣。

香氣類型：穿透、甘甜、青綠的前調至中調。

香氣特徵：中強度的前調，持久性差。

萃取方法：一年中大部分時間在摩洛哥與阿爾及利亞，春季在其他地中海國家，蒸餾新鮮的開花帶葉灌木全株。在克羅埃西亞的達爾馬提亞區，傳統的作法是除

去莖梗後，單獨蒸餾針葉。精油的香氣品質，與所使用的木質莖梗數量成反比。歷史上最優質的迷迭香精油，可能是於 1850 年至 1939 年之間，由達爾馬提亞蒸餾廠生產的。這段時間，是達爾馬提亞迷迭香精油，也就是純針葉油生產的巔峰時代。

產生 1 公斤精油所需原料：50 至 100 公斤的草本全株（優質的產量）。

產區：摩洛哥、阿爾及利亞、西班牙、法國、義大利、克羅埃西亞、南非。

精油化學成份與摻混

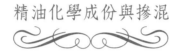

基本成份：

氧化物	1,8- 桉樹腦（1,8-cineole）：包含桉樹腦迷迭香含量為 38-58%，樟腦迷迭香含量為 17-25%。石竹烯氧化物（caryophyllene oxide）、蛇麻烯環氧化物 I 與 II（humulene epoxydes I and II）
單萜烯 30-37%	α- 與 β- 松烯（alpha- and beta-pinenes）4-32%、樟烯（camphene）3-13%、月桂烯（myrcene）0-10%、檸檬烯（limonene）1-5%、萜品烯（terpinenes）、對傘花烴（para-cymene）、水芹烯（phellandrene）
單萜酮	樟腦（camphor）：樟腦迷迭香含量為 12-22%；馬鞭草酮（verbenone）、香旱芹酮（carvone）
倍半萜烯	β- 石竹烯（beta-caryophyllene）1-3%
類萜酯類	乙酸龍腦酯（bornyl acetate）<1.6、α- 乙酸小茴香酯（alpha-fenchyl acetate）
單萜醇	沈香醇（linalool）、萜品醇（terpineol）、龍腦（borneol）、側柏醇（thujanol）、傘花醇（cymeneol）、馬鞭草醇（verbenol）
酯脂肪酮	己酮（hexanone）、甲基庚酮（methylheptanone）

摻混可能性：中度，因為供貨與產量優質。摻混可能來自較為廉價的尤加利精油（*Eucalyptus spp.*）、白樟精油（*Cinnamomum camphora*）、西班牙鼠尾草精油（*Salvia lavandulifolia*）、 松節油（*Pinus spp.*），以及化學合成萜品醇的分餾，與其他許多合成成份。

相關精油：其他迷迭香的化學變異型或化學型，最常見的是馬鞭草酮迷迭香。

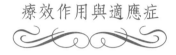

療 效 作 用 與 適 應 症

療效性質：

桉樹腦迷迭香（*Rosmarinus officinalis* ct. *cineole*），不會累積毒性的溫和藥方。

樟腦迷迭香（*Rosmarinus officinalis* ct. *camphor*），中強效藥方，有輕微積蓄毒性。

外用安全程度：不會造成皮膚刺激與敏感。

具體症狀－*所有應用方法皆宜*

　　沮喪、**悲觀**、冷漠、悲傷、**抑鬱**、膽怯、退縮、感覺脫節、**自信心不足**、貶低自我價值、感到陷入困境；**慢性疲倦**、嗜睡、手腳冰冷、**早晨與／或午後萎靡不振**、耐力不足；**慢性頭痛**、**注意力不集中**、**記憶力減退**、心悸；慢性咳嗽帶痰、**慢性消化問題**；**月經量少或停經**、靜脈曲張、肌肉和關節痠痛與疼痛。

心理層面的作用機轉－*適用方法為薰香、全身按摩*

基本的心理 - 神經 - 內分泌免疫功能與適應症：虛弱病症的提振劑。

可能的腦動力學作用：增強基底神經節與前額皮質的功能。

心理疾患適應症：注意力缺失、抑鬱。

提振精神，提升警覺心

🌿 腦霧現象、嗜睡、麻木。

🌿 分心、精神錯亂、迷失方向、注意力不集中、短期記憶力不足。

提昇積極心態與自信心

🌿 失去動力伴隨冷漠、拖延、自我忽視。

🌿 失去自信與自尊、悲觀、抑鬱。

生理層面的作用機轉─*適用方法為噴霧器吸入、膠囊、肛門栓劑、子宮栓劑、擦劑*

作用向性：神經內分泌、呼吸、心血管、消化、神經肌肉系統。

主要的診斷功能：重建、提振低張性病症／弱證，溫暖無力病症／寒證。

主要的提振作用

- 提振動脈循環、升高血壓：廣泛的無力病症（寒證），伴有中樞性、外周圍性與大腦循環不足，手腳冰冷、低血壓、大腦／精神缺乏症。

- 提振與修復心臟：心臟無力、阻塞性心力衰竭。

- 提振呼吸道、分解粘液與祛痰：阻塞性上下呼吸系統疾病，包括支氣管炎（尤其是慢性）、慢性哮喘、鼻竇炎、鼻炎。

- 提振消化道與胃腸道：促膽汁分泌、利膽、健胃、驅風；無力性膽道與胃消化不良伴隨脹氣；胃腸道蠕動無力；慢性胃腸炎、結腸炎。

- 提振肝臟：緩解瘀堵、解毒、降血脂：肝阻塞、黃疸、慢性膽囊炎與肝炎、肝硬化、膽結石；高脂血症。

- 提振子宮：通經：無力性閉經、月經短少。

主要的修復與調節作用

- 修復神經與大腦：低張性病症（弱證），包括大腦缺乏症、神經衰弱伴有精神與身體疲勞；衰弱、記憶力或專注力減退、精神迷霧、嗜睡、眩暈、抑鬱；慢性疲勞症候群、特殊感官缺乏症。

- 修復與調節腎上腺皮質與腎上腺髓質：腎上腺皮質缺乏症，包括午後疲勞、耐力低下、鹽癮；腎上腺髓質缺乏症；腎上腺失調或疲勞。

- 調節自主神經系統：自主神經失調，伴隨消化與神經系統症狀。

小劑量口服的作用

- 平衡循環、降低血壓：高血壓、大腦高血壓、頭痛，包括偏頭痛；動脈硬化。

- 鎮痛、解痙（肌肉放鬆）、抗風濕：肌肉痙攣／抽筋、疼痛與僵硬、肌腱炎、風濕與關節炎、纖維肌痛症、肌肉扭傷、拉傷；神經痛、腕隧道症候群、足

底筋膜炎。

🐾 緩解靜脈阻塞：靜脈循環不足伴隨靜脈曲張、盆腔瘀塞。

🐾 抗氧化。

🐾 中度抗菌：包括大腸桿菌、金黃色葡萄球菌、霍亂弧菌。

🐾 中度抗真菌：包括念珠菌、寄生麴菌。

協同精油組合

🖊 迷迭香＋肉豆蔻：提振動脈與心臟、升高血壓，適用於無力的病症，伴隨皮膚發冷與四肢冰冷、慢性低血壓。

🖊 迷迭香＋寬葉薰衣草／白千層：修復神經、提振動脈與鎮痛，適用於神經衰弱伴隨疲勞、血液循環不良、風濕性／關節性病症。

互補精油組合

🖊 迷迭香＋桉油樟／尤加利：提振呼吸道、抗感染，適用於上呼吸道感染，包括鼻竇炎、鼻炎、中耳炎。

🖊 迷迭香＋白千層：提振、祛痰與抗感染，適用於支氣管炎、急性鼻炎、鼻竇炎。

🖊 迷迭香＋沈香醇百里香：提振、祛痰與抗感染，適用於慢性支氣管炎、支氣管性哮喘。

🖊 迷迭香＋歐白芷根：通經、適用於月經量少、閉經。

🖊 迷迭香＋甜茴香：促膽汁分泌與利膽，適用於上消化道蠕動不足，伴隨食慾不振、腹脹、脹氣。

🖊 迷迭香＋檸檬：緩解肝臟阻塞、解毒，適用於肝阻塞、黃疸、肝炎、膽結石。

🖊 迷迭香＋歐薄荷：修復大腦，適用於精神障礙，包括無法專心、失憶、嗜睡、頭暈、眩暈。

🖊 迷迭香＋乳香：鎮痛、抗風濕，適用於肌肉痙攣、疼痛與扭傷；一般的風濕性與關節炎性病症。

🖊 迷迭香＋天竺葵：修復腎上腺與胰腺，適用於腎上腺疲乏，伴隨慢性耐力低

下、午後疲勞、血糖不穩定、糖尿病。

✎ 迷迭香＋茶樹：修復神經，適用於神經衰弱，伴隨慢性身體與精神疲勞、衰弱、抑鬱。

外用時的作用機轉─*濕敷、擦劑、乳液與其他美妝保養方式*

皮膚護理：蒼白、寒冷膚質。

🍃 提振皮膚組織機能、發紅劑：無生氣／蒼白／寒冷／無力／下垂／浮腫（水腫）的皮膚、痤瘡、濕疹。

🍃 鎮痛、解痙、抗刺激：肌肉疼痛、痙攣、肌腱炎、扭傷、拉傷；牙痛、頭痛。

頭髮與頭皮護理：

🍃 修復頭髮：虛弱髮質或油膩、皮脂漏、頭皮屑。

🍃 刺激頭髮生長：掉髮、脫髮。

治療注意事項：迷迭香性質溫暖、乾燥與刺激，禁用於過度亢進／熱證、乾證以及嬰幼兒。由於其提振子宮的作用，懷孕期禁止口服。有高血壓個體，桉樹腦迷迭香也是禁用的。

藥理作用注意事項：因為富含桉樹腦，所有類型的迷迭香精油對於兒童都必須慎用。皮膚損傷時，應避免使用桉樹腦迷迭香與樟腦迷迭香。有癲癇傾向的個體，也應避免口服。

配製原則

✆ 薰香：於水中加入 2-4 滴。

✆ 按摩油：稀釋 2-5% 於植物基底油中。

✆ 擦劑：稀釋 5-7% 於植物基底油中。

✆ 膠囊：在些許橄欖油中加 2-3 滴。

補充說明

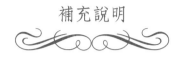

　　迷迭香是起源於地中海盆地耐寒的草本灌木，曾經在與埃及第一王朝法老陵寢一樣古老的遺跡中被發現。迷迭香是古代歐洲與中東文化中，最常用的芳香藥草之一，它清新穿透與甘甜草本香氣，能與其他重要的芳香藥草，如鼠尾草、月桂、雪松和乳香結合，用於淨化與清除負面能量。這味頗負盛名的藥草，其傳統法國名稱為薰香藥草（incensier），意指它是宗教禮拜與儀式的特定薰香，它的使用紀錄在整個西方文化，包括歐洲、羅馬、希臘、克里特島、猶太教與埃及中無所不在。在希臘與羅馬的神殿中，可以看到焚燒迷迭香，以向神祇們獻供與祈求賜福，特別是對於雅典娜、阿提米斯與阿波羅。

　　許多世俗場合，包括婚禮、葬禮、家庭，或國家會議、節日、宴會等，也能看到焚燒迷迭香枝梗，使這些場合更令人難忘。在這些場合，也會見到人們配戴迷迭香編織成的花環與頭飾。瘟疫期間，迷迭香是應付傳染病的重要原料。直到現代，法國醫院仍會焚燒迷迭香、杜松枝或鼠尾草葉，以淨化空氣並預防感染。

　　在經驗與傳統參半的西方草藥醫學中，迷迭香也享有盛名。傳統的藥劑師將迷迭香納入無數的藥用、營養與甜點製程，其中一些配製方式，在現代科學與化學醫學的全面封殺中倖存下來。這些配製包括迷迭香酊劑、精油、純露、浸泡油，與迷迭香保鮮劑和迷迭香葡萄酒，其中，迷迭香葡萄酒是傳統上用於改善心臟功能的經典甜酒（cordial drink，cor 在拉丁語意指心臟）。迷迭香的藥用屬性與清新的草本香調，讓創造了最著名的花露水「古龍水」（Eau de Cologne）的調香師，也將其納入配方之中。

　　與西方大多數其他精油一樣，迷迭香精油的蒸餾，最初發生在文藝復興早期或中世紀晚期的西班牙或法國，推測可能是早在 13 世紀時，由煉金術士阿諾‧德‧維拉諾瓦（Arnald de Villanova）開始的。從那時開始，精油的生產已經擴散至其他地中海區域，比如南邊的北非，與東邊的達爾馬提亞海岸。

迷迭香精油含有許多或大多數草藥本身的生理治療作用，並擁有重要的揮發性成份，如氧化物、單萜烯與酮類。這些成份著重於提振與溫暖，能提振動脈循環、神經反應，與平滑肌和橫紋肌活動。提振的程度，直接與該精油的 1,8- 桉樹腦與單萜烯的含量成正比。迷迭香是亞洲植物，如白千層與綠花白千層等提振類精油的西方版本，是治療**寒證**、**弱證**，以及後續衍生的**氣滯血瘀**的重要精油。與歐薄荷一樣，它能有效地治療上消化道器官，包括膽囊的遲緩與停滯病症。

肝阻塞是迷迭香另外一項重要的適應症，尤其是對於馬鞭草酮迷迭香而言。對於婦科寒證引起月經功能遲緩的女性來說，迷迭香與藍升麻根（*Caulophylum thalictroides*）一樣，具有溫暖通經的作用。這味芳香藥草穿透分散的性質，對於胸腔有良好的提振、祛痰與分解黏液作用，如同土木香根（*Inula helenium*）一樣，適用於阻塞性與黏液性支氣管病症。當作為擦劑使用時，迷迭香與肉豆蔻精油一樣，具有重要的溫暖、解痙與鎮痛作用，適用於多種**神經肌肉病症**，尤其是出現發冷、無生氣的組織，伴隨疼痛、抽筋與僵硬時。

正如歷史上治療師們所經歷的，迷迭香對於大腦與精神功能有特別的親和力。今日，我們能夠理解這是對於身體中心軸，也就是神經內分泌系統各個分支的深度修復與調節的效應。腦下垂體、心臟、腎上腺皮質與性腺功能，都得到增強與調節，而且特別著重於垂體－心臟連結，以及調節腎上腺皮質與髓質兩方面。馬鞭草酮化學類型，對於腦下垂體的作用更為顯著。在這種情況下，可選擇迷迭香作為治療**慢性虛弱與失調病症**的精神提振劑，其中關鍵的症狀，包括慢性疲勞、耐力不足、嗜睡、精神不集中、記憶力減退、抑鬱，以及反覆發生的神經系統症狀。

與此同時，迷迭香能刺激周圍與中央循環，作為優良的大腦動脈提振劑，進而對精神與認知功能有助益，這讓人聯想到草本植物銀杏（*Ginkgo biloba*）。迷迭香是血管性頭痛的經典芳香藥草，正是出於上述原因。不論是內服或吸入，迷迭香透過增強胜肽神經內分泌功能與血管灌注，都能對大腦發揮真正全面的效應。

自主神經與腎上腺皮質功能失調，是迷迭香的主要代謝適應症，這也是現代社會由於工作過度、睡眠不足與情緒失衡，導致全身性壓力的常見病症。這味具有深層調節作用的芳香藥草，也能控制血壓失調，它可以作為循環的升高血壓與降低血壓的**均壓劑**。

考量其對神經內分泌與代謝功能的深度修復與調節作用，將迷迭香定義為真正的適應原，可能是正確的。文藝復興時期的草藥師，如奧托布倫費爾斯（Otto Brunfels），在他的 1532 草藥中，極具信心的寫到：「迷迭香延遲衰老，定期飲用。」

源自基底神經節與前額皮質的不足，所造成的虛弱與失調，在心理層面代表淡漠、脫離、冷漠與悲觀或憤世嫉俗。迷迭香適應症的個體患有情緒停滯，這種情緒源於他們根本的、對於滿足需求的不安全感，以及與豐富生活的脫節感。嗅聞迷迭香清新穿透與甘甜草本的香氣特質，能為個體在增加自我價值、重新獲得動力，與真實表達自我所需的自信方面提供了潛在協力。

相關精油的治療側重

傳統上，迷迭香精油被定義為三種不同的化學類型之一，但在臨床上，我們不應該將它們視為具有完全不同用途的獨立精油。每種化學類型所含有的三種成份：桉樹腦、樟腦與馬鞭草酮，僅僅是比例上不同。這三種化學類型精油，應該被視為是逐漸演變中的極端變異，其治療作用與適應症基本相同。也有來自各個國家的迷迭香精油，不符合已定義的化學類型，但是它們在桉樹腦、樟腦與馬鞭草酮的比例，反而更加平衡。選擇一種化學類型，而不是另一種的原因，只是強調該化學類型其中一項或另一項常見的作用。

以下三種定義的化學類型之間的治療差異，可以作為一般經驗法則：

✐ 桉樹腦迷迭香最具提振性與溫暖特質；馬鞭草酮迷迭香則是這兩種作用程度最低的；而樟腦迷迭香介於兩者之間。提振的程度，主要與其 1,8- 桉樹腦的含量相關。

◊ 樟腦迷迭香對肌肉疼痛與痙攣，能發揮最佳的肌肉放鬆與鎮痛作用，其作用程度與樟腦的含量相關。

◊ 馬鞭草酮迷迭香是最具調節性的，特別是腦下垂體－性腺軸與心血管功能。

◊ 桉樹腦迷迭香與馬鞭草酮迷迭香有最好的抗真菌作用，而馬鞭草酮迷迭香具有最好的抗病毒、抗菌與抗真菌作用。

西伯利亞冷杉（Siberian Fir）

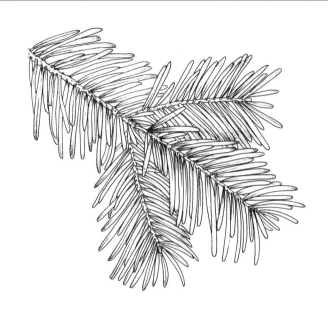

精油基本資料

植物來源：西伯利亞冷杉（*Abies sibirica* Ledeb.），松科的嫩枝和針葉，是遍佈東歐極北林區，以及到遠東俄羅斯的針葉喬木。

別名：Sapin de Sibérie（法語），Sibirische Tanne（德語），Abete di Siberia（義大利語），Abeto de Siberia（西班牙語）。需注意的是，商業上該精油常被誤稱為西伯利亞松，Pin de Sibérie（法語），Sibirische Fichte（德語）等。

外觀：清澈的流動液體，帶有清新針葉與些微青綠、香脂香氣。

香氣類型：穿透醒鼻的樟腦與木質前調。

香氣特徵：中強度的前調，持久性差。

萃取方法：通常於四月至九月之間，進行新鮮的嫩枝與針葉的蒸餾。

產生 1 公斤精油所需原料：100 公斤的新鮮針葉（優質的產量）。

產區：西伯利亞、奧地利。

精油化學成份與掺混

基本成份：

單萜烯 33-64%	樟烯（camphene）10-26%、α- 松烯（alpha-pinene）10-22%、β- 松烯（beta-pinene）2%、δ-3- 蒈烯（delta-3-carene）10-15%、檸檬烯（limonene）4%、檀烯（santene）、α- 水芹烯（alpha-phellandrene）、萜品油烯（terpinolene）
酯類 27-50%	乙酸龍腦酯（bornyl acetate）25-49%、乙酸萜品酯（terpinyle acetate）
單萜醇	龍腦（borneol）、α- 萜品醇（alpha-terpineol）、萜品烯 -4- 醇（terpinen-4-ol）
雙萜醇	異冷杉醇（iso-abienol）微量
倍半萜烯 <1%	甜沒藥烯（bisabolene）、杜松烯（cadinene）、石竹烯（caryophyllene）、蛇麻烯（humulene）、長葉烯（longifolene）、古芸烯（gurjunene）
酮類	樟腦（camphor）<1%、倍半萜醇（sesquiterpenols）<1%、甜沒藥醇（bisabolol），橙花叔醇（nerolidol）
醚類	甲基百里酚（methyl thymol）
氧化物 <1%	石竹烯氧化物（caryophyllene oxide）、蛇麻烯 II 環氧化物（humulene II epoxide）、淚柏醚氧化物（manoyl oxide）

掺混可能性：中度，通常使用其他種類、供貨充足的冷杉。

相關精油：冷杉屬中萃取出的其他冷杉精油。

⌀ 巨冷杉（*Abies grandis* Lindley），來自法國，帶有清新柑橘調香氣。

⌀ 銀冷杉（*Abies alba* Miller），來自法國與奧地利，帶有清甜、纖細的針葉香氣。

⌀ 高加索冷杉（*Abies nordmanniana* [Steven] Spach），來自奧地利，比大冷杉有更明顯的清新柑橘調香氣。

⌀ 香脂冷杉（*Abies balsamea* Miller），來自美國與加拿大的太平洋西北部，帶有新鮮針葉香調。

⌀ 道格拉斯冷杉（*Abies douglasii* Lindl. syn. *Pseudotsuga menziesii*（Mirb.）Franko.），同樣來自北美與加拿大的太平洋西北部，帶有些微清新柑橘調前

調，與深沈、香脂冷杉針葉基調（比巨冷杉強烈）。

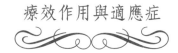

療效作用與適應症

療效性質：不會累積毒性的溫和藥方。

外用安全程度：不會造成皮膚刺激與敏感。然而，當 δ-3- 皆烯含量顯著時，可能造成部分皮膚過敏；氧化後的精油也會造成皮膚的刺激。

具體症狀－_所有應用法皆宜_

　　冷漠、**自信心低下**、沮喪、抑鬱、耐力低下、意志力低下、猶豫不決；**精神或情緒倦怠**；肌肉痠痛、**疼痛**、**痙攣或僵硬**、胃痙攣、腸絞痛、**慢性咳嗽**。

心理層面的作用機轉－_適用方法為薰香、全身按摩_

基本的心理 - 神經 - 內分泌免疫功能與適應症：恢復虛弱病症。

可能的腦動力學作用：增強前額皮質與基底神經節的功能。

心理疾患適應症：注意力缺失、抑鬱、解離症、精神病與精神分裂症。

提升意志力、勇氣與耐力

🪷 意志力薄弱，或體力不足、猶豫不決。

🪷 沮喪或堅持不久、哀傷。

🪷 精神與情緒倦怠。

提昇積極心態與自信

🪷 缺乏動力，伴有冷漠、自我忽視。

🪷 自尊低下與自信不足、抑鬱。

生理層面的作用機轉－_適用方法為噴霧器吸入、膠囊、肛門栓劑、擦劑_

作用向性：神經、呼吸、消化、肌肉骨骼系統。

主要的診斷功能：重建低張性病症／弱證，放鬆高張性病症／緊證。

主要的修復與緩解瘀堵作用

🌿 修復神經系統：精神與身體疲勞、衰弱、抑鬱。

🌿 修復與調節垂體－腎上腺：腎上腺疲勞或耗竭，伴隨耐力低下、午後疲勞、嗜鹽；下丘腦－垂體－腎上腺軸缺陷、慢性疲勞症候群、慢性哮喘。

🌿 修復、提振呼吸系統，祛痰、止咳：慢性下呼吸道衰弱與阻塞，包括肺虛弱、慢性咳嗽、支氣管炎、肺氣腫。

主要的放鬆作用

🌿 放鬆神經肌肉系統、解痙、消炎：平滑肌與橫紋肌的痙攣狀態，特別是呼吸、消化、骨骼系統。

🌿 放鬆支氣管平滑肌（支氣管擴張劑）、止咳：痙攣性哮喘、哮吼、百日咳；慢性咳嗽、無聲呼吸道返流。

🌿 放鬆胃腸道、鎮痛：腸絞痛、結腸炎、大腸激躁症；上消化道消化不良、胃痙攣。

🌿 放鬆肌肉、鎮痛：肌肉痠痛、疼痛與痙攣；風濕性關節炎性病症伴有痙攣、僵硬；纖維肌痛症候群。

🌿 呼吸和泌尿系統抗菌：慢性支氣管炎、百日咳、泌尿系統感染，包括膀胱炎、尿道炎。

🌿 免疫提振劑（未證實）。

協同精油組合

🌿 西伯利亞冷杉＋薰衣草：修復與放鬆神經系統，適用於慢性無力症伴隨焦慮、睡眠問題、壓力。

🌿 西伯利亞冷杉＋羅馬洋甘菊：腸道的解痙與鎮痛，適用於腸絞痛、結腸炎、大腸激躁症。

🌿 西伯利亞冷杉＋羅馬洋甘菊／馬鬱蘭：鎮痛、放鬆肌肉系統，適用於肌肉痙

攣、疼痛、抽筋。

- 西伯利亞冷杉＋黑雲杉：放鬆與修復呼吸系統、祛痰，適用於慢性哮喘、慢性支氣管炎伴隨疲勞、耐力低下。
- 西伯利亞冷杉＋佛手柑：泌尿系統抗菌，適用於膀胱炎、尿道炎與其他泌尿系統炎症。

互補精油組合

- 西伯利亞冷杉＋歐洲赤松：提振與祛痰，適用於慢性支氣管炎伴隨咳嗽、胸腔悶緊、慢性疲勞。
- 西伯利亞冷杉＋絲柏：止咳，適用於咳嗽、哮病、呼吸暫停，尤其有潛在虛弱狀態時。
- 西伯利亞冷杉＋甲基蔞葉酚羅勒／甜茴香：支氣管擴張劑，適用於痙攣性哮喘伴隨焦慮、壓力。
- 西伯利亞冷杉＋甜茴香／歐薄荷：腸道解痙，適用於腸絞痛、大腸激躁症、疼痛性結腸炎。
- 西伯利亞冷杉＋迷迭香／月桂：抗風濕，適用於疼痛、痙攣性風濕性關節炎性病症。

外用時的作用機轉－*濕敷、擦劑、乳液與其他美妝保養方式*

皮膚護理：

發紅劑，鎮痛、解痙；因寒冷或勞累引起的肌肉痠痛與疼痛；肌肉痙攣、扭傷、拉傷。

- 去味芳香。

治療注意事項：理論上，西伯利亞冷杉會引起支氣管痙攣，急性哮喘發作時應避免使用。此精油的最佳使用時機，為哮喘發作之間的緩和期。

藥理作用注意事項：當西伯利亞冷杉精油的 δ-3- 蒈烯含量較高，或精油閒置過久氧化時，可能造成皮膚過敏發紅，皮膚敏感者需避免使用。外用時，僅能使用新鮮、未氧化的西伯利亞冷杉精油。

配製原則

- ✍ 薰香：於水中加入 3-5 滴。
- ✍ 按摩油：稀釋 2-4% 於植物基底油中。
- ✍ 擦劑：在皮膚刺激的貼布實驗後，稀釋 4-10% 於植物基底油中。
- ✍ 足浴：於溫水中加入 2-4 滴以及 2 大匙的海鹽。
- ✍ 膠囊：在橄欖油中加 2-3 滴。

補充說明

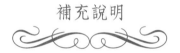

　　與雄偉的黑雲杉一樣，西伯利亞冷杉是西伯利亞針葉林或極北林區生物圈的原生植物。這種古老針葉樹的分佈，經由伏爾加河，穿過西伯利亞到俄羅斯遠東的廣闊區域。其耐寒與耐霜凍的特質，使它能在全年極端的寒冷、潮濕與黑暗的副北極氣候中茁壯成長。其精油的蒸餾，至少可以追溯到 19 世紀初，是在非常短暫的夏季進行。

　　現今的蒸餾針葉樹精油中，西伯利亞冷杉油是經典的代表。

　　在傳統的俄羅斯和歐洲水療中心與鹽泉度假勝地，長久以來，都將它作為土耳其蒸氣浴、按摩擦劑等提升精力的配方。它精緻、清新的針葉香調，在香氛業界也備受推崇，在精油治療師的應用中也獨樹一幟。據說，其獨特的香氣主要來自於樟烯與乙酸龍腦酯的含量，巧合的是，這兩種成份也被視為其治療作用的兩個標誌。

　　在傳統的醫療與健身界，西伯利亞冷杉精油，一直被認為是一種結合呼吸道藥草與活化能量滋補劑的二合一萬用藥。該精油體現了如同培育樹木成長時，能

抵禦挑戰所需的生命力。以生理學角度來說，這是 δ-3- 蒈烯對於下視丘－腦下垂體－腎上腺軸的深層滋補作用，因此，長期的**神經和腎上腺不足**與後續衍生的疾病，都是該精油的適應症。其關鍵的症狀是慢性耐力低下、精神與身體疲勞與呼吸淺短等，也就是中醫所說的慢性氣虛。

西伯利亞冷杉對於強化與重新平衡身體能量的強大親和力並非巧合，這種親和力源自於吸氣時的氧合作用。具體而言，它對於肺與支氣管發揮三管齊下的作用──恢復、緩解瘀堵與放鬆。因此，該精油最適用於以**肺部虛弱**、**濕痰阻塞**與**支氣管痙攣**為特徵的慢性呼吸道病症。它的主要用途在於特定器官功能障礙，而不是系統性失衡。

西伯利亞冷杉的溫暖、乾化與緩解瘀堵作用，適用於寒濕阻肺。它是治療以慢性咳嗽為主的呼吸道病症最好的芳香藥草之一，治療範圍從慢性支氣管炎到肺氣腫，無論外用或嗅聞形式都非常有效。西伯利亞冷杉與具有修復呼吸道及祛痰作用的樹類精油，例如絲柏、歐洲赤松和黑雲杉等，有相當好的協同作用。在呼吸道感染的情況下，它應該與對微生物更有活性的精油結合使用，比如百里香、茶樹與綠花白千層。

另一方面，拜其極高含量的乙酸龍腦酯所賜，西伯利亞冷杉也是一味獨特的支氣管放鬆劑，在大多數**痙攣性支氣管病症**中都有很好的效果。此外，西伯利亞冷杉也能放鬆平滑肌與橫紋肌，當結合額外的鎮痛與消炎作用時，能治療其他疼痛性痙攣性病症，尤其以膠囊給藥時更能針對腸道。外用時，上述作用能發揮於一般的**風濕性關節炎性病症**。

當透過溫和吸入作為嗅聞療法使用時，該精油清新、穿透與巴薩米克醋、青綠香調，賦予個體貯存於靈魂中相同的力量與活力。西伯利亞冷杉適合那些長期垂頭喪氣，缺乏堅持面對生活挑戰的意志、動力或耐力的個體。在悲傷、倦怠與緊張抑鬱或精神失常的狀態下，這種針葉樹精油所體現的永恆忍耐特質，可以作為盟友。隨著時間的推移，西伯利亞冷杉將溫柔而堅定地喚醒靈感與全新的視野，讓個體體驗到煥然一新的希望、信心與積極心態。

綠薄荷（Spearmint）

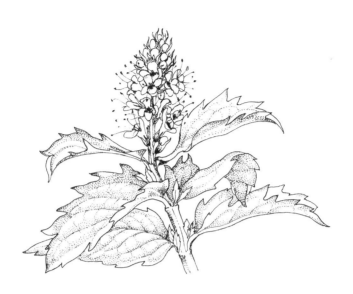

精油基本資料

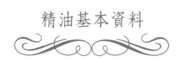

植物來源：綠薄荷（*Mentha spicata* L.），唇形花科 / 薄荷科的草本全株，是地中海區域廣泛栽植的多年生開花草本植物。

別名：Menthe crépue（法語），Grüne Minze（德語），Menta romana（義大利語），Menta verde（西班牙語）。

外觀：清澈的流動液體，帶有草本甜香與些微清新、穿透調香氣。

香氣類型：甘甜、青綠、穿透的中調。

香氣特徵：中強度的中調，持久性差。

萃取方法：一般於六月與九月時，蒸餾其新鮮的帶花全株。

產生 1 公斤精油所需原料：50 至 100 公斤的半乾燥全株（優質的產量）。

產區：美國西北部、中國、南美、日本。

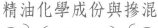
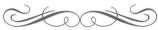

精油化學成份與摻混

基本成份：

酮類	右旋香旱芹酮（carvone）58-70%、二氫香旱芹酮（dihydrocarvone）1-2%、薄荷酮（menthone）1-2%、胡薄荷酮（pulegone）
單萜醇	反式 -4- 側柏醇（trans-thujanol-4）20%、薄荷醇腦（menthol）、沈香醇（linalool）、龍腦（borneol）、二氫香旱芹醇（dihydrocarveol）、新二氫香旱芹醇（neodihydrocarveol）、順式 -7- 反式香旱芹醇（cis-7-transcarveol）、紫蘇醇（perillic alcohol）
單萜烯	檸檬烯（limonene）18%、月桂烯（myrcene）、α- 與 β- 松烯（alpha- and beta-pinene）、樟烯（camphene）、α- 水芹烯（alpha-phellandrene）
倍半萜烯	β- 石竹烯（beta-caryophyllene）2%、β- 波旁烯（beta- bourbonene）2%、α- 欖香烯（alpha-elemene）、金合歡烯（farnesene）
酯類	乙酸二氫香旱芹酯（dihydrocarvyl acetate）、順式與反式乙酸香旱芹酯（cis- and trans-carvyl acetate）
氧化物	1,8- 桉樹腦（1,8-cineole）1-3%
倍半萜醇	金合歡醇（farnesol）、欖香醇（elemol）、杜松醇（cadinol）
3- 辛醇	（octan-3-ol）

摻混可能性： 由於成本低廉，幾乎沒有摻混情形，只有偶爾添加額外的香旱芹酮。

相關精油：

以下精油也被認定為綠薄荷一族：

⌀ 摩洛哥綠薄荷或娜娜薄荷（*Mentha viridis* var. *nana*），來自北非摩洛哥，在法國與南非也有種植與蒸餾。

⌀ 卷葉薄荷（*Mentha spicata* var. *crispa*）

⌀ 歐洲赤薄荷（*Mentha gracilis*）

⌀ 俄羅斯綠薄荷（*Menta verticellata*）

只有摩洛哥薄荷有足夠的商業用量。

療效作用與適應症

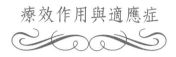

療效性質：長期使用會有輕微積蓄毒性的溫和藥方。

外用安全程度：不會造成皮膚刺激與敏感。

具體症狀－*所有應用方法皆宜*

情緒化傾向、**情緒波動**、煩躁不安、消極感受、**情緒與精神混淆**、分心、**嗜睡，特別是早晨**；食慾不振、**進食後立即感覺上腹飽脹與脹氣**；排尿困難、尿量短少、鼻塞、咳嗽痰多。

心理層面的作用機轉－*適用方法為薰香、全身按摩*

基本的心理 - 神經 - 內分泌免疫功能與適應症：調節失調病症；虛弱病症的輕度提振劑。

可能的腦動力學作用：降低深層邊緣系統亢進。

心理疾患適應症：躁鬱症、注意力缺失。

促進情緒穩定與內在新生

🌼 情緒混淆與衝突；情緒波動、強烈感情表現。

🌼 感覺－知覺不一致與衝突。

解除情感障礙與輕度提升警覺心

🌼 一般所有致病的（持久的）、悲傷的情緒。

🌼 腦霧現象、分心、混淆。

🌼 陷入傷心與悲傷的泥沼。

生理層面的作用機轉－*適用方法為噴霧器吸入、膠囊、擦劑*

作用向性：神經、呼吸、消化、泌尿系統。

主要的診斷功能：緩解瘀堵病症／濕證。

🌿 分解粘液、祛痰、修復粘膜與抑制粘液分泌、消炎：伴有分泌物的阻塞性上呼吸道與下呼吸道疾病，包括急慢性支氣管炎、鼻竇炎、鼻炎、咽炎、喉炎，尤其是粘液樣膿性病症。

🌿 提振膽道與胃：促膽汁分泌、利膽、驅風、開胃；膽道與胃的消化不良伴上腹部脹氣、食慾不振。

🌿 止吐：噁心、嘔吐、打嗝、動暈症。

🌿 泌尿系統的消炎、輕度利尿：泌尿道感染（膀胱炎、尿道炎）、尿少。

🌿 退熱劑：發熱。

🌿 輕度鎮靜神經：輕度焦慮或失眠；過度刺激、壓力相關的症狀。

🌿 止泌乳：從哺乳期間斷奶。

抗微生物作用

🌿 抗菌：細菌感染，包括幽門螺旋桿菌、金黃色葡萄球菌、沙門氏菌、大腸桿菌，尤其是呼吸、泌尿與胃腸道感染、齲齒。

🌿 抗真菌：真菌感染，包括念珠菌屬、麴菌屬、小芽孢癬菌屬、毛癬菌屬引起的鵝口瘡、念珠菌感染、真菌性皮膚病，包括真菌病、圓癬／癬。

協同精油組合

✏ 綠薄荷＋牛膝草：分解黏液、祛痰與抗菌，適用於伴隨痰多的急性或慢性支氣管炎，特別是膿樣痰；百日咳。

✏ 綠薄荷＋歐薄荷：提振胃液與膽汁分泌與止吐，適用於急性上消化道窘迫伴隨脹氣、食慾不振、嘔吐。

互補精油組合

✏ 綠薄荷＋綠色香桃木：分解黏液、抑制黏液分泌與祛痰，適用於伴隨黏液樣膿樣痰的急慢性支氣管阻塞。

✏ 綠薄荷＋桔／苦橙葉：促進胃液與膽汁分泌，適用於精神或情緒壓力引起的上消化道窘迫。

🖉 綠薄荷 + 香茅：退熱與鎮靜神經，適用於上消化道疾病的發熱，特別當伴隨壓力、易怒。

🖉 綠薄荷 + 薰衣草：退熱與放鬆，適用於發熱伴隨煩躁、易怒、失眠、鼻塞嚴重的感冒。

🖉 綠薄荷 + 綠花白千層：泌尿系統的抗菌，適用於泌尿道感染。

🖉 綠薄荷 + 生薑：止吐，適用於噁心、嘔吐、動暈症。

外用時的作用機轉－*濕敷、擦劑、乳液與其他美妝保養方式*

皮膚護理：油性膚質。

🖐 創傷修復、殺菌、鎮痛、消炎：創傷、瘡、疥癬、燙傷、燒傷、皮膚炎。

🖐 皮膚再生（未證實）：疤痕。

🖐 提振毛細血管機能（未證實）：發冷無生氣的皮膚、運動按摩。

治療注意事項：無。

藥理作用注意事項：綠薄荷精油含有酮類的香旱芹酮，孩童與孕婦的口服使用需謹慎，但非完全禁忌。敏感性皮膚也需慎用。

配製原則

🖎 薰香：於水中加入 2-4 滴。

🖎 按摩油：稀釋 2-4% 於乳液或植物基底油中。

🖎 擦劑：稀釋 4-8% 於植物基底油中。

🖎 膠囊：在些許橄欖油中加 2-3 滴。

補充說明

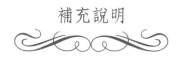

　　儘管綠薄荷在肥皂、牙膏和無酒精飲料產業中無所不在，但它在治療領域中仍是被低估的精油。憑藉其酮類與單萜醇為主的複雜組成，綠薄荷遠遠超出其在草藥中為人所知的單純驅風作用。這味芳香藥方在治療發熱與呼吸、肝膽和泌尿系統的濕證，與瘀堵病症多有成效。顯然地，相較於植物界近親歐薄荷，它是獨立存在，並在許多方面皆有顯著的不同。

　　在治療**發熱**的療法中，綠薄荷是少數幾種芳香退熱劑之一，也就是降緩的療方，它能藉由溫和地降低溫度，來控制任何類型或階段的高熱。它的鎮靜神經作用相當溫和，特別適用於同時出現煩躁、躁動不安或易怒症狀時的各種發熱。綠薄荷適合用於伴隨上消化道窘迫發熱，包括食物中毒引起的發熱。當治療泌尿道感染引起的發熱時，綠薄荷對泌尿器官的作用向性，使其再次發揮額外的抗菌、消炎與利尿作用。

　　綠薄荷的抑制黏液分泌與緩解瘀堵作用，對於支氣管與鼻竇的黏膜過度分泌有非常明顯的效果。拜其酮類所賜，當**急性呼吸道感染**產生濃稠的膿性痰時，無論是來自咳嗽還是鼻腔，都是綠薄荷的適應症。此精油不僅有抑制黏液分泌與祛痰作用，還是一種溶解劑，可以從根源減少黏液過度分泌。它在治療伴隨阻塞與熱證的急性呼吸道病症時，與其他芳香藥草有很好的協同作用。

　　作為為人熟知的芳香消化藥方，綠薄荷能對膽囊與胃發揮提振與緩解瘀堵的作用，促進膽汁流動與胃液分泌。當治療**上消化道阻塞引起的消化不良**時，其主要的適應症為進食後立即在上腹部或側腹部出現腹脹、脹氣與反胃感。

　　在香氛能量方面，綠薄荷的特性是甘甜、青綠、穿透與清涼降緩的。當應用於心靈方面時，這些特性代表提升情緒穩定與新生的潛力。在治療深層邊緣系統亢進所引起的感覺－情緒失調時，綠薄荷能夠幫助無法放開苦惱與負面情緒的個體。正如它能治療肺部與上消化道的瘀滯，它也能給予人們能量，以重新面對陷入困境的感覺與情緒衝突。嗅聞綠薄荷能幫助清除情緒瘀滯，減少混亂或矛盾心

理，並幫助個人往更積極有意識的方向前進。

其他相關精油

摩洛哥綠薄荷（*Mentha viridis* var. *naana*）擁有與綠薄荷非常相似的功能與適應症，以及具有對皮膚寄生蟲特別有效的抗寄生蟲作用。另外，它也可以外用於瘀傷、扭傷與出血。

甜橙（Sweet Orange）

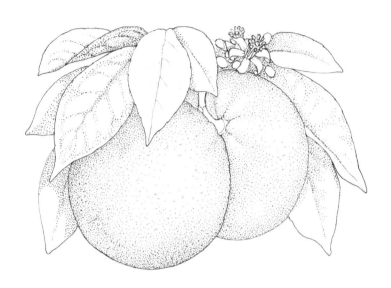

精油基本資料

植物來源：甜橙（*Citrus* x *sinensis* [L.] Osbeck）（syn. *Citrus aurantium* Osbeck var. *dulcis*），芸香科的果皮，是廣泛種植於地中海氣候地區的灌木或小水果樹。一般認為，甜橙是由柚子（*Citrus maxima*）與桔（*Citrus reticulate*）雜交後培育的古老植栽，柚與桔則是四種非雜交柑橘品種中的兩種。

別名：中國／葡萄牙橙，Orange douce（法語），Orange（德語），Arancio dolce（義大利語），Naranja dulce（西班牙語）。

外觀：介於橙黃色與深橘色之間的流動液體，帶有濃郁的溫暖水果甜香。機器壓榨的精油顏色較淡，人工的則較深。需注意，蒸餾而得的甜橙精油為淡黃色，且香氣比冷壓的淡薄。

香氣類型：帶有香甜與檸檬香氣的中調。

香氣特徵：中等強度的前調，持久性差。

萃取方法：新鮮成熟的橙出現瘢痕後進行冷壓。

產生 1 公斤精油所需原料：80 至 200 公斤的新鮮果皮（優質的產量）。

產區：義大利、南非、巴西、美國、以色列。

精油化學成份與掺混

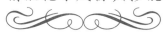

基本成份：

單萜烯 <98%	右旋檸檬烯（*d*-limonene）86-95%、月桂烯（myrcene）1-4%、α- 松烯（α-pinene）
醛類 1.5%	辛醛（octanal）、癸醛（decanal）、香茅醛（citronellal）、牻牛兒醛（geranial）、橙花醛（neral）、微量紫蘇醛（perillaldehyde）、月桂醛（dodecanal）
單萜醇 1%	大多數是沈香醇（linalool）
酯類 <0.5%	大多數是乙酸癸酯（octyl acetates）與乙酸橙花酯（neryl acetates）
香豆素	佛手柑腦（bergaptenes）
非揮發性黃酮	

掺混可能性：非常高，蒸餾而得的甜橙精油主要用於非酒精飲料、食品與香水產業。與大多數其他柑橘精油一樣，商業化的甜橙與苦橙精油是柳橙汁製造過程的副產品。蒸餾的橙類精油是來自多種加工技術的組合，舉例來說：蒸餾柳橙汁液榨取後的果皮塊；或蒸餾富含精油濃縮的柳橙汁液；用溶劑萃取加工過程產生的汁液，另外，在某些情況下，也會蒸餾未加工的橙皮。此外，蒸餾精油會進行去萜烯（deterpeneted）的過程，治療潛力會因此被進一步削弱。最後，任何商業化柑橘油都會添加紫外線吸收劑與抗氧化劑，如丁基羥基茴香醚（BHA）與二叔丁基對甲酚（BHT），以防止氧化變質，並延長保存期。由於這些加工技術，蒸餾的甜橙精油具有不同的成份組成與特性，需避免使用於治療。

冷壓甜橙精油，可能以蒸餾甜橙與苦橙精油（通常不含萜烯或倍半萜烯）掺

混，或是進一步加入合成或天然的檸檬烯，以及從其他柑橘精油萃取的萜品烯。

相關精油：甜橙分為三組，常見的甜橙、血橙與臍橙，每種都有許多改良品種。這三種類型萃取出的精油中，香味與成份僅有微小的差異。**苦橙**（*Citrus aurantium* L. var. *amara*）是與甜橙最相近的，具有較溫和、清淡的甜香。

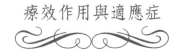

療效作用與適應症

療效性質：不會累積毒性的溫和藥方。

外用安全程度：

⊘ 冷壓精油：會引起輕微皮膚刺激與中度皮膚敏感，具有致光敏性。

⊘ 蒸餾精油：不會造成皮膚刺激與敏感，不具有致光敏性。

具體症狀－_所有應用方法皆宜_

　　喜怒無常、**情緒波動**、煩躁、沮喪、憤怒、**神經緊張**、輕微抑鬱；注意力分散、**沮喪**、**悲觀**；輕微壓力相關性失眠、心悸、早晨精神不濟、**因壓力而惡化的消化問題**。

心理層面的作用機轉－_適用方法為薰香、全身按摩_

基本的心理 - 神經 - 內分泌免疫功能與適應症：調節失調病症。

可能的腦動力學作用：降低深層邊緣系統功能亢進。

心理疾患適應症：輕度抑鬱、躁鬱症、注意力不足過動症。

促進情緒穩定與輕微欣快感

🌿 情緒不穩定伴隨煩躁、喜怒無常、情緒波動、易怒。

🌿 注意力分散、情緒混亂與衝突。

提昇樂觀心態與喜樂

🌿 悲觀、負面或苦惱的情緒、沮喪。

ⓦ 輕度抑鬱，尤其是伴隨焦慮或悲傷。

生理層面的作用機轉－*適用方法為噴霧器吸入、膠囊、肛門栓劑、外用*

作用向性：神經、心血管、消化、泌尿、呼吸系統。

主要的診斷功能：平衡失調病症，與放鬆高張性病症／緊證。

主要的放鬆作用

ⓦ 舒緩神經、輕度催眠：輕度高張性壓力相關病症（緊證），特別是兒童、老年人與敏感族群，尤其伴隨神經緊張、焦慮、失眠、頭暈。

ⓦ 放鬆神經心臟與動脈循環、降低血壓：心悸、壓力相關性心臟病症，或緊張型心臟疾病、高血壓。

ⓦ 輕度放鬆消化道、解痙：神經性消化不良、腸絞痛、便秘。

主要的提振作用

ⓦ 提振胃與膽道：開胃、健胃利膽、驅風；失張性上消化道消化不良，伴隨腹脹與脹氣、食慾減退、便秘。

ⓦ 輕度利尿：一般水腫。

ⓦ 消炎

ⓦ 抗氧化劑

ⓦ 抗菌、輕度抗真菌：支氣管炎、感冒、輕度真菌感染。

ⓦ 去味芳香、環境消毒劑：空氣傳播感染。

協同精油組合

🖉 甜橙＋桔／佛手柑：鎮靜神經與催眠，適用於神經緊張、焦慮、失眠。

🖉 甜橙＋桔／佛手柑：調節神經消化系統，適用於慢性神經性消化症狀或病症，尤其伴隨便秘，或便秘與腹瀉交替。

🖉 甜橙＋葡萄柚：緩解淋巴阻塞，適用於靜脈曲張、淋巴結腫脹，也是典型的皮膚解毒劑與肌肉張力調節劑。

互補精油組合

✐ 甜橙＋天竺葵：鎮靜與舒緩神經，適用於神經緊張、焦慮、失眠。

✐ 甜橙＋薰衣草：放鬆心臟與降低血壓，適用於心悸、高血壓，尤其是非生產性壓力引起。

✐ 甜橙＋綠薄荷：提振上消化道，適用於胃或膽道消化不良，伴隨少食腹脹、噯氣、打嗝。

✐ 甜橙＋歐薄荷：提振下消化道，適用於腸道消化不良，伴隨腹脹、腹痛、腸絞痛、排便不規律。

外用時的作用機轉－*濕敷、擦劑、乳液與其他美妝保養方式*

皮膚護理：乾性、油性或混合性膚質。

🍃 化妝水與肌肉張力調節劑、排毒：疲倦、失去活力或阻塞、帶有毒素的皮膚、牙齦脆弱；肌肉與肌腱疲勞（工作、運動引起）。

🍃 輕度殺菌、消炎：痤瘡、口腔潰瘍／潰瘍。

🍃 皮膚柔軟劑：皮膚增厚、繭、皮膚皸裂。

🍃 修復結締組織與表皮、提振毛細血管、分解黑色素。

🍃 提振劑：皺紋、橘皮組織、妊娠紋、扭傷、拉傷、肌肉張力不足。

治療注意事項：無。

藥理作用注意事項：避免在敏感或受損的皮膚上使用甜橙精油，它可能會造成輕微刺激。甜橙精油與所有柑橘類精油一樣，接觸氧氣後很容易降解與氧化，因此，在皮膚護理方面，應用新鮮未氧化的精油尤其重要。氧化的甜橙精油可能會造成皮膚刺激與敏感。純正的甜橙精油於室溫下的保鮮期，一般是 12 個月，冰箱中可以維持 24 個月（假設最初沒有加入防腐劑）。

　　此外，冷壓橙精油（甜橙或苦橙）含有香豆素（包括佛手柑腦

bergaptenes），其致光敏性會造成皮膚反應。總結，就局部應用而言，冷壓精油適合環境使用與內服，而純正的蒸餾精油適合外用。

配製原則

🐚 薰香：於水中加入 4-8 滴。

🐚 按摩油：稀釋 3-5% 於植物基底油中。

🐚 擦劑：稀釋 5-10% 於植物基底油中。

🐚 膠囊：在些許橄欖油中加 3-6 滴。

補充說明

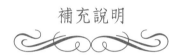

「橙 orange」這個詞來自義大利名 Arancio，也是波斯語 Narang。甜橙是一種雜交柑橘，最初在四千多年前，種植於中國西南地區的雲南與四川省，而後向西運輸至馬來西亞群島與印度。西元前 800 年，賽米拉米德著名的巴比倫空中花園中，有橘樹果園的種植紀錄。13 世紀時，阿拉伯海上絲綢之路將此水果，如同許多其他草藥、香料與瓷器一樣，向西輸送到波斯灣的敘利亞與北非沿海，最遠抵達摩洛哥與安達盧西亞。到了 1336 年，甜橙果樹已經成為法國尼斯的觀賞植物。在幾十年內，它們成為整個陽光明媚的法國，與利古里亞海濱隨處可見的植物。

甜橙的傳統西方名稱為「葡萄牙橙」，起源於 16 世紀初期，葡萄牙商人將其直接從錫蘭與中國帶回葡萄牙與加那利群島，此後不久，甜橙在義大利遍地開花。數百年來，歐洲皇室宮廷讚賞葡萄牙橙芳香的花朵，因而建造專門的芳香橙園溫室，以使人能充分沈浸於甜橙的香氣中。20 世紀時，它成為世界上最受歡迎的香甜果汁與非酒精飲料的商用調味品。

在生理醫學中，冷壓甜橙精油通常被視為次級精油，即使是次級精油，也有其有趣合適的用途。它可以被定位為兒童用精油，或是溫和版本的桔精油，這兩

種標籤能有效地幫助記憶其特質，也就是作用溫與適合需要溫柔撫觸的病症。只能溫和地**舒緩緊繃**、**壓力相關的神經**、**心血管與消化功能**，還有輕微的催眠作用；溫和有效地提振膽與胃的功能，用於**失張性**、**虛弱的消化不良**。甜橙對於兒童、老年人、一般輕度至中度的病症都非常有效，並且受到重視。

從心理學的角度來看，甜橙也是兒童用精油。僅僅透過嗅聞，甜橙便能促進產生無憂無慮、輕鬆愉快的情緒，與快樂、和諧、喜悅的心情，這便是一個快樂、滿足的兒童特徵。它能同時振奮精神與促進輕度的欣快感，心理方面的作用是複雜卻完美的，包括促進喜悅、樂觀與情緒穩定。

事實上，甜橙受到嬰兒、兒童，以及那些需要安撫內在小孩的人一致的喜愛。

甜橙的香氣，也許是最能喚醒真實、未受傷、情感強烈的心靈記憶中所擁有的歡樂，也就像是孩童所呈現出喜樂、無私與率直的心。出自恐懼與不安全感，成年人的我們，總被教導以層層的否定與偽裝掩蓋單純的心靈，甜橙能將我們與心靈連結起來，在安全、溫暖與愛的擁抱支持下，它邀請心靈放鬆回到真實的感覺。甜橙的潛能是支援受傷的心靈，尋找與連結珍貴的初心，顯然它不是次要，而是首要的精油。

苦橙精油的香氣、成份、功能，以及適應症與甜橙精油非常相似，但是有較為強效的生理效應。由於它含有預防血栓形成的香豆素，治療師通常取用其抗凝血作用。苦橙也具有中度的緩解靜脈與淋巴阻塞作用，可以治療靜脈與淋巴瘀堵。外用後 18 小時內，應避免曝曬於陽光下，以防止可能的光敏反應。

茶樹（Tea Tree）

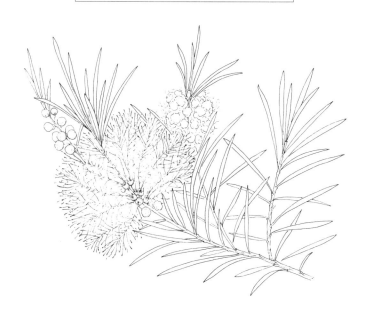

精油基本資料

植物來源：茶樹（*Melaleuca alternifolia* [Maiden & Betche] Cheel），桃金孃科的嫩枝與樹葉，是潮濕澳洲東部原生的熱帶喬木或高灌木。

別名：互葉千層樹；Tea-tree（法語），Teebaum（德語），Albero da té（義大利語），Arbol de te（西班牙語）。

外觀：介於清澈至淡鮮綠色之間的流動液體，帶有些許清新穿透與輕微甘甜的柑橘香氣，以及些微濕霉土根味。

香氣類型：穿透、甘甜與柑橘味的前調。

香氣特徵：中強度的前調，持久性差。

產區：澳洲西部、印尼。

萃取方法：十月至六月期間，進行樹葉與小分枝的蒸餾。茶樹精油的蒸餾開始於1924年。

產生 1 公斤精油所需原料：60 公斤的樹葉與嫩枝（非常優質的產量）。

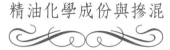

精油化學成份與摻混

基本成份：

單萜醇	萜品烯 -4- 醇（terpinen-4-ol）30-48%、α- 萜品醇（alpha-terpineol）1-7%
單萜烯 25-40%	α- 與 γ- 萜品烯（alpha- and gamma-terpinene）6-28%、α- 與 β- 松烯（alpha- and beta-pinene）2-7%、對傘花烴（p-cym-ene）1-8%、檸檬烯（limonene）、萜品油烯（terpinolene）、側柏烯（thujene）、香檜烯（sabinene）、月桂烯（myrcene）
氧化物	1,8- 桉樹腦（1,8-cineole）5-15%
倍半萜烯	β- 石竹烯（beta-caryophyllene）、香橙烯（aromadendrene）、杜松烯（cadinene）、綠花烯（viridiflorine）
倍半萜醇	綠花醇（viridiflorol）、藍桉醇（globulol）、庫貝醇（cubenol）

摻混可能性：中等，可能的方式是在品質較差的商業用精油中，添加重要的萜品烯 -4- 醇。有時，則將各種廉價的白千層精油添加到茶樹精油中，使其香譜更廣泛，此為典型的摻混，或簡單地將精油混合，以產生成份重組的茶樹精油。

相關精油：在白千層屬與松紅梅屬中，如萬花筒般繁多的澳洲精油，都能代表茶樹精油。根據香氣特質與化學成份可區分為：

1. 單萜醇為主的甜茶樹精油

這些療效特徵為修復與放鬆的茶樹精油包括：

🖉 茶樹或互葉千層樹（*Melaleuca alternifolia*），具有平衡的單萜醇與單萜烯。

🖉 五脈白千層（*Melaleuca quinquenervia* [Cav.] S.F. Blake ct. *nerolidol/linalool*），源自澳州東北部，其花香與甜美－柑橘的香氣來自高含量的沈香醇（30-50%）與反式橙花叔醇（30-60%）。

🖉 羅薩利納、薰衣草茶樹或沼澤千層（*Melaleuca ericifolia* Smith），源自塔斯

馬尼亞與澳洲東南部，比茶樹溫和、甘甜的香氣，來自於高含量的沈香醇
（35-55%）。

🖉 狹葉茶樹、甜茶樹或亞麻葉千層（*Melaleuca linariifolia* Smith），源自澳洲東
部海岸，帶有溫和的清新、穿透、青綠與柑橘香調。

🖉 馬達加斯加綠花白千層（*Melaleuca quinquenervia [Cav.] S.F. Blake ct. viridiflo-rol*），源自馬達加斯加，比茶樹香甜、清淡的新鮮松脂香氣，來自於低含量
的桉樹腦。

2. 1,8- 桉樹腦為主的清新樟腦調茶樹精油

這些療效特徵為提振的茶樹精油，尤其作用於大腦循環，包括有：

🖉 白千層（*Melal euca cajuputi* Powell），新鮮松脂香氣來自高含量的桉樹腦，
同時也帶有甜香果調。

🖉 綠花白千層（Niaouli）或五脈千層 / 茶樹（*Melaleuca quinquenervia* [Cav.] S.F.
Blake ct. *cineole*），新鮮松脂香氣與些微甘甜檸檬香調。

🖉 闊葉茶樹 / 千層（*Melaleuca viridiflora* Gaertner），源自澳洲北部與巴布亞紐
幾內亞，有高含量的單萜烯，另一種化學類型有高含量的肉桂酸甲酯。此類
的千層樹較少用於蒸餾精油。

3. 酚類與丁香酚為主的辛香溫暖茶樹精油

這些療效特徵為溫暖、提振，並帶有些微毒性的茶樹精油包括：

🖉 垂枝茶樹（*Melaleuca leucadendra* L.）源自澳洲西北部、所羅門群島與新幾
內亞。屬於闊葉千層的一種，其丁香般的香氣，來自含量高達99%的丁香酚。
令人困惑的是，因為與白千層樹出自同一生長地，現今仍然常被混淆，而稱
為白千層樹或白千層精油。

🖉 黑茶樹或白雲樹（*Melaleuca bracteata* F. Muell.）源自澳洲北部與東北部，丁
香般的香氣，來自高含量的丁香酚（80%）。此類精油目前有四種不同的化
學類型。

4. 檸檬醛與香茅醛為主的清新檸檬香氣茶樹精油

這些療效特徵為降緩與鎮靜的茶樹精油包括：

* 檸檬香氣茶樹／檸檬細籽（*Leptospermum petersonii* F.M. Bailey）（syn. L. *flavescens* var. *citratum* Bail. & Wht.），源自澳洲西部海岸，其典型的穿透、柑橘前調，來自於非常高含量的檸檬醛與香茅醛。

* 香茅茶樹（*Leptospermum liversidgei* Baker & Smith），源自澳洲西部海岸，根據不同的化學類型，其偏向檸檬般或香茅般的香氣，分別來自高含量的檸檬醛（55-80%）或香茅醛（44%）。

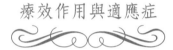

療效作用與適應症

療效性質：不會累積毒性的溫和藥方。

外用安全程度：不會造成皮膚刺激與敏感。

具體症狀－*所有應用方法皆宜*

　　慢性精神與身體疲勞、嗜睡、**精神錯亂**；輕度抑鬱、注意力不集中、專注時間縮短、注意力分散；呼吸輕淺、**呼吸短促**；**慢性感染**、慢性消化問題；短暫發熱、低熱，靜脈曲張。

心理層面的作用機轉－*適用方法為薰香、全身按摩*

基本的心理 - 神經 - 內分泌免疫功能與適應症：虛弱病症的提振劑。

可能的腦動力學作用：增強基底神經節的功能。

心理疾患適應症：輕度注意力缺失，輕度抑鬱。

輕度振奮精神與提升警覺心

* 腦霧現象、嗜睡。
* 注意力分散、混淆、注意力不集中。

生理層面的作用機轉－*適用方法為噴霧器吸入、膠囊、肛門栓劑、子宮栓劑、擦劑*

作用向性：神經、心血管，消化系統。

主要的診斷功能：重建低張性病症／弱證，緩解瘀堵病症／濕證。

主要的修復作用

- 修復神經與大腦、抗憂鬱：低張性病症（弱證），包括神經衰弱、大腦缺乏症伴隨抑鬱、衰弱、慢性疲勞症候群。

- 免疫修復：反覆感染的慢性免疫缺陷。

- 強心：心臟衰弱，由慢性病、老化所引起。

- 修復胃腸道：組織再生、消炎；慢性腸道炎症與通透率過高，包括食物敏感／過敏，例如麩質敏感；胃潰瘍、潰瘍性結腸炎、發炎性腸病。

- 抗組織胺、抗過敏：速發過敏（Ｉ型）的病症，包括異位性皮膚炎、哮喘、蕁麻疹、鼻炎、膀胱炎等。

主要的緩解瘀堵作用

- 緩解靜脈與淋巴阻塞、提振毛細血管與淋巴：靜脈阻塞伴隨靜脈曲張、痔瘡、動脈瘤、淋巴結腫大。

- 代謝與微生物中毒的解毒：一般代謝與微生物中毒，包括腸道生態失調。

- 退熱：各種低熱。

- 輻射防護：輻射暴露，包括輻射治療引起的燒傷（保護作用）。

- 抗風濕、鎮痛、解毒：風濕性與關節炎性病症。

抗微生物作用

- 廣譜抗感染藥：抗微生物、解毒、免疫刺激、消炎；用於廣泛的急慢性感染，無論是一般性或是化膿性，尤其是耳鼻喉、胃腸道、泌尿生殖、皮膚系統。

- 強效抗菌（廣譜）：革蘭氏陽性與革蘭氏陰性的細菌感染，包括金黃色葡萄球菌、化膿性鏈球菌、大腸桿菌、變形桿菌、痤瘡丙酸桿菌、克雷白氏菌、沙門氏桿菌、李氏菌、披衣菌。病症包括鼻竇炎、耳炎、喉炎、支氣管炎、

肺氣腫、百日咳、肺結核；腸道生態失調、腸胃炎、痢疾、結腸炎；陰道炎伴隨白帶；多重抗藥性金黃色葡萄球菌、微生物中毒；牙齦炎、牙周炎、口腔炎、膿漏、乳腺炎、膿腫、敗血症、披衣菌感染。

🌿 **強效抗病毒**：流感、急性支氣管炎、哮吼、胸膜炎、肺炎、病毒性腸炎與結腸炎、水痘、生殖器疣／人類乳突病毒、單純皰疹病毒 I 型／口腔潰瘍／唇皰疹、甲型流感病毒。

🌿 **抗真菌**：真菌感染，包括念珠菌屬、毛癬菌屬、皮屑芽孢菌、黑麴菌，病症包括腸道生態失調、念珠菌病、鵝口瘡、甲床感染、圓癬／癬、足癬、股癬、慢性鼻竇炎。

🌿 **抗寄生蟲、驅蟲**：腸道寄生蟲，尤指蛔蟲（線蟲）、鉤蟲、梨形鞭毛蟲；皮膚寄生蟲，包括癢蟎（疥蟲）；陰道炎（滴蟲）。

🌿 **輻射防護**：背景環境的輻射、暴露於遊離輻射中，包括 X 光、電腦斷層掃描、燒傷時的輻射治療。

協同精油組合

🍃 茶樹＋玫瑰草／沈香醇百里香：鎮靜神經，適用於神經衰弱伴隨疲倦，或恢復期。

🍃 茶樹＋玫瑰草：修復心臟，適用於慢性心臟衰弱。

🍃 茶樹＋絲柏：緩解靜脈阻塞，適用於靜脈阻塞伴隨靜脈曲張、痔瘡。

🍃 茶樹＋大西洋雪松：緩解靜脈與淋巴阻塞，適用於靜脈曲張、痔瘡、淋巴結腫大。

🍃 茶樹＋玫瑰草／沈香醇百里香：抗真菌，適用於真菌感染。

🍃 茶樹＋黑雲杉：驅蟲，適用於各種腸道寄生蟲。

🍃 茶樹＋杜松果：解毒、利尿、鎮痛、消炎，適用於風濕性與關節炎性病症，伴隨疲憊、肌肉痠痛；一般的代謝中毒。

互補精油組合

✍ 茶樹＋綠花白千層：抗組織胺、抗過敏、消炎，適用於多種 I 型過敏疾病，包括濕疹、哮喘、鼻炎、膀胱炎。

✍ 茶樹＋綠花白千層：廣譜抗感染、免疫刺激，適用於廣泛的細菌、病毒與真菌感染。

✍ 茶樹＋桉油樟：抗病毒，適用於流感與感冒發作初期，特別是伴隨疲倦、慢性免疫缺乏、神經衰弱。

✍ 茶樹＋廣藿香：修復胃腸道、消炎、修復組織，適用於發炎性腸道疾病、腸道通透率過高、胃潰瘍、潰瘍性結腸炎。

✍ 茶樹＋檸檬香茅：緩解靜脈與淋巴阻塞、提振毛細血管機能、代謝與微生物解毒劑，適用於靜脈、淋巴與毛細血管阻塞／瘀堵；所有形式的一般中毒。

✍ 茶樹＋迷迭香：修復心臟，適用於慢性心臟衰弱。

外用時的作用機轉－*濕敷、擦劑、乳液與其他美妝保養方式*

皮膚護理：油性膚質。

🌿 殺菌、解毒、創傷修復、消炎：創傷（包括感染的、充滿膿液的、慢性的）、痤瘡、膿腫、割傷、瘡、皮膚炎、頭皮屑、尿布疹。

🌿 抗真菌：真菌性皮膚感染，包括圓癬、足癬，甲癬。

🌿 抗病毒：尋常疣、帶狀皰疹、皰疹、唇皰疹、疣。

🌿 抗寄生蟲：疥瘡、疥癬、蝨子。

🌿 皮膚再生：大多數的慢性皮膚病，包括糖尿病的壞疽；輻射燒傷。

治療注意事項：無。

藥理作用注意事項：避免使用因放置過久而氧化的茶樹精油。

配製原則

⚘ 薰香：於水中加入 3-4 滴。

⚘ 按摩油：稀釋 2-5% 於植物基底油中。

⚘ 擦劑：稀釋 2-10% 於植物基底油中。

⚘ 膠囊：在些許橄欖油中加入 2-3 滴。

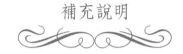

補充說明

　　茶樹精油，只是澳洲白千層屬（*Melaleuca*）與紅松梅屬（*Leptospermum*）中，三十多種原生千層樹所萃取出精油中的一種。它們之所以如此命名，是因為樹皮會以白色、薄紙般的碎片剝落。千層樹的分類，可以依照植物學，或者為了理解其臨床應用，更有效率地以芳香組成與主要化學成份進行分類。也許令人感到驚訝的是，多數使用中的白千層精油，實際上屬於甜茶樹類，它含有高含量的單萜醇。只有兩種白千層樹：白千層（Cajeput）與綠花白千層（Niaouli），是真正屬於清新樟腦類，有高含量的桉樹腦。其他兩小類的白千層樹——辛香溫暖類與柑橘香氣類，則鮮少用於精油治療中。

　　千層樹的藥用潛力，從最初就得到了認可。澳洲原住民邦加隆族人一直以千層樹葉作為原料，應用於感冒、咳嗽與發燒的蒸氣吸入。他們還將樹葉碾碎，做成膏藥覆蓋在傷口與皮膚感染部位。早期的殖民者，很可能接收了這些製作方式。而後來的「茶樹」的名稱，是 1770 年登陸新南威爾斯植物學灣的詹姆斯庫克船長（James Cook），給予互葉千層樹（*Melaleuca alternifolia*）的命名。他的遠征植物學家，約瑟夫班克斯爵士（Sir Joseph Banks），也收集了這棵樹的標本。時間快轉到 1920 年早期，化學家亞瑟潘佛德（Arthur Penfold），研究茶樹精油的抗菌消毒性能，而後評定此性能是石碳酸（carbolic-acid）強度的 12 倍，比酚類還強效。到第二次世界大戰時，茶樹精油被認為是一種安全有效的殺菌劑，被

納入熱帶地區的陸軍與海軍急救包中。今日，這味芳香藥草過於頻繁地作為抗生素使用，使其主要形象成為單純的抗感染劑。事實上，這支精油擁有更多、更龐大的臨床潛力。

的確，無論是外用還是內用，茶樹是一支經過深入研究、強效的抗菌精油，對於治療各種範圍的**細菌、病毒、真菌與寄生蟲感染**，都非常有效。例如，它是為數不多，同時具有抗革蘭氏陽性與革蘭氏陰性細菌活性的精油之一。當集中給藥時，如同適用於慢性感染一樣，可以有效地針對急性或局部感染。如同紫錐菊與金盞花，茶樹絕對是一種用途廣泛、無刺激性，又能直接塗抹於皮膚的抗微生物藥方，能成功地應用於任何形式的製劑。

然而，與其他精油一樣，當想獲得更多茶樹資訊時，需要從特定的、演繹的，轉向普遍的與歸納的角度。我們需要從經驗上已知的臨床功能，與適應症的整體背景，來看待茶樹精油的特定抗微生物作用。在什麼類型的證型或潛在的條件下，茶樹能發揮最好的抗微生物作用？什麼類型的感染，急性或慢性、單純性或化膿性，是茶樹最有效的適應症？這些是臨床相關問題，而不是實驗室問題，我們只能藉著瞭解它的一般性質，才能找到答案。

從藥理學角度來看，我們知道，甜茶樹就是單萜醇為主的精油，本質上是具有修復作用與次要的解毒作用。含有 50% 以上的醇類，以及額外單萜烯與桉樹腦的茶樹精油，似乎也具有修復功能，而非提振或放鬆功能。以一般治療術語來說，這是一味治療**弱證**的重要藥方。臨床顯示，茶樹能治療神經與免疫系統，以及腦部與心臟的虛弱。它的關鍵適應症是**神經衰弱、精神／大腦**缺乏伴隨抑鬱、疲倦與慢性衰弱。因此，在治療上，它能與其他修復性、單萜醇為主的精油有很好的協同作用。現今大多數的**慢性免疫缺乏病症**，都能藉由茶樹獲得改善，尤其是同時出現感染元素時。茶樹對於工作倦怠、疲憊、抑鬱，以及無法脫離**慢性或反覆感染**的個體來說，相當重要。很顯然地，口服茶樹能達到最好治療效果的證型，是長時間功能受損並引起體液層面的功能性停滯，以及後續衍生的**代謝與微生物毒素積蓄**。

作為一種能夠治療整體病症的體質調整精油，在組織與整體層面，茶樹優秀的全身性修復作用，可以加強個體防禦、增強大腦與神經功能，以及促進靜脈與淋巴排毒和提振毛細血管機能。這個特性，讓我們想起了中藥玉竹（*Polygonatum odoratum*）。

需要注意的是，與其他白千層同伴：白千層與綠花白千層不同，茶樹的清新穿透與桉樹腦含量，都不足以發揮溫暖與提振作用以治療寒證。如果有的話，茶樹反而是具有使熱症降緩的潛力，尤其是由虛弱引起的熱證。作為關鍵抗微生物成份的萜品烯 -4- 醇，也是茶樹重要的**消炎**與**退熱**作用的主要元素。茶樹在患有**慢性炎症**，或低熱的患者中表現優異，因為這是整體虛弱病症的一部分，對於任何類型的慢性腸道炎症也是如此。任何**低熱、反覆午後**或**傍晚發熱**，都需要茶樹的幫助，就如白柳樹皮（*Salix alba*）一樣。

茶樹是幾種以刺激組織再生而聞名的精油之一，在此基礎上，也應用於治療慢性皮膚病症。當應用於腸道時，該作用能治療**腸道虛弱病症**，比如腸道通透率過高、胃潰瘍，以及一般發炎性大腸病症。

茶樹對於感染的治療是眾所熟知的，因此，嗅聞茶樹的心理層面應用變得十分具有挑戰性。因生理病症正在接受茶樹治療的個體，能同時潛在地接收到溫和穿透、甘甜的香氣，額外作用於嗅覺－邊緣系統的好處。這個效應在本質上屬於精神層面的修復，與茶樹治療慢性虛弱病症的功能，絕對是一致的，因此表示，茶樹的治療應用是全身性的。

沈香醇百里香（Thyme ct. Linalool）

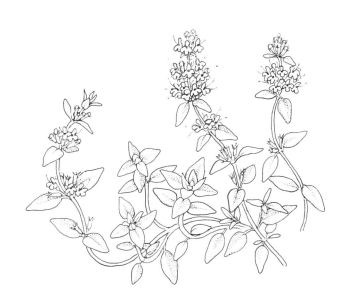

精油基本資料

植物來源：百里香（*Thymus vulgaris* L. *ct. linalool*），唇形花科 / 薄荷家族的草本全株，是原生於地中海的多年生常青開花草本植物。

別名：花園 / 常見百里香，沈香醇化學類型；Thym a linalool（法語），Thymian-linalool（德語），Timo di linalool（義大利語），Tomillo linalool（西班牙語）。

外觀：清澈的流動液體，帶有中度甘甜、青綠、草本香氣，以及些微清新隱調。

香氣類型：青綠、甘甜的中調。

香氣特徵：中強度的中調，持久性差。

萃取方法：通常於五月時，進行新鮮帶花草本全株的蒸餾。

產生 1 公斤精油所需原料：100 至 150 公斤的新鮮草本全株（中等的產量）。

產區：法國、西班牙、匈牙利。

精油化學成份與摻混

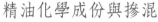
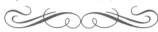

基本成份：

單萜醇	沈香醇（linalool）60-80%、萜品烯 -4- 醇（terpinen-4-ol）、牻牛兒醇（geraniol）、萜品醇（terpineol）
酯類	乙酸沈香酯（linalyl acetace）、乙酸松香酯（terpenyl acetate）、乙酸牻牛兒酯（geranyle acetate）
氧化物	沈香醇氧化物（linalool oxide）
酮類	樟腦（camphor）2%
倍半萜烯	石竹烯（caryophyllene）與蛇麻烯（humulene）
其他	單萜烯、百里酚、香旱芹酚、1,8- 樟樹腦（全部為極低含量）

摻混可能性：中等，除非此化學類型能被相對應的真實性驗證，與氣相層析的分析等驗明正身。

相關精油：百里香屬種類繁多，約有 350 種不同的化學類型與植栽品種。百里香精油常見的主要類型與化學型如下。

1. 單萜醇為主的甘甜調、草本調百里香精油

只有這三種百里香精油的化學類型對皮膚無刺激性，因此，它們比其他化學類型的應用更為廣泛。口服的療效是修復性的，尤其能抗真菌。

- 沈香醇百里香（*Thymus vulgaris* ct. *linalool*），帶有甘甜青綠草本香氣。
- 牻牛兒醇百里香（*Thymus vulgaris* ct. *geraniol*），與草本天竺葵精油一樣，有高含量的牻牛兒醇，因而產生玫瑰般甜美的香氣。
- 側柏醇百里香（*Thymus vulgaris* ct. *thujanol*），源自法國南部，其甘甜香氣來自於高含量的反式 -4- 側柏醇。

2. 酚類為主的辛香、草本調百里香精油

這些酚類精油對皮膚與粘膜有很強的刺激性，應在適當的給藥方式下使用，主要應用於環境與內服。

◎ 百里酚百里香（*Thymus vulgaris* ct. *thymol*），其穿透草本香氣來自高含量的百里酚（<48%）與單萜烯（<56%）。

◎ 摩洛哥百里香（*Thymus satureioides* Cosson），源自非洲西北部，普遍稱為龍腦百里香。其草本、辛香、野馬鬱蘭般的香氣，來自結合百里酚與香旱芹酚（兩者總和的含量 <18%），以及單萜醇龍腦（28-54%）的獨特組合。

◎ 野百里香或百里香之母（*Thymus serpyllum* L.），源自地中海與非洲北部，帶有深沈、甘甜、青綠、草本香調。主要成份為香旱芹酚（20-30%）與些許百里酚、單萜烯以及單萜醇。

◎ 克里特、頭狀或地中海百里香（*Thymus capitatus* [L.] Hoffmanns. & Link）（syn. *Coridothymus capitatus* [L.] Rchb. f.），常被稱為「野馬鬱蘭」、「西班牙野馬鬱蘭」，或「頭狀香薄荷」而使人困惑。這種百里香源自地中海東部，特別是賽普勒斯島。其辛香、溫暖草本、野馬鬱蘭般的香氣，來自高含量的香旱芹酚（通常 40-50%，有時可高至 74%）。

3. 單萜烯與桉樹腦為主的清新 - 穿透百里香精油

這些具有強效修復與提振作用的百里香包括：

◎ 對傘花烴百里香（*Thymus vulgaris* ct. *paracymene*），有高含量的刺激性萜烯，對傘花烴。

◎ 桉樹腦百里香（*Thymus vulgaris* ct. *cineole*），其明顯的清新樟腦香氣，來自高含量的 1,8- 桉樹腦。

此外，許多其他有用的百里香精油，是從種類豐富的百里香屬中蒸餾而得。臨床上使用的主要有以下幾種。請留意，這些精油也有眾多的植栽品種存在：

◎ 穗花百里香（*Thymbra spicata* L.），源自地中海東部（土耳其、希臘），帶有與克里特百里香非常相似的香氣。在當地仍用於治療蛔蟲與其他腸道寄生蟲。

◎ 熏陸香或西班牙百里香（*Thymus mastichina* L.），西班牙語稱為 Tomillo blanco，常被誤認為「西班牙野馬鬱蘭」。

⚘ 西班牙醬汁百里香（*Thymus zygis* L.）（syn. *Thymus tenuifolius* Mill.），有高含量的單萜烯對傘花烴。

⚘ 葛縷籽百里香（*Thymus herba-barona* Loisel.），其代表性的葛縷籽香氣，來自於高含量的香旱芹酮。

⚘ 檸檬百里香（*Thymus x citriodorus* [Pers.] Schreb.），其清新檸檬香氣，來自於高含量的檸檬醛。這是闊葉百里香（*Thymus pulegioides*）與花園百里香（*T. vulgaris*）的雜交種。

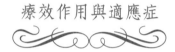

療效作用與適應症

療效性質：不會累積毒性的溫和藥方。

外用安全程度：不會造成皮膚刺激與敏感。

具體症狀－*所有應用法皆宜*

情緒混亂、喜怒無常、難以消除負面情緒；**嗜睡**、**疲勞**、昏沈、**精神錯亂或迷失方向**、精神萎靡、抑鬱；**容易感染**、**慢性消化問題**，尤其是消化不良與腹脹；月經量少或停經。

心理層面的作用機轉－*適用方法為薰香、全身按摩*

基本的心理 - 神經 - 內分泌免疫功能與適應症：調節失調的病症。

可能的腦動力學作用：降低深層邊緣系統的亢奮。

心理疾患適應症：躁鬱症、注意力缺失。

促進情緒穩定與內在新生

⚘ 情緒衝突與混淆；情緒波動、強烈情感表現。

⚘ 感覺－知覺不一致與衝突。

⚘ 一般所有致病性（持久的）與苦惱的情緒。

生理層面的作用機轉—*適用方法為噴霧器吸入、膠囊、肛門栓劑、擦劑*

作用向性：神經、呼吸、消化、生殖、泌尿系統。

主要的診斷功能：重建低張性病症／弱證。

- 修復神經、腦、腎上腺皮質與免疫系統、抗抑鬱：低張性病症（弱證）伴隨神經衰弱、慢性疲勞、精神疲勞、認知障礙、抑鬱症；腎上腺疲勞或耗竭、慢性疲勞症候群、慢性免疫缺陷或感染。

- 抗真菌、重建微生物群、解毒：慢性腸道生態失調、念珠菌病。

- 修復胃腸道（消化）、消炎：慢性消化道病症伴隨消化不良與腹脹，包括通透率過高與發炎、念珠菌病、寄生蟲、胃腸炎。

- 修復呼吸道、消炎、擴張支氣管、止咳：一般呼吸系統疾病，尤其是慢性，包括支氣管炎、哮喘、肺結核、咳嗽。

- 解毒、利尿：感染、抗生素治療後、代謝中毒、風濕病症。

- 利眼：眼部病症。

- 輕度抗糖尿。

- 抗氧化劑。

抗微生物作用

- 廣譜抗感染藥，抗微生物、解毒、免疫刺激、消炎：用於廣泛的慢性感染，尤其是呼吸道、胃腸道、泌尿與生殖系統。

- 強效抗真菌：念珠菌感染，包括腸道生態失調、念珠菌病、真菌性口腔炎、慢性鼻竇炎、膀胱炎、陰道炎。

- 強效抗菌：尤其是革蘭氏陽性細菌感染，包括金黃色葡萄球菌、肺炎鏈球菌。病症包括鼻竇炎、咽炎、支氣管炎、百日咳、肺結核；肺炎、結腸炎、胃炎、腸道微生物中毒、腸道生態失調；泌尿道感染，包括腎炎、腎結核、膀胱炎、尿道炎、陰道炎、輸卵管炎、子宮炎、前列腺炎；皮膚炎、乾癬。

- 抗病毒：尤其是因免疫缺乏或腸道菌落缺乏導致的復發性或慢性病毒感染，包括：病毒性腸炎、鼻竇炎、咽炎、支氣管炎、胸膜炎、前列腺炎。

✿ 殺蟲，驅蟲：腸道寄生蟲，包括絛蟲、蛔蟲、蟯蟲。

協同精油組合

🖉 沈香醇百里香＋玫瑰草：抗真菌、抗菌、修復消化道，適用於腸道生態失調、通透率過高、念珠菌病；外用可作為皮膚感染的殺蟲劑。

🖉 沈香醇百里香＋茶樹：抗感染，適用於多數一般感染，尤其是兒童的慢性感染、肺結核。

🖉 沈香醇百里香＋茶樹：修復神經與免疫系統、消炎，適用於慢性衰弱或虛弱伴隨慢性發炎。

🖉 沈香醇百里香＋薰衣草：修復神經、抗抑鬱與免疫刺激，適用於慢性神經衰弱，伴隨疲勞、抑鬱、復發性感染。

互補精油組合

🖉 沈香醇百里香＋桉油樟：強化與提振免疫系統、抗病毒，適用於慢性或復發性病毒感染。

🖉 沈香醇百里香＋綠花白千層：抗感染、消炎，適用於前列腺炎。

🖉 沈香醇百里香＋迷迭香：修復神經、大腦與腎上腺，適用於神經衰弱、疲勞、精神萎靡、抑鬱、腎上腺皮質疲乏或耗損。

🖉 沈香醇百里香＋廣藿香：修復胃腸道與消炎，適用於慢性腸道生態失調、通透率過高與發炎。

🖉 沈香醇百里香＋牛膝草：修復呼吸道、止咳、擴張支氣管、抗微生物，適用於慢性支氣管炎、肺氣腫。

🖉 沈香醇百里香＋大西洋雪松：消炎、擴張支氣管，適用於慢性哮喘與支氣管炎。

🖉 沈香醇百里香＋杜松果：解毒、利尿，適用於慢性代謝中毒、風濕性關節病症。

外用時的作用機轉－_濕敷、擦劑、乳液與其他美妝保養方式_

皮膚護理：抗感染、殺菌；多數類型的皮膚感染；乾性或滲出性濕疹皮膚病、乾

癬、痤瘡、癤、膿瘍、疣、創傷感染化膿。

☁ 抗真菌：甲癬、足癬、皮膚與頭皮真菌感染。

☁ 鎮痛：蚊蟲叮咬、風濕性痠痛與疼痛。

治療注意事項：無。

藥理作用注意事項：無。

配製原則

✍ 薰香：於水中加入 2-4 滴。

✍ 按摩油：稀釋 2-5% 於乳液或植物基底油中。

✍ 擦劑：稀釋 5-10% 於植物基底油中。

✍ 膠囊：在些許橄欖油中加 2-3 滴。

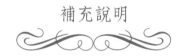

補充說明

　　藥用植物百里香，屬於唇形科（或薄荷）家族中為數眾多的芳香藥草中之一員，其在埃及、蘇美與希臘等中東與地中海文化中的應用，可追溯到數千年前。在希臘文化中，「thymon」這味藥草的意思是「薰蒸」，是用於人們或場所能量淨化與塗抹儀式的主要植物之一。隨著傳統希臘醫學的發展，百里香成為修復或滋補療法的代表性芳香藥草之一，尤其能針對肺部與神經系統。13 世紀時，隨著中歐重新改造精油蒸餾方式，整個歐洲內崛起並興盛的藥草商，將各種各樣的百里香提供給治療師與公眾使用。亨利八世要求專屬的藥劑師將十二種藥草提煉成純露禮瓶，百里香毫無疑問地是其中之一。在都鐸王朝的時代，將裝有芳香液體的小玻璃瓶作為個人贈禮，曾經風靡一時，其內容通常是純露，或是純露與精油的混合物。

生化學家皮耶・法蘭貢（Pierre Franchomme），在 1960 年代對植物的化學類型進行了探索，以定義各種實際存在的百里香（*Thymus vulgaris*）化學類型。這項定義，大大地確定了百里香不僅有超過 350 種物種的多態性，還具有多種變化的化學類型。這些變化的最終極化，是分成以單萜醇類或酚類為主導地位的兩種類別，兩者分別表現出相對更多的陰（溫和特性），或相對更多的陽（作用強烈）。沈香醇百里香，是最常用於治療的陰型；而百里酚化學類型，是最重要的陽型。兩種化學類型源自於共同的家系，但每種化學類型具有完全不同的香氣組合與臨床應用。

沈香醇百里香是現代治療師為數不多、經常使用，且真正具有修復作用的精油藥方之一。它的主要作用，不像親戚歐薄荷是提振劑，也不像親戚牛膝草主要是放鬆劑，更不像親戚快樂鼠尾草是鎮定劑。這種百里香與修復性藥草黃耆、木香和五味子四足鼎立，都能用於增強呼吸功能。大量的醇類為主所擁有的濃郁、甘甜、草本香氣說明了一切，沈香醇百里香的深層修復、溫和與全面性的作用，使其能發揮於**長期的虛弱管理、無力性病症**，尤其是當**神經、免疫、呼吸與腸道系統虛弱**的時候。不論是否存在特定的病症，它是能針對全身性與慢性疲勞、衰弱的芳香藥草。它的關鍵適應症為：慢性肺部虛弱；伴隨腸道生態失調的慢性腸道分泌不足；伴隨慢性感染的免疫力下降，以及伴隨認知障礙或抑鬱的腦功能受損。

沈香醇百里香對於支氣管有次要的放鬆效果，使它成為需要擴張支氣管，與減少炎症的**哮喘性支氣管病症**的強效精油。這部分不論是以酊劑或精油的形式，都與牛膝草明顯相似。其組成中有顯著含量的酯類與倍半萜烯類，使得沈香醇百里香自古便以治療咳嗽出名，還有額外的分解黏液作用（來自樟腦含量），與修復支氣管作用。它確實擅長治療慢性咳嗽，包括無痰的乾咳。

當吸收顯著時，沈香醇百里香也表現出優良的抗感染作用，可用於廣譜的真菌、細菌與病毒感染。它是治療**慢性（非急性）感染**的關鍵芳香藥草之一。由於具有消炎與免疫刺激的作用，它與茶樹一樣，能夠減少**慢性類型的炎症**，這與急

性炎症有相當大程度的不同，與高含量的天藍烴精油相關。與玫瑰草精油一樣，它能出色地治療多種**慢性真菌感染**，尤其是當感染位於它的四種向性系統中時。沈香醇百里香額外的抗氧化與利尿作用，使其對於一般代謝中毒有溫和的解毒作用，也能透過另外的機轉消除慢性感染。

由於其多管齊下的作用，沈香醇百里香是極少數能夠治療免疫缺陷、感染與中毒，這基本病理三聯症的芳香療法之一。隨著慢性病的發展，這三種基本致病因素，能在疾病進程的溜滑梯上互相牽制加速往下。沈香醇百里香的主要用途，並非治療急性病症，相反地，藉由處理這三大惡因，它能有效地扭轉長期糾纏的慢性病症。

根據法國芳療大師馬勒畢優（Mailhebiau，1995）的研究，沈香醇百里香在治療兒童感染方面，亦獲得特別的名聲。這是有道理的，它極佳的溫和特性，意味著比起強勢的酚類，更能用於大劑量與長期使用的療程。上述的兩種因素，也將沈香醇百里香塑造成慢性，而非急性病症的首要芳香藥草。在臨床經驗中，不論給藥途徑為何，兒童的所有相關虛弱病症，都能從它溫和的寬度與作用的深度中受惠。

沈香醇百里香的強烈青綠草本甘甜香氣能量，使其成為能鎮定亢進邊緣系統的嗅聞芳香藥方。它調節情緒與精神的作用，能有效地用於情緒不穩定與衝突的狀態。失調代表能量停滯，沈香醇百里香能消除在能量方面滯留的苦惱感覺。沈香醇百里香能促進慢性持久情緒的轉化，成為甜蜜、溫和與富有同情心的盟友，將心靈從自我加諸的要求與嚴酷限制中解放出來。它幫助我們從內在情感層面瞭解，以溫和、平衡與整合的方式，達到我們的目標與理想，是可以實現的。

其他相關精油

另外兩種百里香精油，與沈香醇百里香具有相似的特徵，都是以單萜醇含量為主，兩者都不會造成皮膚刺激：

側柏醇百里香（*Thymus vulgaris ct. thujanol*），以高含量的側柏醇（<49%）代替沈香醇。因其不含任何酚類，而是小量的單萜烯（<10%），在百里香精油

中相當獨特。這種化學類型是一種非刺激的動脈循環提振劑，在低張性病症（弱證）與無力病症（寒證）中，可發揮溫暖與滋補作用。它對肝臟特別有修復與細胞再生的作用，適用於所有功能性與器官性肝臟病症。相較於沈香醇百里香，側柏醇百里香有較強的廣譜抗感染與免疫刺激作用，與相對較弱的抗真菌作用。對於上呼吸道與下呼吸道，以及泌尿生殖系統的病毒與細菌感染，使用內服的方式尤其有效。泌尿生殖系統感染的部分，包括膀胱炎、陰道炎、宮頸炎、輸卵管炎、濕疣與尿道炎。有些治療師深信，這支精油能從喉嚨啟動，以截斷呼吸系統感染的方式進行。

牻牛兒醇百里香，可與沈香醇百里香互換使用，它們具有相同的成份組成、性質與功能。不同的是，牻牛兒醇百里香有高含量的牻牛兒醇（<32%），與乙酸牻牛兒酯（<37%），而非沈香醇。與玫瑰草一樣，具有修復心臟的功能，這支精油有時也被用於心臟衰弱，以及在任何慢性疾病的進行中支持心臟功能。

岩蘭草（Vetiver）

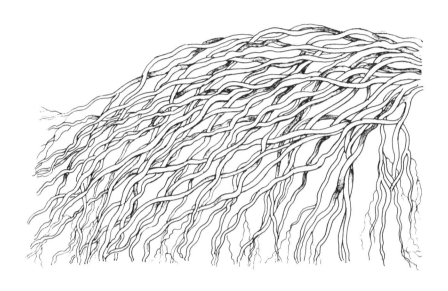

精油基本資料

植物來源：岩蘭草（*Vetiveria zizanioides* [L.] Nash ex Small）（syn. *Andropogon muricatus* Retzius, *A. zizanoides* Urban, *Chrysopogon zizanioides* Roberty），禾本科／黍草科的根部，是原生於印度南部與斯里蘭卡的多年生熱帶草本植物。

別名：Khus-khus（歐洲）, Khus, Khas-khas（印度語），Akar wangi（印尼），Larasetu（爪哇語），Nara wastu，Kusu kusu（馬來語），Faek（泰語），Vétyver（法語），Vetiver（德語）。

外觀：介於深琥珀與深橄欖棕色之間的黏稠液體，帶有深沈的土根與些微苔蘚－青綠與木質甘甜；有時帶有油質、煙燻或麝香香調與明顯的青綠隱調。青草般的前調，可能是來自未成熟的根部。根據來源、採收時間，以及萃取的種類與品質，岩蘭草的香氣與顏色有相當大的差異。這些參數間的排列組合，是無窮無盡的。

香氣類型：帶有根系與木質的基調。

香氣特徵： 中強度的基調，持久性極佳。

萃取方法： 根據植栽地點，於一年中不同時期，將根部、根莖與細根洗淨，再經過乾燥、切碎，而後進行蒸餾。

產生 1 公斤精油所需原料： 50 公斤的根部（相當優質的產量）。

產區： 印度南部（原生）、斯里蘭卡（原生）、爪哇西部（原生）、馬達加斯加、法屬留尼旺島、葛摩聯盟、海地、中國、巴西。岩蘭草於 1764 年引進馬達加斯加，1888 年時，於法屬留尼旺島進行首次的商業蒸餾，迄今，仍然是最優質的岩蘭草精油產地。

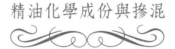

精油化學成份與摻混

基本成份：

倍半萜醇	岩蘭草醇（vetiverol）45-70%、雙環岩蘭草醇（bicyclovetiverol）12%、岩蘭烯醇（vetivenol）、齊扎醇（zizanol）
倍半萜烯	岩蘭草烯（vetivene）、三環岩蘭草（tricyclovetivene）、岩蘭烴（vetivazulene）
類倍半萜酯	乙酸岩蘭酯（vetivenyle acetate）、酯化安息香酸（esterified benzoic acid）
酮類	α- 與 β- 岩蘭草酮（alpha- and beta-vetivones）、庫式酮（kushimone）
有機酸	岩蘭草酸（vetivenic acid）／棕櫚酸（palmitic）／安息香酸（benzoic acid）

摻混可能性： 中度，以如香附（*Cyperus rotundus*）等其他精油，和化學成份如石竹烯及其衍生物（環氧化物與乙酸鹽）摻混。

相關精油： 從植物學角度來看，檸檬香茅、玫瑰草、香茅，都屬於禾本科的草類精油，然而其香氣、化學組成與應用都顯著不同。

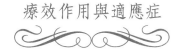

療效作用與適應症

療效性質：不會累積毒性的溫和藥方。

外用安全程度：不會造成皮膚刺激與敏感。

具體症狀－*所有應用法皆宜*

焦慮、**擔心**、思緒翻騰、**過度敏感**、分離、**精神恍惚**、毅力不足、**無精打采**、**活力低下**、**慢性疲倦與躁動交替**；頻繁感染、**體重減輕**；停經或經期短少、經期過長、**經前症候群**、潮熱、**短暫發熱伴隨皮膚發紅**；關節炎疼痛、腫脹與僵硬；乾燥、脆弱或蒼白的皮膚。

心理層面的作用機轉－*適用方法為薰香、全身按摩*

基本的心理-神經-內分泌免疫功能與適應症：舒緩過度亢進的病症。

可能的腦動力學作用：降低基底神經節與扣帶系統功能亢進，解除顳葉失調。

心理疾患適應症：抑鬱、注意力缺失、強迫症、解離症。

安定精神並促進整合

🌿 精神－情緒波動、焦慮、易怒。

🌿 分離、精神恍惚、過度敏感、解離。

🌿 妄想、偏執。

促進認知靈活性與理智的情緒

🌿 擔憂、固執、強迫。

🌿 重複性思考。

🌿 持久的恐懼、生氣與歡欣。

生理層面的作用機轉－*適用方法為噴霧器吸入、膠囊、肛門栓劑、子宮栓劑、擦劑*

作用向性：神經、消化、生殖、泌尿、肌肉骨骼、血管系統。

主要的診斷功能：重建低張性病症／弱證、放鬆高張性病症／緊證、降緩亢進病症／熱證。

主要的修復作用

- 修復神經內分泌功能：低張性病症（弱證）中的慢性神經荷爾蒙缺乏，伴隨疲勞、衰弱、倦怠，包括慢性神經衰弱、神經失常、慢性疲勞症候群；所有伴隨抑鬱的病症，由慢性壓力、過度勞累、分娩、疾病引起。
- 修復／增強免疫功能：伴隨頻繁或慢性感染的免疫缺陷疾病。
- 修復／調節女性荷爾蒙：雌激素或黃體酮缺乏，造成的失張性荷爾蒙失調，包括閉經、月經稀少、經前症候群、更年期前期症候群伴隨潮熱；性慾低下、陽痿。
- 緩和與修復胃腸道（消化道）功能：組織再生、消炎、抗真菌、解毒；吸收不良症候群，伴隨疲勞、體重減輕；腸道通透率過高；麩質敏感、消化性潰瘍、潰瘍性結腸炎、貧血。
- 修復／調節胰腺功能：胰腺無力伴隨低血糖、高血糖、血糖異常。
- 修復結締組織、解毒、提振毛細血管機能：結締組織無力與中毒、免疫力低下伴隨頻繁感染、慢性關節半脫位、靜脈曲張。
- 修復泌尿功能：排尿不足或排尿過多。

主要的放鬆與降緩作用

- 放鬆全身神經系統、提振周圍神經系統：高張性病症（緊證），與亢進病症（熱證）伴隨神經緊張、急性壓力相關病症伴隨痙攣與發熱。
- 鎮靜大腦：失眠、易怒、歇斯底里、妄想，更年期綜合症；早洩。
- 解痙、抗驚厥：痙攣、抽搐。
- 消炎、鎮痛：疼痛性發炎性疾病，包括關節炎與風濕病，伴隨僵硬、纖維肌痛症、冠狀動脈炎；肌肉疼痛、偏頭痛；自身免疫性炎症、過敏／高敏感病症（未證實）。

降溫、退熱：發熱、潮熱、頭部或上半身的熱出感。

抗真菌：真菌感染，如毛癬菌屬、小孢子菌屬、新形隱球菌，包括圓癬／癬（多種類型）。

協同精油組合

岩蘭草＋廣藿香：修復胃腸道功能、消炎、抗真菌，適用於慢性腸道菌落失衡伴有消化系統症狀、體重減輕、食物敏感。

互補精油組合

岩蘭草＋快樂鼠尾草／馬鞭酮迷迭香：修復神經內分泌功能，適用於慢性神經衰弱伴隨虛弱與緊張、慢性更年期綜合症、痛經、停經。

岩蘭草＋黑雲杉：增強免疫與修復，適用於慢性免疫缺乏病症，伴隨頻繁或慢性感染，虛弱。

岩蘭草＋歐洲赤松：修復／調節荷爾蒙／生殖功能，適用於男性與女性荷爾蒙缺乏，例如陽痿、停經、性慾低下、不孕症／不育症。

岩蘭草＋甜茴香：促雌激素分泌，適用於雌激素缺乏的更年期綜合症、痛經、閉經。

岩蘭草＋天竺葵／玫瑰：促黃體酮分泌，適用於黃體酮缺乏的更年期綜合症、痛經。

岩蘭草＋天竺葵：修復胰島腺功能與調節血糖，適用於慢性高血糖與低血糖。

岩蘭草＋玫瑰草：修復胃腸道功能，適用於吸收不良、體重減輕、厭食。

岩蘭草＋杜松果：解毒，適用於慢性代謝性中毒病症，伴隨免疫力低弱、風濕性病症。

岩蘭草＋藍艾菊＋檸檬尤加利：消炎與鎮痛，適用於急性關節炎，纖維肌痛症。

岩蘭草＋檸檬香茅：降緩作用，適用於暫時性發熱、潮熱、一般發熱。

外用時的作用機轉－*濕敷，擦劑，乳液與其他美妝保養方式*

皮膚護理：乾性、缺水與熟齡膚質。

- 深層滋養和保濕（角質層內）、潤膚：慢性乾燥、缺水、萎縮、發炎、薄或皸裂的皮膚；脆弱、鬆弛或疲倦的皮膚。
- 創傷修復、細胞與組織再生（細胞防禦）：妊娠期間與產後的皺紋、妊娠紋、會陰撕裂；組織創傷，包括創傷、擦傷、瘀傷、割傷。
- 鎮痛：扭傷、拉傷。
- 消炎、皮膚抗過敏：濕疹、特異性／過敏性皮膚炎、蕁麻疹。
- 殺菌、抗腐敗、輕度收斂：痤瘡、皮膚炎。
- 防壁蝨、殺蟎劑：卡沿純眼蜱、微小扇頭蜱。

治療注意事項：無。

藥理作用注意事項：無。

配製原則

- 薰香：於水中加入 2-4 滴。
- 按摩油：稀釋 2-5% 於植物基底油中。
- 擦劑：稀釋 5-10% 於植物基底油中。
- 膠囊：在橄欖油中加 3-4 滴。

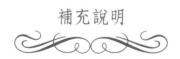

補充說明

有著薄而鋒利長葉片的岩蘭草，與香茅和玫瑰草一樣，屬於熱帶草類。

它的鬚根能深入土裡，發揮備受需要的穩定作用，在熱帶地區，它常被種植於山坡上，以防止土壤流失。

在印度與馬來西亞，使用薄而粗硬的乾燥鬚根，編織成草簾（kushiks）、墊子（khus tattis）與扇子，已經有數千年的歷史，這些是環境擴香的典型代表物。

當炎熱乾燥的微風，通過窗戶與走廊吹進家裡，準備就緒、沾濕的岩蘭草簾，能有效地使室內降溫、清爽與充滿芳香。從印度到印尼群島的婦女，尤其鍾愛岩蘭草的搖扇，這是她們攜帶式的空氣清淨機。在過去幾個世紀裡，這些受歡迎的涼爽搖扇跟著移民的路線，從加勒比海地區的爪哇到海地，甚至再從海地遠達美國南部的路易斯安那州。

岩蘭草「芳香的根」（*akar wangi*），是少數採用根部，而非從草本全株、種子或花朵進行蒸餾而得的精油之一。它總是讓調香師聯想到潮濕的泥土，或切片的馬鈴薯，甚至如古董拍賣會中潮濕、發霉的舊傢俱。這種濃稠的精油，散發出神秘複雜的土根、木質、苔蘚與油脂香氣。在它沉重而晦澀的香氣中，我們可以感受到鬚根，以及使它們茁壯成長的地球所擁有的深度與力量。岩蘭草精油充滿熱帶叢林中，生機蓬勃而原始的泥土氣息。

岩蘭草所擁有的治療潛力，如同尚未開發的偏遠叢林地帶，有著豐富的可能性。其土根、木質與青綠的芳香特性，具有強烈的踏實、穩定、降緩、放鬆與脫敏的治療效果，可提供多種治療選擇。透過定量的生理吸收，岩蘭草踏實、穩定的能量表現，為一種深層的修復作用。而次要的降緩、放鬆效果，則轉化為鎮靜神經的作用。這支精油所含有的高濃度倍半萜醇成份，與這兩種治療作用不謀而合，正如廣藿香與大西洋雪杉。臨床的六原辨證，可以總結以上提及岩蘭草的兩種作用，進一步肯定岩蘭草的適應症，是**弱證**、**緊證**與**熱證**的個體。

很少有芳香藥草或其他藥方，能像岩蘭草一樣，發揮同樣深度的修復作用，修復身體的四個核心系統：神經、內分泌、胃腸與免疫系統。由於能全面地作用於神經、內分泌與免疫系統，這味芳香藥草能用於長期壓力根源引起的**慢性缺乏**，也是治療身體倦怠所導致的虛弱與脆弱的經典藥方。本質上，它的作用是合成代謝，而不是分解代謝，因此能促進組織修復與成長，以及腸道的營養吸收。這部分的連結，也使體重減輕、慢性體重過輕、厭食症與吸收不良症候群的個體，能透過其合成代謝作用而獲得幫助。

岩蘭草也在女性**荷爾蒙缺乏**方面，取得了良好的效果，特別是經前症候群與

更年期症候群的弱證。它似乎對於雌激素與黃體酮的分泌，有雙重調節作用。岩蘭草的接地與清熱作用，能協同其荷爾蒙效應，有效地控制潮熱。

內服岩蘭草時，其組織再生作用，能進行長期腸道修復，可用於腸道通透率過高，與後續衍生的食物過敏所導致的吸收不良。這部分的功能，與岩蘭草在草屬的植物近親玫瑰草很相似。與玫瑰草一樣，岩蘭草有良好的抗真菌作用，能用於腸道生態中的腸道真菌菌落失衡。岩蘭草同時也具有平行的修復結締組織與解毒作用，可用於結締組織鬆弛導致的**代謝中毒**、**毛細血管－淋巴瘀積**，與**免疫力低下**。從其對於結締組織的效果，我們可以瞭解到，外用此精油對於脆弱、放鬆或單純疲勞皮膚的益處。它也可以預防或減少產後的皺紋與妊娠紋。

岩蘭草的降緩與鎮靜作用，是全身性也是局部性的。它是芳香藥草的經典冷媒，無論是發燒、短暫發熱或潮熱，它能將上升的**熱**，從頭部與背部往下送回身體。岩蘭草也具有可靠的局部消炎與鎮痛作用，可能特別對於過敏與自主免疫超敏所導致的**慢性發炎病症**有幫助。取決於所治療的病症，外用或內用製劑會有不同效果。

廣義來說，岩蘭草作為一種嗅聞藥方，可以幫助個體體現當下或專注在自己身上。在幫助個體從頭部下降進入身體時，它能將個體的能量轉移到肚臍下方的肉體中心，即是腹或下丹田，也就是我們的直覺中心。它可以讓我們本能地，從內心深處完整地去感受到自身的情緒。岩蘭草適合用於失去與身體直覺的連結，變得精神與情緒不穩定、焦慮、思緒翻騰、易怒時。同樣地，它也能幫助消除分離、解離、妄想等狀態。

嗅聞岩蘭草也能提高認知靈活性，使它成為重複思考、固執與強迫狀態的重要盟友。任何與精神－情緒壓力與緊張情緒相關的神經質行為，都可能透過與自己身體中心連結，而變得平和與減緩。從這個角度來看，也許便能理解岩蘭草作為催情藥的名聲。許多性功能障礙，是來自於焦慮的心靈面對壓力的驚慌失措，比如常見的兩種症狀，早洩與性慾減退。岩蘭草的益處，是能幫助人們保持做愛時的感官層次。其他表現如焦慮與心靈障礙，也能經由同樣的方式突破。

　　當我們領會物質世界真實的樣貌時，作為地球的根類精油，岩蘭草體現了真正的唯物主義與感官滿足。它向我們揭示自然世界中令人驚嘆的存在、美麗與神秘，使我們遠離外在評價，乃至象徵化事物所擾。在本體論的意義上，岩蘭草所代表的即是精神的內在性，是精神在物質世界中的完全存在。精神內在性，是重要的世界與歷史特徵，存在於各文化的部落發展階段中發現的意識類型。在我們進化的關鍵時刻，這個世界迫切需要的，就是這種特殊的覺醒。

　　最終，岩蘭草精油是地球母親給予人類的禮物。就像母親給予孩子深深的擁抱一樣，岩蘭草代表著地球母親蓋亞（Gaia），永無止境地滋養我們與自我賦權。當她向我們展示最深奧的謎團時，我們能更加感受她的美麗，並建立起與所有生命的深層聯繫，領悟出她與我們的命運是真實一體的。

一級與特級依蘭
（Ylang Ylang No.1 & Extra）

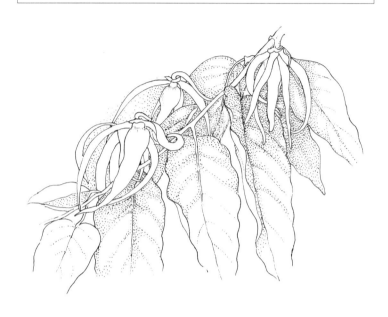

精油基本資料

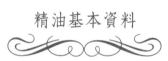

植物來源：依蘭（*Cananga odorata* [Lam.] Hook. fil. & Thoms. Forma *genuine*），番荔枝科的花部，是原生於菲律賓、馬來西亞與印尼的熱帶開花喬木。

別名：依蘭、花中之花、香水樹；Alang-ilang, Ilang-ilang（菲律賓語），Kenanga（馬來語，爪哇語），Kananga（印尼語），Mosooi（薩摩亞語），Ylang-ylang（法語、德語）。

外觀：淺黃色的流動液體，帶有濃烈、溫順的甘甜花香，與輕微柑橘隱調。

香氣類型：帶有甘甜與柑橘味的中調。

香氣特徵：高強度的中調，與中度的持久性。

萃取方法：從栽種的依蘭樹（非野生的）摘取新鮮的依蘭花進行蒸餾，蒸餾的時間橫跨一整年，但是以雨季為主（十一月至四月）。

依蘭精油的四種分餾或四種等級，是透過分餾，或是按照時間中斷蒸餾過程而獲得：

✐ 特級依蘭：蒸餾開始後的第 1 ～ 1.5 小時。

✐ 一級依蘭：蒸餾開始後的第 2 ～ 3 小時。

✐ 二級依蘭：蒸餾開始後的第 3 ～ 5 小時。

✐ 三級依蘭：蒸餾開始後的第 6 ～ 8 小時。

第五種精油——完全依蘭精油，是一級依蘭、二級與三級分餾的混合。將依蘭花單一蒸餾將近 2 至 5 小時，或 2 至 7 小時，以獲得完全依蘭精油的蒸餾方式，使用比例也逐年增加。

所有等級的依蘭精油都適用於香氛產業，這亦是依蘭花在蒸餾過程中最初被分餾的原因。從臨床角度來看，僅有特級依蘭與一級依蘭的分餾產物，有高含量的酯類和倍半萜類，具有治療價值。

產生 1 公斤精油所需原料：40 至 80 公斤的新鮮花部（優質的產量）。

產區：科摩羅、馬達加斯加西北部、法屬留尼旺島、華南。第一批用以生產精油的植栽園，於 1860 年在菲律賓建立，隨後自 1892 年開始，在法屬留尼旺島擴大生產。1906 年，依蘭樹被引進了諾西貝與科摩羅。從那時起，馬斯克林群島即成為全球最大的依蘭精油生產地。

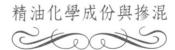

精油化學成份與摻混

基本成份：

倍半萜烯 44-65%	金合歡烯（farnesen）與杜松烯（cadinene）最高含量至 17%、石竹烯（caryophyllene）<22%、大根香葉烯（germacrene）<25%、蛇麻烯（humulene）
酯類 15-48%	乙酸牻牛兒酯（geranyl acetate）5-10%、乙酸苄酯（benzyl acetate）3-10%、苯甲酸苄酯（benzyl benzoate）<12%、苯甲酸甲酯（methyl benzoate）、柳酸甲酯（methyl salicylate）1-10%、乙酸金合歡酯（farnesyl acetate）1-7%

單萜醇	沈香醇（linalool）11-30%、牻牛兒醇（geraniol）、橙花醇（nerol）
倍半萜醇	金合歡醇（farnesol）、苯甲醇（benzyl alcohol）
酚甲醚類	對甲酚甲醚（paracresyl methyl ether）15%

摻混可能性：中等。一般在蒸餾原料中，加入外觀相近而香氣次等的攀爬依蘭（*Artabotrys uncinatus*）；或將較低等級的精油，加入特級依蘭與一級依蘭，這是最簡單的摻混方式。商業上的大規模摻混，通常透過加入合成的酯類與單萜醇，進行部分重組。

相關精油：卡南伽／大葉依蘭（*Cananga odorata* forma *macrophylla*），也就是野生、非栽培的依蘭樹。卡南伽精油，帶有刺激性的甘甜香氣與明顯的木質青綠香調，僅作為化妝品、香水與家用產品中的香氛基調。令人困惑的是，卡南伽依蘭有時會被委婉地稱為「暗黑依蘭」精油。

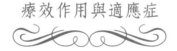

療效作用與適應症

療效性質：不會累積毒性的溫和藥方。

外用安全程度：不會造成皮膚刺激，輕微皮膚敏感。

具體症狀－所有應用法皆宜

　　情緒波動、沮喪、憤怒、**焦慮**、**神經緊張**、煩躁、分心、煩躁不安、失眠；短暫的快樂伴隨話多笑多、恐懼、憂慮、膽怯、孤立、**沒有安全感**、**自尊低下**；**性慾低下**、內疚、情緒淡漠；**嚴重的心悸**、**胸悶**，腸絞痛型腹痛。

心理層面的作用機轉－適用方法為薰香、全身按摩

基本的心理-神經-內分泌免疫功能與適應症：調節失調病症；急性過度亢奮病症的欣快劑；感覺失調病症的感覺統合劑。

可能的腦動力學作用：降低深層邊緣系統與扣帶迴的功能亢進。

心理疾患適應症：躁鬱症、注意力缺失症、輕度抑鬱症、成癮症、共依存症、解離症、感覺統合疾患。

促進情緒穩定與整合

🌿 情緒不穩定，伴隨情緒波動、煩躁。

🌿 持久的憤怒與歡欣、沮喪、焦慮。

🌿 情緒混亂與衝突；悲觀、自我厭惡、輕度抑鬱。

促進情緒壓抑的解放與整合

🌿 情緒、感覺與性壓抑；性慾減退。

🌿 感覺／情感解離與衝突。

🌿 感官剝奪和解體。

促進欣快感並消除休克與創傷（急性病症下的短期使用）

🌿 所有急性持久的情緒，包括憤怒、恐懼、悲傷；驚恐發作、絕望、自我毀滅。

🌿 創傷引起的急性休克。

🌿 急性抑鬱症，特別是焦慮易怒。

生理層面的作用機轉－*適用方法為噴霧器吸入、膠囊、肛門栓劑、擦劑*

作用向性：神經內分泌、生殖、循環、消化系統。

主要的診斷功能：緩解緊證與平衡失調病症。

主要的放鬆作用

🌿 舒緩全身神經：抑制感覺神經系統、提振迷走神經；多種高張性病症（緊證）伴隨神經緊張；急性壓力相關病症。

🌿 強效鎮痛、解痙：大範圍的急性痙攣與疼痛病症，包含平滑肌與橫紋肌。

🌿 鎮定神經與大腦、催眠：焦慮、易怒、經前症候群、失眠。

🌿 強效放鬆心血管系統（血管擴張、降壓）：心悸、心跳過速、心前區疼痛、

心律失常、高血壓、呼吸過度、痙攣性心絞痛。

🌀 放鬆呼吸道（支氣管擴張、解除支氣管痙攣）：哮喘、所有神經性或痙攣性咳嗽。

🌀 放鬆胃腸道：腸絞痛、痙攣、痙攣性大腸激躁症。

🌀 放鬆神經肌肉：肌肉抽痙與痙攣、婦科痙攣。

🌀 抗驚厥（也有預防性）：癲癇發作。

主要的調節與修復作用

🌀 修復性功能（催情藥）：性慾減退、陽痿；特別當伴隨焦慮、恐懼或抑鬱。

🌀 調節垂體－性腺（荷爾蒙）：月經週期不規則、月經過多、經前症候群、更年期症候群。

🌀 輕度抗糖尿病，促低血糖：糖尿病。

🌀 退熱：瘧疾、傷寒與其他發熱。

🌀 抗真菌：輕度真菌感染，尤指念珠菌、曲黴菌等。

協同精油組合

🖋 一級依蘭＋薰衣草：放鬆神經、解痙與降低血壓，適用於伴隨焦慮、失眠、心跳過速、高血壓的壓力相關病症。

🖋 一級依蘭＋藍艾菊：放鬆神經心臟與鎮定，適用於伴隨嚴重緊張、情緒波動、失眠與焦慮的壓力相關病症。

🖋 一級依蘭＋穗甘松：放鬆大腦與心血管，適用於重度焦慮、失眠、高血壓、心跳過速、神經性心絞痛。

🖋 一級依蘭＋快樂鼠尾草：調節女性荷爾蒙與放鬆全身，適用於多種伴隨全身性緊張的荷爾蒙失調，特別是經前症候群、更年期症候群、性慾減退；以及抗驚厥，適用於緊證的癲癇。

互補精油組合

🖋 一級依蘭＋苦橙葉：鎮定神經與放鬆全身，適用於伴隨緊張、情緒波動、焦慮、

失眠、心悸的壓力相關病症，與所有神經性消化道症候。

✎ 一級依蘭＋馬鬱蘭：提振迷走神經與解痙，適用於一般急性痙攣性病症，特別是心血管、呼吸道與消化道。

✎ 一級依蘭＋橙花：放鬆心血管、降低血壓與鎮痛，適用於急性心跳過速、心肌痙攣、神經性心絞痛伴隨心前區疼痛、高血壓。

✎ 一級依蘭＋歐薄荷／羅馬洋甘菊：鎮痛與解痙，適用於疼痛性痙攣性消化道病症，包括腸絞痛、痙攣、大腸激躁症。

外用時的作用機轉－_濕敷，擦劑，乳液與其他美妝保養方式_

皮膚護理：混合性、乾性與油性膚質。

🖐 保護皮膚、提振微血管機能：暗沉、粗糙或受損的皮膚。

🖐 緩解皮膚阻塞、抗脂漏：油性、阻塞性的皮膚與頭皮；痤瘡、皮脂漏（包括頭皮屑）。

頭髮與頭皮護理

🖐 修復頭髮：乾燥、無光澤、無生氣的頭髮、分叉、乾性頭皮，強化並使頭髮與指甲具有光澤。

🖐 刺激頭髮生長：掉髮，脫髮。

治療注意事項：依蘭精油能調節荷爾蒙，在懷孕期的前三個月應謹慎使用或避免內用。過量吸入一級依蘭，可能會引起噁心與頭痛。

藥理作用注意事項：敏感、發炎或損傷的皮膚（如皮膚炎），亦避免使用一級依蘭或特級依蘭。2 歲以下的幼兒禁用。

配製原則

🖐 薰香：於水中加入 1-2 滴。

🖐 按摩油：稀釋 2-5% 於植物基底油中。

✍ 擦劑：稀釋 5-10% 於植物基底油中。

✍ 膠囊：在橄欖油中加 1-2 滴。

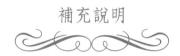

補充說明

刺果番荔枝屬中的依蘭，其名稱來自於原生地菲律賓語的「Ilang-ilang」，意指風中飄動的細長鮮黃綠色花朵，字面翻譯則是「花中之花」。栽種依蘭的島嶼，位於南印度洋蔚藍的海域中，涼爽的海風吹拂著，摻雜著島上溫暖潮濕的熱帶空氣。海洋的清新鹽味與依蘭花輕盈、躍動的香氣交織著，在晴朗的天空下慵懶地搖曳，帶著微風般的欣喜。

儘管近期才納入精油治療師的芳香調色盤中，幾世紀以來，這種花在菲律賓、印尼與印度洋的許多島嶼上，已經用於皮膚與頭髮護理、醫藥與獻祭。傳統上，會將依蘭浸泡於椰子油中，正如浸泡大溪地梔子花，以製作大溪地莫諾依油一般。依蘭花一直是愛情與情感平衡的象徵。

在 1830 年代的維多利亞早期，以椰子油或棕櫚油浸泡依蘭花的浸泡油，從印尼進口到英國，並用源自蘇拉威西島的望加錫鎮（Makassar）為名的望加錫油（Makassar oil）出售。它在梳理頭髮與造型上的應用，成功地被推廣出去，尤其受到紳士們的熱烈歡迎。事實上因為太受歡迎，以至於必須開發出一種抗望加錫網布，以保護座椅的裸背，避免留下醜陋的油漬。然而，由於其感官、香水般的香氣，與可能具有的潤絲效果，我們可以合理的假設，依蘭花浸泡油享受著這種責難。這種散發著強烈純粹風情、令人陶醉性感的香氣，在維多利亞時期的客廳裡自由飄蕩著，我們只能想像，這對當時拘謹、古板的維多利亞社會，所造成的影響。

因此，法國調香師十分急切地想將依蘭精油納入其天然香水中，也就不足為奇了。這款精緻的香水，首次在 1878 年的巴黎世界博覽會上公開展出，搶盡了

其他殖民地精油的風采，很快便風靡了整個香氛世界。到了世紀交替之時，除了橙花本身之外，作為花香中調的依蘭，完全沒有競爭對手。在印度洋的法屬馬斯克林群島上，尤其是留尼旺島與諾西貝島，這棵幸運的樹木，到今日仍受到無微不至的照顧。

如今，依蘭精油因其催情的特性而聞名。然而，現在我們更瞭解到當透過深度吸入或內服時，它所發揮的特定治療作用，不是這種一般效果可以比擬的。

依蘭精油的治療特性，最初是由法國化學家卡尼爾（Garnier）與列史勒（Rechler），在 20 世紀初期的留尼旺島上，進行了探索與報導。這些特性圍繞著雙重放鬆與調節作用，既有系統性又有效果。這支精油是一種能針對整個神經、循環與肌肉系統的深層系統放鬆劑，用於治療**緊張病症**的急性期，或出現嚴重神經緊張、焦慮、痙攣與疼痛症狀。在鎮靜大腦功能與增強副交感神經活動的同時，這帖藥方可以同等地放鬆平滑肌與橫紋肌。與中藥的川芎（*Ligusticum wallichii*）一樣，它是治療心悸、心跳過速、痙攣性心絞痛，與緊張型高血壓等**緊張型心血管病症**的最佳藥方之一。

僅次於其放鬆作用，依蘭對這些器官也能發揮調節作用，尤其是透過對於腦下垂體的調節。**腦下垂體失調的荷爾蒙失衡病症**，很可能是其適應症。這支精油，可能可以成功治療女性因長期全身性緊張，所引起的下視丘－腦下垂體－腎上腺失衡，伴隨可能的經期與經前症狀。

當輕柔嗅入這味芳香藥物，以深入邊緣系統時，它似乎有助於降低扣帶迴的功能亢進。首先，是對於情緒、感覺與自我形象的祛抑制與感官化效果。與生理層面的放鬆效果相當，依蘭在心理層面能解除不安全感、罪惡感與焦慮所導致的**性慾減退**，確實也就是催情作用。然而，這並不適用於抱持封閉的情緒與未解決痛苦情緒的個體。

伴隨著這種嗅聞效應，依蘭可以導引出獨一無二的欣快感，與樂觀心態的結合。因此，與其香水和娛樂用途不同，它的臨床應用在於**急性強烈的緊張**、**情緒衝擊**，以及一般的**強烈負面情緒**，包括憤怒、仇恨、深沈的絕望，與自我毀滅。

這支精油對於情緒與感情可發揮良好的穩定作用，特別當涉及苦惱的情緒時。它對於那些情緒不穩定，與抱持長期未化解憤怒的個體來說，非常地有效。

當靈巧地處理緊張情緒時，依蘭給予能量心氣一種放鬆、柔軟、和諧與緩解的優雅姿態，也就是中醫所說得「滋養心血」。它獨特的能力，在於將黑暗的消極性，轉變為光亮與積極性。依蘭很顯然的是靈魂的藥方，幫助我們迎向光亮，就如同它對於身體的作用一樣。它值得我們在迄今為止的瞭解上，更進一步的探索。

香氣能量學
Fragrance Energetics

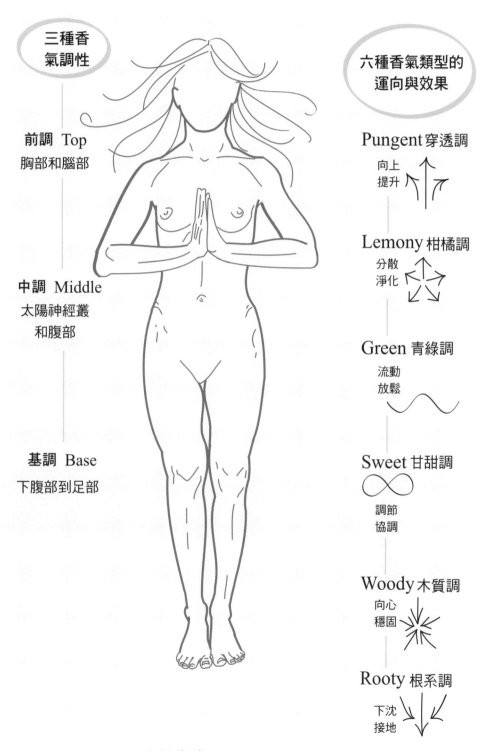

三種香
氣調性

前調 Top
胸部和腦部

中調 Middle
太陽神經叢
和腹部

基調 Base
下腹部到足部

六種香氣類型的
運向與效果

Pungent 穿透調
向上
提升

Lemony 柑橘調
分散
淨化

Green 青綠調
流動
放鬆

Sweet 甘甜調
調節
協調

Woody 木質調
向心
穩固

Rooty 根系調
下沈
接地

六原辨證模型

神經系統
組織張力度

緊 TENSE
高張力症狀

脈象：牢、緊、弦
舌頭：色暗、長、側邊有線
臉色：憔悴、枯槁

溫暖系統
組織提振度

體液系統
組織含水度

熱 HOT
高亢進症狀

脈象：數、滑、洪
舌頭：紅色、黃橘色舌苔
臉色：紅潤、發紅

乾 DRY
乾燥症狀

脈象：澀、細／小、芤
舌頭：瘦薄、乾燥、裂痕、
光剝舌
臉色：薄、乾、霧面

濕／瘀 DAMP／CONGESTION
瘀堵症狀

脈象：實、滑
舌頭：浮腫、濕潤
臉色：浮腫、濕潤、發亮

寒 COLD
衰弱無力症狀

脈象：遲、結
舌頭：色蒼、白色的舌苔
臉色：蒼白、發青

弱 WEAK
低張力症狀

脈象：濡／虛、沉、若、細
舌頭：色蒼、齒痕、舌痿、舌顫
臉色：蒼白、垂垮

作者介紹

彼得・荷姆斯

Peter Holmes L.Ac., M.H.

彼得・荷姆斯是藥用植物學家、精油治療師以及執業中醫針灸師，在臨床執業生涯中，擁有 30 多年運用植物方劑與精油的豐富經驗。一直以來，荷姆斯先生深入研究精油於人體生理及心理層面的應用，並且是最早開始將精油、針灸與身體工作三者結合應用的專家。

荷姆斯先生，從 1974 年起便師承自法國巴黎、英國倫敦、美國及加拿大等地的中醫藥專家，學習中草藥的理論、方劑配製以及應用，並跟診實習。後來再到英國學習西洋藥草學，並獲得西洋藥草治療師的資格，並近身跟隨法系精油醫學專家 Henri Verdier 研究實習至 1986 年。

在 1977-1986 年間，荷姆斯先生也同時鑽研中醫針灸，並從古典文本中透過語言學、生理學以及歷史層面等角度，分析研讀有關人體經絡及病理知識。在此同時，他更取得日式指壓（Shiatsu）、仁神術（Jin Shin Jyutsu），以及德國的韻律按摩（Rhythmic Massage）認證，並精通虹膜診斷學。荷姆斯先生同時也是芳香穴療 Aroma Acupoint Therapy（TM）共同創辦人，芳香穴療是一種結合精油與穴位及經絡治療的身體工作。

在旅居英國、法國執業之後，荷姆斯先生目前在美國加州執業看診。自 1984 年起，他便開始相關方面的教學工作，經常受邀至大學醫學院、自然醫學學院、中醫學院、按摩治療學院授課，以及擔任英國、澳洲、美國、加拿大等地各大國際芳療組織及中醫學會、護理學會的主要講員。

荷姆斯先生將他多年累積的學習研究心得、臨床執業及教學方面的經驗，帶進他所編排的課程中，並集結成文字，已出版過多本芳療與中西藥草能量學的書籍。這部芳香藥典是他的最新出版品，本書是他近年來集所學知識及臨床經驗之大成，為芳療書籍再增添一部經典之作。

彼得・荷姆斯個人網站是 snowlotus.org

snowlotusseminars.com

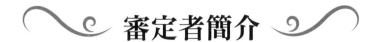

審定者簡介

原文嘉
Gloria Yuan

資歷：

加拿大英屬哥倫比亞大學（UBC）化學系畢

英國國際芳療師協會（IFA）專任講師（P0191）

Dr. Vodder Manual Lymphatic Drainage 醫美徒手淋巴引流治療師

加拿大芳療師協會（CFA）專業認證芳療師（Exam #062）

加拿大 BC 省註冊芳療師（RA #160）

英國國際芳療師協會（IFA）高階認證芳療師（MIFA #5548）

美國國家整體芳香療法協會（NAHA）會員

現任：

質覺自然文化學院 院長

香氣覺旅 召集人

源流國際有限公司 共同創辦人

加拿大芳香療法學院（Canadian Institute of Aromatherapy）教育總監 / 首席芳療
顧問

關於 Gloria

　　Gloria 自 2001 年回台至今，總授課人數已超過千人次，她不僅是在台灣最
先推動國際芳療認證課程的專業國際芳療師，也是第一位與加拿大沃德學院（Dr.

Vodder School International）合作，將正統徒手淋巴引流課程（Dr. Vodder Manual Lymphatic Drainage）引進台灣的先驅，造福許多癌症病友與其他罹患淋巴水腫或水腫相關症狀的人們。Gloria 近二十年來一直致力於芳療教育，曾邀請許多國際重量級芳療大師至中國及台灣舉辦芳療研討會與課程，並已在台灣與加拿大兩地，培育出超過百位的國際芳療師及芳療講師。她的教學方式生動活潑，內容扎實，深受許多學生們的喜愛。台上講解精彩的她，也是一個喜愛認真生活的女性，熱愛精油與大自然的療癒之美，也熱愛小動物與小孩。

在台灣與加拿大默默推廣、耕耘芳療種子的過程中，Gloria 也引進了許多國際大師的芳療著作。她對於翻譯的精準度要求之高，甚至願意親自擔任翻譯與審訂者，以確保原作者的意思能完整地予以傳達，對於國際研討會或課程的翻譯水平也同樣如此。身兼化學系的理性邏輯和女性天生的感性洞悉力，在 Gloria 身邊一直能感到她所散發的喜悅與溫暖。她也期許自己一直能保持這份自然單純的初心，繼續在芳療的路上滋養每一個經過她身邊的人。

關於更多課程與芳療新訊，請參考：

Facebook 粉絲專頁：Gloria 的香氣天堂

質覺微信公眾號 QR CODE：

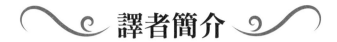

譯者簡介

唐弘馨（第 1 到第 5 章）

IFA 國際芳香療法治療師

經營「生活在芬芳」臉書

悠遊於講課、調油、個案

「香氛聖經：調香師的秘密配方」譯者

曾經是個行銷傳播人，喜歡文學科普心理，去過 40 幾個國家，拿了美國碩士，有一個寶貝，眼睛不好，愛生命，快樂，我。

黃小峰（第 6 章精油檔案）

台灣新竹人，成功大學物理治療學系畢業。從加拿大西門菲沙大學高等口譯筆譯課程畢業後曾留任講師。

曾任加拿大國家中醫藥學會雙語月刊主編、加拿大卑詩省芳香療法學會專業會員、加拿大卑詩省註冊高級中醫師。

現專職科技與醫療相關領域的英日文翻譯。

國家圖書館出版品預行編目(CIP)資料

芳香藥典：精油療法的臨床指南 / 彼得‧荷姆斯作；
-- 初版. -- 新北市：世茂, 2021.10
　　面；　公分. -- (芳香療法；27)
譯自：Aromatica: a clinical guide to essential oil
　　　therapeutics.
ISBN 978-986-5408-60-2(精裝)

1.芳香療法　2.植物　3.香精油

418.995　　　　　　　　　　　　　110010886

芳香療法 **27**

芳香藥典：精油療法的臨床指南

作　　者 / 彼得‧荷姆斯
翻　　譯 / 唐弘馨、黃小峰
審 定 者 / 原文嘉
主　　編 / 簡玉珊
出 版 者 / 世茂出版有限公司
地　　址 / (231)新北市新店區民生路19號5樓
電　　話 / (02)2218-3277
傳　　真 / (02)2218-3239（訂書專線）
劃撥帳號 / 19911841
戶　　名 / 世茂出版有限公司　單次郵購總金額未滿500元（含），請加80元掛號費
世茂官網 / www.coolbooks.com.tw
排版製版 / 辰皓國際出版製作有限公司
印　　刷 / 傳興彩色印刷有限公司
初版一刷 / 2021年10月
　　二刷 / 2022年11月

Ｉ Ｓ Ｂ Ｎ / 978-986-5408-60-2
定　　價 / 980元

Aromatica: a clinical guide to essential oil therapeutics
© Peter Holmes, 2016
Published in the UK in 2016 by Jessica Kingsley Publishers Ltd
73 Collier Street, London, N1 9BE, UK www.jkp.com
Arranged through jiaxibooks co. Ltd.
All rights reserved
Printed in Taiwan

特別說明：芳香療法為一種輔助療法，在使用芳香療法治療前，務必請教專業醫療人員。
我們無法監控他人使用方式，用者當審慎行事，作者與出版商不保證其使用功效或對其效果負責。